DR. MED. SARAH PLACK

BABYBAUCH AUF UMWEGEN

DR. MED. SARAH PLACK

BABYBAUCH AUF UMWEGEN

Wissen, Tipps und
Ermutigung auf deiner
Reise zum Wunschkind

Ehrlich &
persönlich
von einer
#icsimom

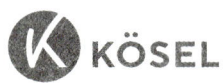
KÖSEL

Sollte diese Publikation Links auf Webseiten Dritter enthalten, so übernehmen wir für deren Inhalte keine Haftung, da wir uns diese nicht zu eigen machen, sondern lediglich auf deren Stand zum Zeitpunkt der Erstveröffentlichung verweisen.

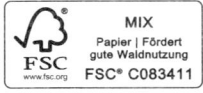 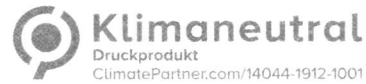

Penguin Random House Verlagsgruppe FSC® N001967

Copyright © 2023 Kösel-Verlag, München,
in der Penguin Random House Verlagsgruppe GmbH,
Neumarkter Str. 28, 81673 München
Redaktion: Melanie Hartmann, Fürstenfeldbruck
Umschlaggestaltung: FAVORITBUERO, München
Umschlagmotiv: Shutterstock.com (Viktoryia Reut; Yura Batiushyn);
Christine Klemm Fotografie
Abbildungen Inhalt: adobe.stock.com (DNA-Illu: thingamajiggs;
Stethoskop: Nataliia); Kreißsaal S. 256 © privat
Satz: Satzwerk Huber, Germering
Druck und Bindung: CPI books GmbH, Leck
Printed in Germany
ISBN 978-3-466-31205-4
www.koesel.de

Für meine KiWu-Community

*Ihr habt mit mir gelitten, gehofft, getrauert und
schließlich gefeiert. Manche von euch sind inzwischen ebenfalls
Eltern, während andere noch kämpfen. Dieses Buch ist für
euch – es soll euch begleiten, euch helfen und
euch Mut machen. Ihr seid nicht alleine!*

Inhalt

teil eins: Hallo, Kinderwunsch – das geht doch sicher ganz schnell, oder nicht!?

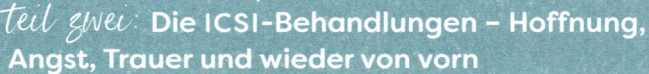

teil zwei: **Die ICSI-Behandlungen – Hoffnung, Angst, Trauer und wieder von vorn**

Vorwort

»Ich will später auf jeden Fall Kinder haben, und du?« – mit dieser Frage hatte ich so früh nicht gerechnet. Ich weiß noch genau, wie ich mit 22 Jahren leicht beschwipst nachts in der letzten Reihe eines Busses in Berlin saß und den jungen Mann neben mir anstarrte.

Panik kam in mir auf – wir waren erst seit wenigen Wochen ein Paar, ich war gerade mitten im Medizinstudium und Kinder standen aktuell so gar nicht auf meinem Plan. Aber klar: Eines Tages wollte ich schon Kinder. Insgeheim hatte diese Frage für mich nie zur Diskussion gestanden – und scheinbar ging es Markus genauso.

Es folgte eine lange und ziemlich emotionale Diskussion in meinem 9m²-Wohnheimzimmer. Aber am Ende stand fest: Unsere »Lebensentwürfe passten zusammen«. Wir wollten beide auf jeden Fall Kinder – wenn auch noch nicht jetzt. Und es bestand eine gute Chance, dass wir diese auch miteinander haben wollten. Denn auch wenn ich vorher nie an »Liebe auf den ersten Blick« geglaubt hatte, hatte mich das Leben etwas anderes gelehrt. Bereits an dem Tag, an dem ich Markus kennen gelernt hatte, hatte ich gespürt, dass er etwas Besonderes für mich war. Vielleicht sprachen wir deswegen schon früh über heikle Themen. Und so wurde an diesem Abend die »K-Frage« ausgiebig diskutiert und mit absoluter Mehrheit beschlossen: auf jeden Fall

Kinder. Damit legten wir dieses Thema dann aber auch wieder ad acta – für viele Jahre.

»Fast forward« zu knapp neun Jahren später: Inzwischen hatte ich den jungen Mann aus dem Bus geheiratet und mein Medizinstudium erfolgreich beendet. Wir waren beide nach dem Studium in prestigeträchtigen Unternehmensberatungen angenommen worden. Während ich inzwischen selbstständig als Beraterin für Medizintechnik und Pharmaindustrie tätig war, konnte Markus bei seiner Firma weiter aufsteigen und spezialisierte sich auf Nachhaltigkeit und Kreislaufwirtschaft.

»Wenn ich die Pille absetze, bin ich aber garantiert direkt im nächsten Monat schwanger, ich warne dich!«, sagte ich lachend zu Markus. Bald würde ich 31 sein und immer mehr meiner Freundinnen hatten inzwischen Kinder bekommen. Da wurde es langsam Zeit für uns, das Versprechen von damals aus dem Studentenwohnheim in die Tat umzusetzen. Lange genug hatten wir – ganz klassisch die Großstadt-Akademiker – »gebummelt« und uns der Karriere und unserer großen gemeinsamen Leidenschaft des Reisens hingegeben. Akribisch hatte ich in all den Jahren jeden Abend die Pille genommen, um ja nicht aus Versehen schwanger zu werden. Aber es gab ja auch keinen Grund zur Eile – denn es würde bei uns ganz sicher sehr schnell gehen, wenn wir nur soweit wären und den »Startknopf« drücken würden, dachten wir ...

Was für ein katastrophaler Irrtum.

Und eigentlich hätte ich es wirklich besser wissen können. Als Medizinerin wusste ich zumindest, dass uns im Biologieunterricht immer verschwiegen wurde, dass nicht alle Paare so schnell schwanger werden. Dass es oft Gründe gibt, warum es überhaupt nicht klappt. Und dass selbst unter besten Bedingungen die Chancen, in einem Zyklus schwanger zu werden, bei maximal 25 % lagen. Das heißt: Nur jede vierte bis fünfte Frau wird direkt schwanger – alle anderen starren erst mal enttäuscht auf einen negativen Schwangerschaftstest. Und selbst nach einem halben Jahr werden immer noch zwei bis drei von zehn Frauen nicht schwanger sein – auch bei »optimaler Planung«.

Aber in meinen Augen galt das immer nur für »die anderen«. Doch nicht für mich und Markus! Schließlich kannte ich mich gut aus und wusste, wie der weibliche Zyklus funktioniert. Auch war ich in einer großen, kinderreichen Familie aufgewachsen – meine beiden Geschwister sind nur wenig jünger als ich und auch Cousinen und Cousins gab es zur Genüge. Eine große, glückliche Familie mit vielen Kindern war für mich immer selbstverständlich gewesen. Kinderwunschprobleme? Fehlanzeige!

Befürchtet hatte ich immer nur eine ungeplante Schwangerschaft. In all den Jahren mit Markus war daher die Pille mein stiller Begleiter gewesen und hatte mir treue Dienste geleistet. Würde ich sie absetzen, dann würde die scheinbar unendliche Fruchtbarkeit meiner Familie prompt »zuschlagen« und ich wäre in null Komma nichts schwanger. Davon war ich völlig überzeugt. Im April sollte es losgehen, mein Baby würde also ein Winterkind werden und ungefähr an meinem zweiunddreißigsten Geburtstag auf der Welt sein.

Es sollte nicht mein letzter Irrtum auf unserer Reise zu unserem Wunschbaby bleiben. Meine Geschichte ist genau genommen eine Geschichte der Irrtümer. Verdammt vieler Irrtümer sogar. Und auch einiger Fehler und Rückschläge. Aber sie ist auch eine Geschichte voller Hoffnung, neuer Möglichkeiten und schließlich: des Erfolges.

Ich möchte sie dir erzählen, damit du dich nicht allein fühlst auf deiner Kinderwunschreise. Denn eines kann ich dir sicher sagen:

Das bist du wirklich nicht. Eines von sechs Paaren benötigt Hilfe dabei, schwanger zu werden. Und jede dritte bis vierte Frau erlebt eine Fehlgeburt. Herausforderungen, Irrtümer und Rückschläge gehören leider bei den meisten von uns zum Kinderwunsch dazu! Und auch wenn es oft den Eindruck macht, dass alle anderen immer ganz schnell schwanger werden: Auch da stecken sehr oft Schicksale und Geschichten dahinter. Natürlich gibt es Frauen, die sofort schwanger werden und es auch bleiben – aber sie sind die Ausnahme, nicht die Regel!

Dieses Buch soll dich daher begleiten. Es soll dir Mut machen und helfen, dich nicht von den Rückschlägen auf deinem Weg entmutigen zu lassen. Dich dabei unterstützen, zu verstehen, was passiert und wie es vielleicht weitergehen kann. Deswegen findest du im Folgenden einige Kapitel mit »Wissen für dich«, in denen ich dir viele Dinge zum Kinderwunsch bzw. der Kinderwunschbehandlung noch einmal aus der Sicht der Ärztin erkläre. Darüber hinaus wirst du an manchen Stellen Infoboxen sowie QR-Codes zu hilfreichen Onlineressourcen finden. Scanne diese einfach mit dem Smartphone oder gib die URL in den Browser ein, um noch mehr Details zu erfahren.

Jede Kinderwunschgeschichte ist anders – und vielleicht ist deine länger als meine und du musst mehr Rückschläge verkraften. Oder sie ist kürzer und du wirst seltener Überraschungen und Irrtümer erleben. Das ist aber nicht wichtig – denn wir sollten diese Geschichten nie vergleichen und es geht auch nicht darum, wer es am schwersten oder leichtesten hatte. Im Kinderwunsch ist nicht der Weg das Ziel – sondern das Ziel ist das Ziel! Rückschläge sind kein Grund zum Verzweifeln. Sie sind ein Grund, zu kämpfen. Für das Wunder des Lebens – ganz egal ob mit oder ohne Hilfe durch die Wissenschaft! Ganz viel Spaß beim Lesen und viel Erfolg, deine

Sarah

teil eins ♥

Hallo, Kinderwunsch – das geht doch sicher ganz schnell, oder nicht!?

Goodbye Pille,
hallo Zyklus

Zumindest in einem Punkt hatte ich wirklich Glück: Obwohl ich 13 Jahre lang die Pille genommen hatte, startete im April 2020 mein erster richtiger Zyklus direkt ohne Probleme. Erst im weiteren Verlauf meiner Kinderwunschreise sollte ich lernen, dass das bereits alles andere als selbstverständlich gewesen war.

ZYKLUSSTÖRUNGEN NACH PILLE

Zyklusschwankungen nach Absetzen der Pille sind sehr häufig. So ist der erste Zyklus bei 49 % aller Frauen auffällig, d.h. er ist entweder verkürzt (< 23 Tage) oder verlängert (> 35 Tage) oder er zeigt Anzeichen einer Gelbkörperschwäche. Bei 10 % aller Frauen erfolgt im ersten »Post-Pill-Zyklus« überhaupt kein Eisprung.

In der Regel sind diese Zyklusstörungen aber nur vorübergehend und bei den meisten Frauen innerhalb von neun Monaten verschwunden. In Ausnahmefällen kann es aber auch bis zu 18 Monate und mehr dauern, bis der Zyklus sich wieder vollkommen stabilisiert hat.[1]

Leider hatten wir uns nicht gerade den perfekten Zeitpunkt für unser »Projekt Baby« ausgesucht: Die Corona-Pandemie nahm gerade an Fahrt auf und folglich fiel unser Plan für einen wunderschönen, perfekten »Abschiedsurlaub aus dem Pärchendasein« mit einem großen Platscher ins Wasser. Dennoch entschieden wir, dass zumindest unser persönlicher Familienplan erst mal wie vorgesehen weitergehen sollte. Und so setzte ich im April 2020 wie geplant die Pille ab. Gewohnt, alles kontrollieren und steuern zu können, kaufte ich mir direkt Ovulationstests und studierte meinen LH-Verlauf akribisch (siehe Abschnitt »Ovulationstests« auf den nächsten Seiten). Ich muss auch zugeben, ich fand das tägliche Testen unglaublich spannend. Selbstverständlich wurde mein Mann jeden Tag über den aktuellen Stand meiner Fruchtbarkeit informiert. Manche Männer setzt diese Info unter Druck. Doch Markus hatte nun einmal eine Medizinerin geheiratet und kam damit glücklicherweise bestens klar.

»Schatz, mein Ovu ist endlich positiv! Es wird spannend!«, verkündete ich meinem Mann tatsächlich freudestrahlend an Zyklustag 15 aus dem Bad. Mein Körper schien also mit unserem Plan mitzuspielen und weitgehend pünktlich einen Eisprung auszulösen. Voller Elan und Aufregung ging es also bei uns zur Sache. Beide ganz die Naturwissenschaftler – Markus ist studierter Physiker – war es für uns kein Problem, dass jetzt nicht mehr die Romantik, sondern ein kleiner Urintest bestimmte, wann wir Sex haben sollten. Immerhin würden wir so schnell unseren Wunsch erfüllen können!

Wenn ich heute diese Zeilen schreibe, muss ich ziemlich über mich selbst schmunzeln: 31 Jahre alt und in manchen Dingen noch so naiv wie ein Teenager. Zweifelsohne hat mich meine Kinderwunschreise mit all ihren Höhen und Tiefen Demut gelehrt. Demut vor dem Leben allgemein, aber auch dem Schicksal gegenüber. Die bestmögliche Vorbereitung ist eben kein Garant für den schlussendlichen Erfolg.

Vor dem Kinderwunsch jedoch war ich noch der Überzeugung, dass eine gute Vorbereitung der Schlüsselfaktor wäre. Und so war ich topinformiert in den Kinderwunsch gestartet und wusste alles, was statistisch die Chancen auf einen »schnellen Erfolg« steigern konnte.

Zwölf Tage nach meinem positiven Ovulationstest schnappte ich mir also aufgeregt einen empfindlichen Frühschwangerschaftstest. Körperlich merkte ich zwar nichts, aber ich war ziemlich optimistisch. Exakt drei Minuten nach der Anwendung sah ich auf den vorher abgedeckten Test. Der Kontrollstrich war klar und deutlich in leuchtendem Pink sichtbar. Doch wo war die zweite Linie im Testfenster? Ich starrte den Test genauer an. Wieso war da nichts zu sehen? Musste ich vielleicht doch noch zwei Minuten länger warten? Oder war der Test vielleicht einfach nichts wert?

Enttäuscht warf ich den Test nach weiteren fünf Minuten in den Mülleimer. Die zweite Linie war nicht erschienen. Blütenweiß war das Testfenster geblieben. Eine Farbbeschreibung, die ich in den nächsten Monaten noch hassen lernen würde. Zwei Tage später bestätigte der Beginn meiner Periode, dass der Test sich nicht getäuscht hatte. Mein erster Zyklus ohne Pille war vorüber – und ich war nicht schwanger.

Nicht in jedem Zyklus gibt es einen Eisprung. Je älter die Frau wird, desto häufiger kommen solche »anovulatorischen Zyklen« vor – und sind an sich auch nichts Beunruhigendes. Lass uns an dieser Stelle einen Exkurs machen und schauen, wie der weibliche Zyklus eigentlich funktioniert, welche Hormone eine Rolle spielen und wie man sich dieses Wissen zunutze machen kann, um den eigenen Zyklus möglichst gut zu verstehen!

Wissen für dich Der weibliche Zyklus und wie du ihn beobachtest

Eines der wichtigsten Dinge, um schnell schwanger zu werden, ist ein gutes Verständnis für deinen Zyklus. Deswegen will ich dir in diesem Abschnitt kurz erklären, wie der weibliche Zyklus funktioniert, wie und wann dein Eisprung stattfindet und wie du deinen fruchtbaren Tagen auf die Spur kommst.

Der weibliche Zyklus

Jeder Zyklus beginnt mit deiner Menstruation. Der erste Tag, an dem du eine normal starke Blutung hast (leichte Schmierblutungen zählen NICHT!), ist dein »Zyklustag 1«. Im Mittelwert ist ein weiblicher Zyklus 28 Tage lang und der Eisprung findet an Tag 14 statt – allerdings gibt es kaum eine Frau, bei der das exakt so zutrifft. Eine normale Zykluslänge liegt zwischen 25 bis 35 Tagen – und es ist auch völlig okay, wenn deine eigene Zykluslänge um drei bis fünf Tage schwankt.

Der weibliche Zyklus wird in zwei Zyklushälften geteilt – die Phase vor dem Eisprung und die Phase nach dem Eisprung. Die erste Zyklushälfte wird dabei als *follikuläre Phase* bezeichnet – in dieser Zeit reift nämlich der Follikel in deinem Eierstock heran und wird zwei bis drei Zentimeter groß! Etwas verwirrend ist dabei der Begriff »ZyklusHÄLFTE« – denn bei vielen Frauen dauert diese erste »Hälfte« länger als die zweite! Parallel zur Reifung des Follikels findet in dieser Zeit auch der Aufbau der Gebärmutterschleimhaut statt – denn schließlich soll es sich eine befruchtete Eizelle direkt bequem machen können.

Sobald der Eisprung stattgefunden hat, befindest du dich in der zweiten Zyklushälfte, auch *luteale Phase* genannt. In dieser Zeit wandert die Eizelle vom Eierstock durch den Eileiter in die Gebärmutter. Von deinem Follikel bleibt im Eierstock eine Hülle zurück – diese bildet den Gelbkörper. Der Gelbkörper wiederum produziert ein ganz wichtiges Hormon, das Progesteron. Es bewirkt, dass deine Gebärmutterschleimhaut noch weiter auf- und umgebaut wird. Sollte es zu keiner Einnistung einer befruchteten Eizelle kommen, löst sich der Gelbkörper langsam wieder auf, der Progesteronspiegel fällt und es kommt zur Menstruation.

Die weiblichen Hormone kurz erklärt

Neben Progesteron gibt es weitere wichtige Zyklus-Hormone. Je mehr du über ihre Wirkung weißt, desto leichter kannst du die verschiedenen Methoden zur Zyklusbeobachtung verstehen. Die wichtigsten beteiligten Organe neben dem Eierstock befinden sich im Gehirn (Hypothalamus und Hypophyse).

GnRH: Der Hypothalamus schüttet GnRH (Gonadotropin-Releasing-Hormone) aus. Das bewirkt an der Hypophyse zu Beginn des Zyklus die Ausschüttung von FSH und LH (s.u.).

FSH: Die wichtigste Funktion des FSH (follikelstimulierendes Hormon) ist, die Reifung der Follikel im Eierstock voranzutreiben. FSH bewirkt dabei, dass ein oder mehrere Follikel immer größer werden und sich weiterentwickeln. In den Randzellen dieser Follikel (den Granulosazellen) wird dann vermehrt Östrogen produziert.

Östrogen: Besonders wichtig in der ersten Zyklushälfte ist das Östrogen. Östrogen wirkt an einer Vielzahl von Organen des weiblichen Geschlechtstraktes: Am Gebärmutterhals bewirkt Östrogen die vermehrte Produktion von Zervixschleim. Auch verändert sich die Struktur des Schleims unter dem Einfluss von Östrogen. Das wiederum erleichtert es den Spermien, sicher in die Gebärmutter zu gelangen und dort auf eine unbefruchtete Eizelle warten zu können. An der Gebärmutter bewirkt Östrogen den verstärkten Aufbau von neuer Schleimhaut. Und am Hypothalamus senkt Östrogen die Ausschüttung von GnRH – und bewirkt so eine reduzierte Ausschüttung von FSH an der Hypophyse (negative Rückkoppelung). So »weiß der Körper«, dass der Follikel jetzt »reif genug« ist. Außerdem bewirkt ein erhöhter Östrogenspiegel an der Hypophyse eine verstärkte Ausschüttung von LH.

LH: Die wichtigste Funktion von LH (luteinisierendes Hormon) ist die Auslösung des Eisprungs. Auch wenn du schon die gesamte erste Zyklushälfte etwas LH im Körper hast, bewirkt erst der durch den Östrogenanstieg vermittelte LH-Anstieg, dass der größte und reifste Follikel (der »Leitfollikel«) sich aus seiner Hülle befreit und »springt«. Das Ende des Eileiters (Fimbrientrichter) gleitet dabei die ganze Zeit über den Eierstock, setzt dann genau an der richtigen Stelle am Eierstock an und transportiert die Eizelle in Richtung Gebärmutter.

Progesteron: Wenn die Eizelle gesprungen ist, hinterlässt sie im Eierstock eine Hülle. Aus dieser Hülle bildet sich der Gelbkörper. Das Gelbkörperhormon (Progesteron) ist sehr wichtig für die zweite Zyklushälfte: An der Gebärmutterschleimhaut bewirkt Progesteron einen weiteren Auf- und Umbau, um die Gebärmutter optimal auf die Einnistung einer befruchteten Eizelle vorzubereiten. Außerdem wirkt Progesteron auch auf Hypothalamus und Hypophyse – und bewirkt dort sowohl den Abfall von GnRH als auch FSH und LH.

Falls sich tatsächlich eine befruchtete Eizelle einnistet, bewirkt das Hormon ß-hCG des Embryos, dass der Gelbkörper NICHT abgebaut wird und weiter Progesteron ausschüttet. Progesteron ist nämlich für die ersten sechs bis acht Wochen der Schwangerschaft unglaublich wichtig, damit die Schwangerschaft bestehen bleibt!

AMH: Das AMH (Anti-Müller-Hormon) ist in der Embryonalentwicklung wichtig für die Geschlechterdifferenzierung. Vor einigen Jahren haben Forscher herausgefunden, dass AMH aber auch ein ganz wichtiger Parameter ist, um die weibliche Fruchtbarkeit zu beurteilen. Den höchsten Stand hat AMH, wenn du etwa 25 Jahre alt bist – danach fällt es bis zu den Wechseljahren immer weiter ab. Als grobe Richtwerte für »normale AMH-Werte« (25. bis 75. Perzentile) gelten:[2]

- 25 Jahre: 1,3–3,7 ng/ml
- 30 Jahre: 1,1–3,7 ng/ml
- 35 Jahre: 0,8–3,2 ng/ml
- 40 Jahre: 0,6–2,5 ng/ml

In der Kinderwunschbehandlung wird AMH als Parameter zum Abschätzen der »Eizellreserve« genutzt und damit oft für die initiale Dosisfindung bei der Stimulationsbehandlung verwendet. Als niedrig gilt ein AMH-Wert von unter 1 ng/ml – ein hoher AMH-Wert (> 8 ng/ml) kann dagegen auf ein PCO-Syndrom (siehe Glossar) hinweisen. Man sollte solche Laborwerte aber nie isoliert betrachten!

Mein Tipp: Lass deinen AMH-Wert unbedingt frühzeitig bestimmen – notfalls auch auf eigene Kosten in einem freien Labor. Der Wert kann wirklich wichtige Hinweise liefern!

NFP und die fruchtbaren Tage

»NFP« ist die Abkürzung für »Natürliche Familienplanung« und steht für eine Methode der Zyklusbeobachtung (auch »sympto-thermale Methode« genannt). Sie hilft dir, deinen Zyklus besser zu verstehen und zu lernen, wann deine fruchtbaren Tage sind und wann dein Eisprung stattfindet.

Nur an etwa fünf bis sieben Tagen in deinem Zyklus besteht überhaupt die Chance, schwanger zu werden. Diese Tage werden vor allem durch deinen Eisprung festgelegt. Eine unbefruchtete Eizelle überlebt nämlich nur ca. 24 Stunden in deinem Körper! Spermien dagegen können bis zu fünf Tage in der Gebärmutter, dem Zervixhals oder dem Eileiter überleben. In der Vagina sterben die meisten dagegen innerhalb von wenigen Minuten ab. Ganz wichtig für den Transport in die Gebärmutter ist der Zervixschleim. Er verändert sich kurz vor dem Eisprung und dient dann als »Spermienautobahn«. Neben der »Autobahnfunktion« ernährt der Zervixschleim die Spermien und enthält neben Zucker in den fruchtbaren Tagen auch mehr Protein. Idealerweise »warten« die Spermien sogar bereits im Eileiter auf die gesprungene Eizelle.

Aus umfangreichen Studien mit Frauen, die NFP zur Familienplanung verwendet haben, weiß man, dass die Wahrscheinlichkeit, schwanger zu werden, bei Sex einen Tag vor dem Eisprung (ES) am höchsten ist (ca. 25 %) – gefolgt von zwei Tagen vor Eisprung. Der Tag des Eisprunges schafft es dabei nur noch auf einen knappen Platz 3 im »Ranking der aussichtsreichsten Tage«. Bereits einen Tag nach dem Eisprung liegt die Wahrscheinlichkeit, schwanger zu werden, nur noch bei mageren 10 % – und zwei Tage danach geht sie schon gegen Null.

Die Basaltemperaturmethode

Der wichtigste Bestandteil von NFP ist die Messung der Basal-temperatur. Dabei macht man sich einen physiologischen Mechanismus zunutze: Durch den Anstieg von Progesteron nach dem Eisprung steigt die Körpertemperatur von Frauen in der zweiten Zyklushälfte sprunghaft um 0,2 bis 0,5°C an.

Unter der Basaltemperatur versteht man die niedrigste Temperatur des Tages – diese wird in der Nacht im tiefen Schlaf erreicht. Da man da aber schwierig messen kann, nimmt man bei NFP zur Vereinfachung die Aufwachtemperatur – sie ist relativ nah an der »realen Basistemperatur« und deutlich einfacher messbar. Konkret bedeutet das, dass du jeden Morgen direkt nach dem Aufwachen deine Körpertemperatur messen musst. Das solltest du mit einem geeigneten Basalthermometer machen – diese Thermometer sind deutlich empfindlicher und genauer als normale Fieberthermometer. Die Werte trägst du dann in eine Temperaturkurve ein (entweder auf Papier oder in einer App).

Du kannst sowohl vaginal als auch im Mund messen – die meisten Frauen entscheiden sich für die Messung im Mund. In der Tat ist die vaginale Messung aber etwas genauer – sollte deine Temperaturkurve nicht so einfach zu interpretieren sein und viele Schwankungen haben, dann kann es helfen, diesen Messort zu wählen. Wechsele aber bitte nicht innerhalb eines Zyklus den Messort oder das Thermometer – sonst sind die Messwerte nicht vergleichbar!

Mein Tipp: Es gibt mit dem *trackle* einen vaginalen Temperatursensor, den du einfach nachts tragen kannst. Für mich war das die beste Lösung, die Basaltemperatur genau und unkompliziert zu messen!

Es gibt einige Dinge, die die Basaltemperatur durcheinanderbringen können und als Störfaktoren berücksichtigt werden sollten: Alkoholkonsum, Krankheit, wenig Schlaf (< 5 Stunden), spätes Abendessen, spätes Zubettgehen, variierende Messzeit (früheres/späteres Aufstehen), Reisen/veränderte Umgebung.

Zervixschleim und Muttermund

Der zweite »Eckpfeiler« der natürlichen Familienplanung neben der Messung der Basaltemperatur ist die Bestimmung des Zervixschleimhöhepunktes und des Muttermundstandes. Du kannst dich für eine der beiden Methoden entscheiden oder beide kombinieren. Wichtig ist nur, dass du dich nicht allein auf die Temperatur verlässt – denn die steigt ja erst NACH dem Eisprung. Der Zervixschleim und der Muttermund verändern sich VOR dem Eisprung und können dir so helfen, die fruchtbaren Tage rechtzeitig zu bemerken.

Zervixschleimhöhepunkt bestimmen: Der Zervixschleim wird von deinem Muttermund produziert und ändert sich im Verlaufe des weiblichen Zyklus aufgrund der veränderten Hormonsituation. Man unterscheidet vereinfacht zwischen fruchtbarem (S, S+) und nicht fruchtbarem Zervixschleim (t, Ø, f): Je nach Beschaffenheit kann der Zervixschleim die Spermien entweder dabei unterstützen, die Gebärmutter zu erreichen, oder sie daran hindern.

Zu Beginn deines Zyklus wirst du eher wenig Zervixschleim haben und er wird klebrig und weiß sein. Nahe am Eisprung wird der Zervixschleim dann flüssiger, farbloser und eventuell sogar »spinnbar« (d.h. er zieht Fäden) oder fast wasserartig. Wenn du zu den Frauen mit mehr Zervixschleim gehörst, kannst du einfach auf der Toilette eine Probe auf Papier nehmen und dir die Struktur des Schleims ansehen. Falls du eher wenig Zervixschleim hast, kannst du auch nach deinem Muttermund tasten und die Probe mit dem Finger nehmen. Außerdem solltest du auch darauf achten, wie er sich anfühlt (Trocken? Eher feucht?). Wichtig ist, dass du dir vor der Untersuchung des Muttermundes bzw. Zervixschleims gründlich die Hände wäschst.

Im NFP-Regelwerk bewertet man den Zervixschleim nach den folgenden Zervixschleimqualitäten:

- t (trocken): Hier findest du keinen Zervixschleim und hast dazu noch ein trockenes, raues, vielleicht sogar leicht juckendes Gefühl.
- Ø (nichts): Das bedeutet, dass du zwar keinen Zervixschleim finden konntest, aber auch kein besonders trockenes Gefühl hast.
- f (feucht): Der Zervixschleim ist eher zäh und weißlich. Ein guter Vergleich ist die Konsistenz eines Klebestiftes.
- S: Der Zervixschleim ist bereits mehr geworden und wirkt weißlich. Er kann aber noch dicklich und cremig sein. Von der Konsistenz her entspricht er am ehesten einer Handlotion.
- S+: Dieser Zervixschleim ist entweder rinnend wie Wasser oder glasig und spinnbar/elastisch. Das heißt, er zieht zwischen deinen Fingern lange Fäden – ein guter Vergleich ist rohes Eiweiß.

Das Interessante ist dabei nicht der einzelne Wert am Tag (immer die beste Qualität des Tages eintragen!), sondern der Verlauf. Du suchst den »Zervixschleimhöhepunkt« – also den Tag, an dem du die beste Qualität hast, bevor sie wieder abfällt. Die Tage mit dem besten Schleim sind deine fruchtbarsten Tage.

Mein Tipp: Mach dich nicht verrückt wegen »S+«. Ich habe den nie gehabt – und bin dennoch zwei Mal natürlich schwanger geworden! Auch »S«-Schleim ist fruchtbarer Zervixschleim.

Muttermund beurteilen: Falls dir die Beurteilung des Zervixschleims schwerfällt, kannst du alternativ auch den Muttermund beurteilen. Um dies zu tun, taste mit einem frisch gewaschenen Finger nach dem Muttermund – er ragt wie ein kleiner Knubbel oben in deine Vagina herein und hat in der Mitte eine kleine Vertiefung. Am besten können ihn die meisten Frauen im Sitzen tasten. Um die Fruchtbarkeit anhand des Muttermundes abzuschätzen, beurteilt man die folgenden Parameter:

• Lage des Muttermundes (Höhe)
• Weiche des Muttermundes
• Öffnung des Muttermundes

Das klingt jetzt vielleicht erst mal sehr komplex – du wirst aber feststellen, dass man mit etwas Übung sehr schnell ein Gefühl für den eigenen Muttermund entwickelt! In der fruchtbarsten Phase ist der Muttermund dabei hoch, weich und offen – an den unfruchtbaren Tagen liegt er eher tief, ist hart und geschlossen.

Mein Tipp: Um die Weichheit zu beurteilen, drücke leicht gegen den Muttermund und vergleiche das Gefühl mit folgenden Stellen:
• hart: fühlt sich an wie deine Nasenspitze
• mittel: fühlt sich an wie dein Ohrläppchen
• weich: fühlt sich an wie deine Lippe

Die Höhe des Muttermundes ändert sich im Verlauf des Tages – das macht es Anfängerinnen nicht einfach. Manchmal steht der Muttermund auch so hoch, dass er sich gar nicht tasten lässt. Hier kann es helfen, die Beckenbodenmuskulatur anzuspannen – ein bisschen so, als würdest du auf dem Klo »pressen«. Auch den Öffnungsgrad zu beurteilen, ist eine Übungssache. Taste immer wieder nach der Kuhle im Muttermund – irgendwann merkst du einen Unterschied darin, ob diese ganz klein ist oder ein bisschen größer und tiefer.

Ovulationstests

Ovulationstests kommen im »NFP-Regelwerk« nicht vor. Nichtsdestotrotz sind sie insbesondere im Kinderwunsch eine echte Hilfe für Frauen, die gerade erst mit dem Zyklustracking beginnen. Bei Ovulationstests handelt es sich um Teststreifen, die den Gehalt von LH (luteinisierendes Hormon) in deinem Urin bestimmen und dir so helfen, den sich anbahnenden Eisprung früher zu bemerken. Wie im Kapitel zu den weiblichen Hormonen beschrieben, steigt das LH kurz vor deinem Eisprung sprunghaft an. Nach dem »LH-Peak« findet der Eisprung innerhalb von 12 bis 36 Stunden statt – ist »der Ovu positiv«, bist du in der hochfruchtbaren Phase!

Manchmal kommt es bei Ovulationstests bei Anfängerinnen zu Missverständnissen: Ein Ovulationstest hat genauso wie ein Schwangerschaftstest eine Kontroll- und eine Messlinie. Während ein Schwangerschaftstest als positiv gilt, sobald eine zweite Linie sichtbar ist (egal wie dünn), ist das bei Ovulationstests anders. Ein Ovulationstest gilt erst dann als positiv, wenn die Messlinie mindestens genauso stark sichtbar ist wie die Kontrolllinie!

Am besten verwendest du Ovulationstests übrigens nicht morgens, sondern mittags oder nachmittags. Da ist das LH nämlich höher als morgens. Wichtig ist, dass du zwei Stunden vorher nicht so viel trinkst, damit der Urin konzentriert ist. Das ist am Nachmittag leider deutlich schwieriger umsetzbar als am Morgen ...

Mein Tipp: Ich habe meist entgegen der offiziellen Empfehlung morgens Ovulationstests verwendet. Und sobald die Linie etwas dicker geworden ist, habe ich nachmittags erneut getestet (und teilweise ein drittes Mal am Abend). Das hat mir so einige durstige Nachmittage erspart!

Abgesehen von den günstigen Streifentests, die du von zahlreichen Herstellern im 50er-Pack online kaufen kannst, gibt es noch deutlich modernere und teurere digitale Ovulationstests. Sie basieren auf der gleichen Technik wie einfache Ovulationstests, die Teststreifen werden aber digital ausgewertet. Mitunter bieten digitale Ovulationstests auch eine Östrogen-Messung an und können so bereits früher »warnen« als klassische LH-basierte Ovulationstests. Auch digitale Tests mit App-Anbindung existieren – sie sind aber alle deutlich teurer.

> **Mein Tipp:** Ich fand digitale Tests immer spannend, habe aber trotzdem die meiste Zeit über die günstigen Streifentests verwendet und würde dir diese auf jeden Fall zum Einstieg empfehlen!

Weitere innovative Zyklustracker

Abgesehen von Basalthermometern und Ovulationstests gibt es noch eine Reihe anderer innovativer Zyklustracker, die in den letzten Jahren auf den Markt gekommen sind. Diese sollen Frauen mit Kinderwunsch dabei unterstützen, ihre fruchtbaren Tage zu ermitteln und so die Chancen zu steigern, schneller schwanger zu werden. Mit dabei sind Minimikroskope sowie Geräte, die die fruchtbaren Tage anhand der Atemluft bestimmen oder ähnlich einer auf Zyklustracking ausgerichteten Smartwatch funktionieren. Auch die Messung von Progesteron im Speichel ermöglicht eines der neuesten Geräte. Die Kosten für all diese modernen Tracker liegen natürlich deutlich höher als für ein einfaches Basalthermometer. Die Entscheidung ist nicht einfach

babybauchblog.de/
zykluscomputer-test

und hängt von euren persönlichen Präferenzen ab! Auf meinem Blog und meinem YouTube-Kanal findest du zahlreiche Testberichte über alle Geräte, die ich selbst bereits getestet habe.

Zyklusapps

Sowohl für Android als auch iOS existieren zahlreiche Apps, die dich dabei unterstützen sollen, deinen Zyklus zu beobachten. Ein Teil von ihnen greift dabei auf die unsichere Kalendermethode zurück – die allermeisten werten allerdings verschiedene Eingaben wie LH-Tests, Basaltemperaturwerte und Zervixschleim/Muttermund aus. Teils funktionieren sie nur mit einem bestimmten Basalthermometer bzw. Zyklustracker, teils sind sie unabhängig von Herstellern. In diesem Falle gibt es dann oft eine kostenpflichtige Premiumversion oder die App beinhaltet Werbung.

Mein Tipp: Achte bitte auf den Datenschutz – du teilst mit dieser App sehr persönliche Gesundheitsdaten! Gerade bei den kostenlosen Apps gibt es einige, die in dieser Hinsicht durchaus als kritisch zu bewerten sind.

Es ist okay, wenn ihr keine Kinder wollt ...

Voller Hoffnung startete ich in den zweiten »Übungszyklus« – diesmal musste es aber wirklich klappen! Die Ovulationstests wurden wieder relativ zeitig positiv, kurz darauf stieg auch die Basaltemperatur an. Der Eisprung war erfolgt und es kam wieder die Zeit, die für Frauen im Kinderwunsch oft die schwerste ist: die Wartezeit bis zum Schwangerschaftstest. In dieser »Two-weeks-wait«-Phase sitzt man oft da und achtet auf jedes kleine Zeichen des Körpers. Ist irgendetwas anders als sonst? Bedeutet dieses Ziehen jetzt vielleicht, dass es geklappt hat? Selbst die besten Schwangerschaftstests werden erst ab etwa neun Tagen nach Eisprung positiv und zu diesem Zeitpunkt ist ein negativer Test auch keinesfalls eindeutig. Viele Frauen raten nach einer Weile Kinderwunsch und Übungszyklen dazu, gar nicht oder erst spät zu testen, um der Enttäuschung durch negative Tests zu entgehen. Ich habe das aber nie geschafft und immer zu den »Frühtesterinnen« gehört!

Und obwohl wir an den fruchtbaren Tagen viel Sex hatten, endete leider auch mein zweiter Zyklus mit dem gleichen Ergebnis: »nicht schwanger«. Markus war zu diesem Zeitpunkt noch sehr entspannt und auch ich rechnete noch nicht ernsthaft mit Problemen. Es ärgerte mich, dass mein Körper scheinbar nicht perfekt war und das gewünschte Ergebnis weiter auf sich warten ließ. Aber schließlich wusste ich auch, dass es durchaus einige Zyklen dauern konnte. Pech eben, was sollte es auch sonst sein?

Man hörte ja immer wieder von den Paaren, die in den Urlaub fuhren und dann schwanger zurückkamen. Vermutlich war das die Lösung – und zusätzlich hätten wir dann garantiert eine wunderschöne Geschichte zu erzählen!

Also fuhren wir nach Italien – doch leider endeten auch mein dritter und vierter Zyklus mit dem gleichen Ergebnis wie vorher: »nicht schwanger«. »Einfach in den Urlaub fahren und entspannen« schien unseren Wunsch nicht magischerweise in Erfüllung gehen zu lassen. Langsam hatte ich den Verdacht, dass es mit dem Kinderwunsch doch nicht ganz so schnell gehen würde wie erhofft. Ich hatte allerdings keine Ahnung, was alles noch vor uns liegen würde.

Auf dem Rückweg von Italien stoppten wir abends bei meinen Eltern. Von unseren Kinderwunschplänen wussten sie zu diesem Zeitpunkt nichts – schließlich hatten wir wie die meisten Paare kaum jemandem davon erzählt. Irgendwann, nach zwei, drei Gläsern Wein, nahm unser entspanntes Gespräch jedoch eine völlig unerwartete Wendung. Mein Vater wechselte abrupt das Thema und versicherte uns: »Es ist absolut okay, wenn ihr keine Kinder wollt! Wir möchten, dass ihr wisst, dass wir das akzeptieren und euch keinen Druck machen wollen. Es ist eure Entscheidung und ihr solltet euch da von niemandem reinreden lassen ...«

Schlagartig war es still im Raum. Mir schossen die Tränen in die Augen. Von vielen KiWu-Mädels hatte ich immer wieder gehört, dass Verwandte konstant Druck ausübten: So langsam sollten sie doch jetzt bitte Nachwuchs produzieren. Gerade wenn man im Kinderwunsch steckt und keinem davon erzählt hat, schmerzen diese Aufforderungen sehr. Aber meine Eltern wollten uns keinen Druck machen, sondern uns nur wissen lassen, dass sie uns beide so lieben und akzeptieren, wie wir sind – mit all unseren Entscheidungen über unser Leben. Wie viel Glück konnte man eigentlich mit seinen Eltern haben? Meine Tränen waren in diesem Moment vor allem Rührungstränen. Gleichzeitig versetzte mir dieser Satz auch einen Stich ins Herz. Offensichtlich hatten meine Eltern die letzten Jahre stillschweigend gehofft, dass wir irgendwann die frohe Botschaft überbringen würden, dass ich schwanger sei. Und nun hatten sie die Hoffnung aufgegeben. Wir waren seit drei Jahren verheiratet – aber die Nachricht war nicht gekommen.

Markus und ich blickten uns kurz an und waren uns ohne Worte sofort einig – wir würden es ihnen jetzt erzählen. Zu diesem Zeitpunkt gingen wir weiterhin davon aus, dass die frohe Botschaft bald verkündet werden würde. Also konnten wir ihnen auch direkt mitteilen, dass sie bald doch noch Großeltern werden würden!

Tatsächlich war die Freude darüber, dass wir offensichtlich schon mitten im Projekt Baby steckten, riesengroß! Nachdem sich die erste Rührung bei meinen Eltern (und auch bei mir) gelegt hatte, war der restliche Verlauf des Abends sehr entspannt und ich war froh, den Elefanten im Raum nicht weiter verstecken zu müssen. Zu diesem Zeitpunkt merkte ich auch erstmalig, dass ich nie darüber nachgedacht hatte, warum Paare zum Kinderwunsch schweigen. Ich finde, dass sich das grundsätzlich ändern sollte. Denn auch wenn es Argumente gibt, die dafürsprechen, einen Kinderwunsch geheim zu halten, so überwiegen in meinen Augen doch die Gründe, es NICHT zu tun. Mehr dazu in den folgenden Kapiteln!

Ist ein geplanter Kinderwunsch nicht ein bisschen wie eine Verlobung? Warum verkündet man dieses »Großprojekt« nicht genauso stolz? Letzten Endes sollte jedes Paar für sich entscheiden, ob und wenn ja,

wann es von seinem Kinderwunsch erzählt. Durch Offenheit würde
sich aber vermutlich zumindest der ein oder andere doofe Kommen-
tar verhindern lassen!

Wissen *für dich* Doofer Kommentar – gute Reaktion?

Leider wird so gut wie jede Kinderwunschreise von mehr oder weniger freundlichen Kommentaren, doofen Sprüchen und gut gemeinten Ratschlägen begleitet.

Hier ein paar der Highlights, die Paare im Kinderwunsch immer
mal wieder (je nach Situation) zu hören bekommen:

- »Ihr wisst aber schon, wie das geht mit den Bienchen und Blüm-
  chen, oder?«
- »Also wir wollen aber bald mal Enkel/Nichten/Neffen/...«
- »Na, wann ist es denn endlich soweit? Ihr werdet ja beide auch
  nicht jünger ...!« oder das Gegenteil: »Ach, du bist doch noch
  jung. Das wird schon noch.«
- »Entspann dich einfach/fahrt doch mal in den Urlaub, dann
  klappt das von ganz alleine!«
- »Wer ist denn schuld von euch???«
- »Immerhin seid ihr gesund – es gibt schlimmere Dinge als keine
  Kinder zu haben!«/»Vielleicht soll es einfach nicht sein!«
- »Warum adoptiert ihr denn nicht einfach?«

Während man die ersten dieser Aussagen oft noch mit einem Au-
genrollen hinnimmt, werden sie umso verletzender, je länger der
Kinderwunsch andauert. Deswegen ist es sehr wichtig, dass du
Methoden und Tricks entwickelst, um mit diesen Sätzen umgehen

zu können. Es bringt nichts, wenn du sie still und leise zur Kenntnis nimmst und dich davon weiter verletzen lässt – die emotionale Belastung eines unerfüllten Kinderwunsches ist bereits hoch genug!

Ich finde, dass es wichtig ist, die Intention des Sprechers zu hinterfragen: Hat die Person den »doofen Kommentar« denn überhaupt böse gemeint? Oder zumindest »billigend in Kauf genommen«, dass der Spruch dich verletzen könnte? Oder wollte die Person eigentlich nur helfen und wusste einfach nicht wie? Oft wollen Außenstehende etwas Tröstendes sagen – und treten dabei unbewusst ins Fettnäpfchen. Wann immer du also einen Kommentar als verletzend oder nervig empfindest – nimm dir eine Sekunde und frag dich, was der/die Sprecher:in bewirken wollte. Kommst du dann zu dem Ergebnis, dass es tatsächlich einfach ein »saudoofer Spruch« war (wie etwa das mit den »Bienchen und Blümchen«) – dann sag das ruhig direkt! Es kostet eingangs etwas Mut, das anzusprechen – es ist aber oft langfristig viel sinnvoller. Gerade falls dir die Person nahesteht, ist es wichtig, darüber zu reden, damit sich diese Situationen nicht wiederholen und du innerlich immer wütender auf den/die Sprecher:in wirst.

Hier ein paar Vorschläge, wie du auf richtig doofe Sprüche reagieren kannst (je nachdem, wie offen und konfrontativ du sein möchtest):

- »Ehrlich, was soll dieser Spruch denn jetzt? Ja, wir wissen, wie das geht. Aber es gibt Dinge, die du nicht weißt und auch nicht wissen musst!«
- »Von klugen Sprüchen ist übrigens auch noch niemand schwanger geworden!«
- »Sorry, aber so ein Spruch ist echt daneben. Sei froh, dass du nicht weißt, wie sich ein unerfüllter Kinderwunsch anfühlt!«
- »Den vom Elefanten im Porzellanladen kennst du vielleicht auch? Dieser Spruch war wirklich verletzend!«

- »Waaaaahnsinnig witzig. Ich schreib mir auf, darüber zu lachen, wenn ich endlich auch das Glück hatte, schwanger zu sein ...«

Du siehst schon: Wenn es wirklich ein doofer Spruch war, dann finde ich es richtig, deutlich zu werden. Nicht immer musst du deeskalieren, wenn dein Gegenüber solche Sprüche bringt. Manche Personen kann man mit einer »deftigen Antwort« langfristig besser stoppen als mit verständnisvoller Kommunikation.

Anders sieht es allerdings aus, wenn der/die Sprecher:in eigentlich nur helfen wollte. Dann rate ich dir, erst einmal die Luft anzuhalten, innerlich bis zehn zu zählen und dann zu reagieren. Sprich an, dass du den Kommentar oder Ratschlag nicht gut findest. Erkläre aus der »Ich-Perspektive«, was dieser Satz in dir auslöst und warum er dich verletzt oder wütend macht. Vermeide also »Anklagen« und die »Du-Perspektive«. Manchmal kann es auch sinnvoll sein, Fakten und Informationen in deine Antwort einfließen zu lassen. Dann versteht dein Gegenüber vielleicht eher, warum du den Kommentar oder Rat nicht gut findest!

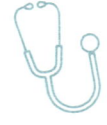

WIE LANGE DAUERT ES, SCHWANGER ZU WERDEN?

Tatsächlich unterschätzen die meisten Paare, wie lange es wirklich dauert, bis sie schwanger werden. Aus Studien zu Paaren, die die natürliche Familienplanung anwenden und einen Kinderwunsch haben, weiß man:

- 1 Zyklus → 20 bis 25 % aller Paare sind schwanger
- 3 Zyklen → 50 % aller Paare sind schwanger
- 6 Zyklen → 75 % aller Paare sind schwanger
- 12 Zyklen → 80 bis 90 % aller Paare sind schwanger

Ein Beispiel: Wenn dir jemand sagt, dass es bestimmt nur am Stress liegt, dass es noch nicht geklappt hat, dann kannst du etwa so reagieren: »Ich weiß, dass du es gut meinst. Aber ehrlich, deine Aussage verletzt mich. Damit habe ich noch mehr das Gefühl, etwas falsch zu machen. Jedes sechste Paar in Deutschland hat Probleme damit, schwanger zu werden. Nur am Stress liegt das leider meist nicht!« So signalisierst du deinem Gegenüber, dass du verstanden hast, dass er oder sie es gut meint. Und signalisierst gleichzeitig, dass »gut gemeint eben nicht gut gemacht« ist. Nur wenn du erklärst, was die Aussage in dir auslöst, hat die Person eine Chance, ihren Fehler einzusehen und beim nächsten Gespräch einfühlsamer zu reagieren.

Meist ist es dann ja doch eher Unwissen als böser Wille, das zu unerwünschten Aussagen führt. Das heißt aber nicht, dass du sie unkommentiert akzeptieren musst. Deine Gefühle sind wichtig – und es gibt niemanden, der dir sagen darf, wie du dich mit der Situation zu fühlen hast!

Ursachensuche – wieso klappt das nicht?

Schon komisch: In all den Jahren hatte ich mich nie wirklich für die zwei feinen Narben knapp über Markus Hüfte interessiert. Die waren eben da, da gab es nicht viel zu diskutieren. Erst als das Thema Kinderwunsch für uns wichtiger wurde, wurde mir klar, dass er als Kind nicht nur einen Hodenhochstand gehabt hatte, sondern dass dieser auch noch beidseitig gewesen war. Sicher, er hatte das irgendwann bestimmt mal erwähnt, aber es hatte für uns einfach keine Relevanz gehabt. Nun aber sprachen wir noch einmal ausführlicher darüber.

Glücklicherweise fand ich nach kurzer Recherche dann auch gleich die Info, dass Hodenhochstand in der DDR im Gegensatz zur BRD fast immer prompt erkannt und im ersten Lebensjahr erfolgreich behandelt wurde. Zu spät behandelter Hodenhochstand war also ein westdeutsches Problem – prima! Immerhin war Markus erst im Alter von drei Jahren in den Westen nach Würzburg gezogen, das betraf uns also nicht. Freudestrahlend berichtete ich Markus detailliert von meinen Recherche-Ergebnissen und teilte ihm mit, dass er sich um seine Fruchtbarkeit keine Sorgen machen müsse. Komischerweise sah mein Mann aber überhaupt nicht glücklich aus: »Ich erinnere mich noch daran, wie ich in den OP gebracht wurde«, sagte er tonlos zu mir und sah mich unsicher an. »Ich denke, ich war so etwa sechs oder sieben Jahre alt.«

HODENHOCHSTAND

Ein zu spät korrigierter Hodenhochstand ist die häufigste Ursache für eine eingeschränkte Spermienqualität und damit Fruchtbarkeitsstörung bei Männern. Besonders schwerwiegend sind die Einschränkungen, wenn der Hodenhochstand beidseitig vorgelegen hat. Ein Hodenhochstand entsteht, wenn die Hoden in der Embryonalentwicklung des Kindes nicht ausreichend abgesunken sind (»Maldescensus testis«). Die Hoden »mögen« die zu hohe Körperkerntemperatur im Bauchraum nicht und nehmen dauerhaft Schaden. Idealerweise wird ein Hodenhochstand daher noch im ersten Lebensjahr korrigiert – entweder medikamentös mit Hormonen oder mit einem kleinen operativen Eingriff (Orchidopexie).[3]

»Scheiße!«, dachte ich mir. Sofort war da diese Zahl in meinem Kopf, die ich zuvor gelesen hatte: 26 %. Die Chance, dass das Spermiogramm meines Mannes normal war, lag nur bei miserablen 26 %[4]. Das war gar nicht gut. Ich gehöre ja eigentlich eher zur Kategorie »Glas halb voll« – aber dieses Glas war nun einmal gerade nur zu einem Viertel gefüllt. Wir waren inzwischen im fünften »Übungszyklus« angekommen und langsam wurde ich wirklich ungeduldig. Wieso dauerte das so lange, obwohl mein Zyklus doch direkt wie eine Eins gestartet war? Klar war das noch relativ normal – aber doch nicht bei UNS! Sollte es vielleicht an Markus' Spermien liegen? Der Gedanke war mir bis dato überhaupt nicht gekommen. Wir beschlossen, dass Markus ein Spermiogramm machen würde, und vereinbaren einen Termin für Ende September.

Übrigens etwas, das ganz klassisch für Frauen im Kinderwunsch ist: Oft suchen wir monatelang die Ursache bei uns, optimieren unseren Lebensstil, unsere Ernährung und unsere Nährstoffversorgung und tracken unseren Zyklus akribisch, bevor wir auch nur einmal daran denken, dass die Ursache auch bei unserem Partner liegen könnte.

Wissen für dich Ursachen von Fruchtbarkeitsproblemen

Eines kurz vorweg – dieses Buch kann und soll dir keinen Arztbesuch ersetzen! Es ist aber sehr sinnvoll, wenn du über die wichtigsten Erkrankungen, die die Fruchtbarkeit von Frauen beeinträchtigen können, Bescheid weißt. Denn sie sind chronisch unterdiagnostiziert und werden oft erst nach Monaten oder Jahren erkannt. Auch an männliche Ursachen der Unfruchtbarkeit wird oft erst sehr spät gedacht, wenn »die Frau nicht schwanger wird«. Dabei kann man vereinfacht sagen, dass die Ursache in etwa einem Drittel der Fälle allein bei der Frau liegt, in einem Drittel allein beim Mann – und in einem Drittel liegt es an beiden Partnern.

Das folgende Wissenskapitel soll dir deswegen helfen, mögliche Symptome, die auf bestimmte Erkrankungen hindeuten können, zu bemerken.

babybauchblog.de/
unfruchtbarkeit-
ursachen

Relevante weibliche Erkrankungen

PCO-Syndrom

Das Polyzystische Ovarialsyndrom (kurz PCO-Syndrom oder PCOS) betrifft in Deutschland circa jede zehnte Frau. Und dennoch haben viele Frauen vor ihrem Kinderwunsch noch nie davon gehört. Auch deswegen, weil viele der Symptome unter hormoneller Verhütung »maskiert« sind. Und setzt frau die Pille dann wegen des Kinderwunsches ab, werden die Zyklusstörungen erst mal der hormonellen Umstellung zugeschrieben. Ist jedoch ein bisher unerkanntes PCOS der Grund für die Beschwerden, dann bleiben die Zyklen leider weiter unregelmäßig – im schlimmsten Falle kommt es zu keinen Eisprüngen. Das Fiese daran ist, dass die Menstruation kein Beweis dafür ist, dass du Eisprünge hast. Denn auch ohne Eisprung blutet die Gebärmutterschleimhaut irgendwann ab. Oft wird PCOS als Diagnose auch nur bei Frauen mit Übergewicht in Betracht gezogen, da es tatsächlich einen Zusammenhang mit dem Körpergewicht gibt. Allerdings sind ein Drittel bis die Hälfte aller Patientinnen mit PCO-Syndrom normalgewichtig!

Das charakteristische Zeichen für PCOS sind die namensgebenden Eierstockzysten – diese sind jedoch nur im Ultraschall sichtbar und können sogar komplett fehlen. Richtig gelesen: Du kannst ein Polyzystisches Ovarialsyndrom haben, OHNE dass du tatsächlich sichtbare Zysten in den Eierstöcken hast! Mediziner haben nämlich drei sogenannte »Rotterdam-Kriterien« für die Diagnose eines PCO-Syndroms definiert – und nur zwei davon müssen erfüllt sein, damit man die Diagnose PCOS stellen kann:

- Polyzystische Ovarien
- Oligo-/Amenorrhö
- Hyperandrogenämie/Virilisierung

Unter einer Oligomenorrhö versteht man eine zu seltene Monats-
blutung – sprich zu lange Zyklen (> 35 Tage). Kommt die Menstruation selbst nach 90 Tagen noch nicht, dann spricht man von
Amenorrhö. Sehr charakteristisch ist auch, dass die Zykluslänge
bei Frauen mit PCOS stark schwankt. Oft sieht man im Zyklus-
monitoring eine sehr zackige Basaltemperaturkurve ohne einen
klaren Temperaturanstieg. Dennoch ist die Temperaturmethode
bei PCOS gut geeignet! Ovulationstests sind dagegen nur eingeschränkt aussagefähig, da manche Frauen mit PCOS immer wieder LH-Anstiege ohne richtige Peaks haben. Auch kann die Periode
beim PCOS sehr stark und schmerzhaft sein und mit ausgeprägten
PMS-Beschwerden einhergehen.

Eine Hyperandrogenämie bzw. »Virilisierung« kann man gut zu-
sammenfassen unter dem Stichwort »zu viele männliche Hormone«.
Sowohl Frauen als auch Männer haben weibliche und männliche
Geschlechtshormone – nur eben unterschiedlich viele. Dieses »Zuviel« an männlichen Geschlechtshormonen (Androgenen) kann
folgende Symptome verursachen: fettige Haut und Haare, Pickel,
Haarausfall und ein männlicheres Behaarungsmuster.

Solltest du mehrere dieser Symptome an dir bemerken, dann
sprich deine Gynäkologin doch mal auf eine Diagnostik zu PCOS
an. Im Grunde benötigt es dafür nämlich nur eine Ultraschalluntersuchung sowie eine Hormonbestimmung zu Beginn des Zyklus (Zyklustag 3 bis 5). Idealerweise werden dabei die folgenden Werte
bestimmt: LH, FSH, Östrogen, Testosteron, Androstendion, DHEAS,
SHBG, Prolaktin, AMH. Insbesondere das AMH wird leider oft nicht
mitbestimmt – dabei ist ein AMH-Wert von über 8 ng/ml beinahe
schon der Beweis für ein PCO-Syndrom. Auch wichtig (und ebenso
manchmal vergessen) ist der LH/FSH-Quotient. Dieser lässt sich
aus den beiden einzelnen Hormonwerten berechnen und sollte
normalerweise so um den Wert eins herum liegen – bei PCOS ist

er jedoch oft erhöht. Auch die Insulinsensitivität kann vermindert sein – das lässt sich mit einem OGTT (oraler Glukosetoleranztest) messen, gehört aber nicht zur unbedingt notwendigen Standard-diagnostik.

Bestätigt sich der Verdacht eines PCOS, kann man mit einer Therapie beginnen und die Chancen auf eine Schwangerschaft deutlich erhöhen. Zum einen kann man durch Metformin und Myo-Inositol sowie Mönchspfeffer-Extrakt versuchen, den Hor-monhaushalt zu normalisieren und den Zyklus zu stabilisieren. Bei übergewichtigen Frauen mit PCOS führt auch eine moderate Gewichtsabnahme bereits zu einer Verbesserung der Symptoma-tik. Darüber hinaus kann die Eizellreifung mit Clomifen (oder noch besser: Letrozol) unterstützt und so ein Eisprung erreicht werden. Ist die Diagnose PCOS einmal entdeckt, stehen die Chancen auf eine baldige Schwangerschaft glücklicherweise gar nicht so schlecht!

Endometriose

Endometriose betrifft etwa 2 bis 10 % aller Frauen – und wird lei-der ebenso wie das PCOS oft erst nach Jahren diagnostiziert! Tat-sächlich ist das Krankheitsbild Endometriose sehr wenig verstan-den und es gibt mehrere Thesen zur Entstehung bzw. Ausbreitung im weiblichen Körper. Das »Grundproblem« bei Endometriose ist, dass Gebärmutterschleimhaut an Stellen vorkommt, an denen sie nicht sein sollte. Je nach Schweregrad geht es vor allem um die Eileiter, die Eierstöcke und das kleine Becken. Allerdings können Endometrioseherde auch den Darm angreifen – und selbst in der Lunge (!) konnte Endometriose schon nachgewiesen werden.

Während der Menstruation blutet auch diese »falsch platzierte« Gebärmutterschleimhaut ab, was mit erheblichen Beschwerden verbunden sein kann. Als Leitsymptome der Endometriose gelten daher eine starke und sehr schmerzhafte Regelblutung (Dysmenorrhö) sowie der unerfüllte Kinderwunsch.

Außer diesen Leitsymptomen kann Endometriose aber auch eine Vielzahl an anderen Beschwerden hervorrufen:

- Übelkeit und Erbrechen
- Kopfschmerzen und erhöhte Temperatur
- Verdauungsbeschwerden
- Schmerzen beim Sex (Dyspareunie)

Wie du siehst: Die Symptome einer Endometriose sind ziemlich unspezifisch – und über Schmerzen beim Sex sowie eine starke und schmerzhafte Menstruation wird leider oft nicht geredet. Teilweise wird Frauen daher ein »Reizdarm« diagnostiziert oder es wird schlicht und einfach »auf die Psyche geschoben«. Wichtig dabei ist auch zu wissen, dass der Schweregrad der Endometriose nicht unbedingt mit dem Schmerz korreliert. Auch eine leicht ausgeprägte Endometriose kann ausgesprochen schmerzhaft sein – und milde Beschwerden sind keine Garantie dafür, dass sich nicht trotzdem eine ausgeprägte Endometriose finden lässt.

Eine Sonderform der Endometriose stellt die Adenomyose dar – teilweise wird sie auch als eigenes Krankheitsbild angesehen. Bei der Adenomyose wächst Gebärmutterschleimhaut in die Muskelschicht der Gebärmutter ein und verursacht so teils heftige Beschwerden, die denen der »klassischen Endometriose« ähneln. Die Gebärmutter ist oft auf das Doppelte bis Dreifache der normalen Größe angeschwollen.

Doch warum macht Endometriose eigentlich unfruchtbar?

Das ist nicht hundertprozentig geklärt – eine große Rolle spielen aber verklebte Eileiter. Durch die ständigen Entzündungsprozesse werden die Eileiter oft in Mitleidenschaft gezogen und sind irgendwann nicht mehr durchlässig. Doch selbst dann, wenn die

Eileiter durchlässig sind, kann Endometriose die Fruchtbarkeit beeinträchtigen. Man vermutet, dass die feinen Härchen in den Eileitern, die die Eizelle in Richtung Gebärmutter transportieren, auch bei milderen Formen von Endometriose bereits beeinträchtigt sind und es dadurch zu Problemen kommt. Dazu passt auch, dass die Rate an Eileiterschwangerschaften bei Endometriose-Patientinnen erhöht ist.[5]

Die Diagnose einer Endometriose ist leider kompliziert. Es gibt keine Laborwerte, die eine Endometriose belegen oder ausschließen könnten. Im Ultraschall kann man oft Anzeichen entdecken – aber der Goldstandard der Diagnostik ist und bleibt die Laparoskopie. Hierbei handelt es sich um einen minimalinvasiven operativen Eingriff, bei dem mit einer Kamera der gesamte Bauch- und Beckenraum nach Endometriose-Herden abgesucht wird. Findet man solche Herde, kann direkt versucht werden, diese zu beheben. Seit Oktober 2022 gibt es auch einen Speicheltest, der Endometriose nachweisen kann. Bis dieser Test zur Routinediagnostik gehört, wird allerdings vermutlich noch viel Zeit vergehen.[6]

Auch die Therapie der Endometriose bei Kinderwunsch ist ziemlich schwierig. Besteht kein Kinderwunsch, kann man die Menstruationsblutung durch eine Pille im langen Zyklus (also ohne Pillenpause) unterbinden und die Patientinnen sind dadurch weitestgehend beschwerdefrei. Im Kinderwunsch sieht es anders aus: Hier wird teilweise mit Medikamenten sowie operativer Sanierung gearbeitet und versucht, die Endometriose so gut es geht unter Kontrolle zu halten. Oft ist auch aufgrund verklebter Eileiter eine künstliche Befruchtung notwendig. Auch die Einnistung des Embryos kann erschwert sein (wiederholtes Einnistungsversagen), ein negativer Einfluss auf die Eizellqualität und -reserve wird ebenfalls oft beobachtet. Daher sind die Ergebnisse von künstlicher Befruchtung bei Frauen mit Endometriose oft schlechter als bei Frauen ohne Endometriose. Therapiemethoden, um die Erfolgsaussichten zu erhöhen, sind Gegenstand aktueller Forschung.[7] Verzweifele aber bitte nicht, falls du von Endometriose betroffen bist: Es gibt viele Frauen, die trotz Endometriose schwanger geworden sind und Kinder bekommen haben! Ein prominentes Beispiel ist die Influencerin Anna Adamyan, die bereits in zwei Büchern ihren langen Kampf mit Endometriose und Kinderwunsch beschrieben hat und im Herbst 2022 dann endlich »erfolgreich« schwanger geworden ist.

Schilddrüsenerkrankungen

Ebenfalls etwa 10 % aller Frauen sind von einer Hashimoto-Thyreoiditis betroffen. Diese Autoimmunerkrankung führt mit der Zeit zu einer Schilddrüsenunterfunktion. Von ihr ist wiederum bekannt, dass sie einen negativen Einfluss auf die Sexualhormone und die Fruchtbarkeit hat. Auch steigt das Fehlgeburtsrisiko bei einer Hashimoto-Thyreoiditis an.[8] Zur Diagnostik reichen eine Ultraschalluntersuchung sowie ein Bluttest (TSH, fT3, fT4 sowie anti-TPO-Ak, Tg-Ak, TSH-Rezeptor-Ak).

Wichtig ist bei einem Kinderwunsch eine »gute Einstellung der Schilddrüsenwerte«. Die Fachleute sind sich nicht einig: Entweder wird ein TSH-Wert von < 2,5 uU/ml oder einer von < 1 uU/ml als optimal angesehen. In der Frühschwangerschaft steigt der Bedarf an Schilddrüsenhormonen übrigens klassischerweise erst einmal an. Eine ausreichende Versorgung mit Schilddrüsenhormonen ist dabei für die gesunde neurologische Entwicklung des Kindes wichtig.

Mein Tipp: Ich bin Fan der strengeren Einstellung und habe immer versucht, meinen eigenen Schilddrüsenwert im Kinderwunsch so um die 1 uU/ml zu bekommen, um »eine Reserve zu haben«.

Gelbkörperschwäche

Eine Fruchtbarkeitsstörung, die in Kinderwunschforen ebenfalls immer wieder diskutiert wird, ist die Gelbkörperschwäche (Progesteronmangel). Das Kernelement dieser Störung ist ein nicht ausreichend entwickelter Gelbkörper mit folglich zu geringer Progesteronproduktion. Durch die niedrige Progesteronkonzentration wird die Gebärmutterschleimhaut in der zweiten Zyklushälfte nicht optimal umgebaut und die Einnistung eines Embryos erschwert.

Hinweise auf eine mögliche Gelbkörperschwäche lassen sich in der Basaltemperaturkurve finden: So steigt die Temperatur zu Beginn der zweiten Zyklushälfte nach dem Eisprung oft eher zögerlich an. Am auffälligsten aber sind Schmierblutungen sowie eine zu kurze zweite Zyklushälfte – häufig dauert diese nur etwa zehn Tage an, bevor die Menstruation einsetzt. Diagnostiziert wird ein Progesteronmangel durch eine einfache Hormonmessung von Progesteron und Östrogen etwa fünf Tage nach Eisprung. Auch das Verhältnis der beiden Hormone ist relevant, um eine mögliche Östrogendominanz zu bemerken.

Obwohl die Problematik in der zweiten Zyklushälfte auffällt, liegt meist eine Eizellreifungsstörung in der ersten Zyklushälfte zugrunde. Die Behandlung der Gelbkörperschwäche ist recht einfach: entweder wird in der zweiten Zyklushälfte Progesteron gegeben oder die Eizellreifung in der ersten Zyklushälfte durch Clomifen oder Letrozol unterstützt.

Männlich bedingte Unfruchtbarkeit

Zugegeben, bei Männern ist das Thema Fruchtbarkeitseinschränkung etwas weniger komplex. Im Grunde haben alle relevanten Erkrankungen bzw. Ursachen eine »gemeinsame Endstrecke« – und zwar das eingeschränkte Spermiogramm.

Als Ursachen für eingeschränkte Spermiogramme kommen unter anderem infrage:

- (unbehandelter) Hodenhochstand im Kindesalter
- Varikozele (Krampfader am Hoden)
- Hodentrauma (z.B. Hodentorsion/Hodenkrebs)
- Hodenentzündungen (z.B. Mumps, Chlamydien)
- Genetische Anomalien (z.B. zystische Fibrose, Klinefelter-Syndrom)
- Hormonelle Störungen
- Anti-Spermien-Antikörper (ASA)

Ursächlich behandelbar sind bis auf die hormonellen Störungen leider die wenigsten der männlichen Ursachen einer Fruchtbarkeitsstörung. Wird bei einem Mann eine Einschränkung des Spermiogramms festgestellt, rät man je nach Schweregrad entweder zu einer Intrauterininsemination oder direkt zu einer künstlichen Befruchtung (meist zur ICSI). Sind im Ejakulat gar keine Spermien (Azoospermie) nachweisbar, so können diese unter Umständen mittels eines kleinen operativen Eingriffs (MESA/TESE) aus dem Hoden gewonnen werden.

Von Einsamkeit zur Hoffnung

Gemeinsam alleine – Kinderwunschforen im Netz

»Ich muss jetzt erst noch nachlesen, was Lydi, Dani und die anderen geschrieben haben, Schatz!«, erklärte ich Markus während des Frühstücks. Inzwischen war ich ziemlich aktiv in einem Kinderwunschforum und tauschte mich dort mit anderen Frauen aus, die ebenfalls versuchten, schwanger zu werden. Hatte ich vor dem Kinderwunsch geglaubt, dass klassische Foren inzwischen tot und endgültig durch Facebook und Instagram abgelöst worden seien, so wusste ich es inzwischen besser. Gerade wenn es um etwas so Privates wie den Kinderwunsch geht, sind Foren nämlich immer noch eine super Option, um sich anonym mit anderen Betroffenen auszutauschen. Von keiner der Frauen wusste ich den echten Namen, wo sie wohnten oder wie sie aussahen. Aber ich wusste genau, wann sie Sex hatten, wo sie in ihrem Zyklus standen und wann sie testen wollten. Wir teilten sogar unsere Zykluskurven inklusive sämtlicher medizinischer Daten miteinander. Und ich habe mit jeder von ihnen gehofft, gefeiert und gelitten. Auch heute, wo ich nicht mehr aktiv bin, frage ich mich oft, was aus meinen »Hibbelhühnern« geworden ist und wer von ihnen wohl inzwischen schwanger oder Mami ist.

Im Forum war es okay, dass es NUR NOCH um den Kinderwunsch ging. Und keine Frage war zu peinlich, kein Detail zu privat. Wir »sprachen« auch über unsere Männer und wie sie mit der Situation umgingen. Für jede »Subgruppe« gab es eigene Forum-Threads – die »Hibbelhühner«, die Frauen mit Fehlgeburten, die Frauen in der Kinderwunschbehandlung, die Frauen, die schon lange einen unerfüllten Kinderwunsch hatten, oder die, die unter bestimmten Erkrankungen litten. Egal wie speziell die eigene Problematik war – man war nie allein damit. Und es hat Mut gemacht. Denn immer wieder ist eine von uns »rausgekugelt« (sprich: schwanger geworden). Dann ist sie übrigens in der Regel in den »Mami-Faden« des jeweiligen Monats »umgezogen«. Im »Mami-Faden« ging es dann natürlich weiter, mit allen Schwangerschaftsbeschwerden und dem gemeinsamen Bibbern bei jedem weiteren Frauenarzttermin!

Heute noch, wenn mir eine Frau erzählt, dass sie extrem lange Zyklen hat und deshalb kaum schwanger werden wird, denke ich etwa an eine Userin namens »Tortentante« – die ausgerechnet in ihrem Monsterzyklus schwanger geworden ist. Was uns alle verbunden hat, war der gemeinsame Wunsch, ein Kind zu bekommen. Und die Tatsache, dass wir nicht alleine sein wollten im Kinderwunsch.

Der ersehnte zweite Strich

Das konnte gar nicht sein! Völlig verwirrt stand ich im Bad und starrte den Ultrafrühtest an. Jetzt war es also endgültig soweit: Ich war im Kinderwunsch durchgedreht und bildete mir nun auch diese »Verdunstungslinien« ein, von denen im Forum alle sprachen. Aber ich sah definitiv die feine blaue Linie in dem Fenster. In dem Fenster, in dem mich die letzten vier Monate jeweils gähnende weiße Leere angestarrt hatte. Weiße Leere, die jedes Mal meinen Traum einer Schwangerschaft hatte platzen lassen. Aber dieses Mal sah der Test anders aus. Ich war erst zehn Tage nach Eisprung und hatte damit sehr früh getestet. Abends wollten wir mit Freunden essen gehen und ich wollte eventuell Wein trinken. Ich hatte keinerlei Symptome einer Schwangerschaft und hatte daher eigentlich nur auf »Nummer sicher« gehen wollen. Aber je länger ich den Test anstarrte, desto sicherer war ich mir, den feinen Schatten wirklich zu sehen. Vor Schreck kippte ich den Urin gleich einmal weg. Einen weiteren Test konnte ich so leider nicht mehr machen.

> **Mein Tipp:** Falls du einen besseren Test am selben Tag machen willst, kannst du den Morgenurin z.B. in einem sauberen Marmeladenglas im Kühlschrank aufheben, bis du in der Drogerie oder Apotheke warst – das verfälscht das Ergebnis nicht!

Nun musste ich klären, ob ich vollends den Verstand verloren hatte und mir die Linie einbildete. Hinfort war der Plan, meinen Mann mit dem positiven Test zu überraschen. Ich hatte mir vorher ausgemalt, wie ich das Geheimnis bewahren und Markus plötzlich damit konfrontieren würde. An diesem Septembermorgen ging es aber um nicht weniger als meine geistige Gesundheit. Komplett verstört tappte ich also mit dem Test in der Hand ins Schlafzimmer.

»Siehst du den Schatten da auch, Schatz???« – ich starrte Markus mit einer Mischung aus Verwirrung, Angst und Hoffnung an. Zwei Sekunden vergingen. Zwei Sekunden, die sich für mich wie Stunden anfühlten. »Ja, ich sehe den Strich auch«, kam aus meinem noch völlig verschlafenen Ehemann. Er sah auch verunsichert und verwirrt aus, vor allem aber müde.

Da war er also: Der zweite Strich, auf den wir gewartet hatten. Ich war schwanger. Es dauerte noch eine ganze Weile, bis wir die Botschaft so richtig verarbeitet hatten und uns freuen konnten. Als nächstes postete ich ein Foto des Tests in meinem Kinderwunschforum, aber auch da waren sich alle Mädels einig: Sie sahen den zweiten Strich. Schwer zu erkennen – aber er war da. Zweifelsfrei.

Und obwohl ich mich bereits gründlich informiert hatte, war ich plötzlich unsicher. Was sollte ich jetzt tun? Worauf musste ich achten? Waren meine Hormonwerte okay? Ich tat also, was vermutlich die meisten Schwangeren tun: Ich rief am darauffolgenden Montag halb panisch meine Frauenärztin an. Glücklicherweise hatte sie extrem viel Verständnis und so konnte ich direkt zur Blutentnahme vorbeikommen. Noch am Nachmittag rief die Sprechstundenhilfe an: Alles sei super, sowohl ß-hCG als auch Progesteron waren im Normbereich. Meine Ärztin sei aber leider selbst erst gegen Ende Oktober wieder da, ob ein Termin in der 9. SSW für mich okay sei?

Im Nachhinein bin ich absolut verblüfft darüber, wie sicher ich mir dieser Schwangerschaft aufgrund dieses positiven Tests war. In der Tat hatte ich überhaupt kein Problem mit einem so späten ersten Ultraschall. Ich war schwanger, das war ja bestätigt, und die Blutwerte stimmten. Also alles paletti! Den Geburtstermin errechnete ich auch direkt – der 4. Juni 2021 würde es sein.

»Dann sieht man wenigstens gleich ordentlich etwas«, stimmte ich freudestrahlend dem ersten Ultraschalltermin am 26. Oktober 2020 zu. Nie im Leben würde ich eine dieser panischen Frauen sein, die alle zwei Wochen in die Praxis zum Ultraschall rennen, nur weil etwas leicht zwackt. Eine Schwangerschaft war schließlich das Natürlichste der Welt und kein Grund, zu einem ängstlichen emotionalen Wrack zu mutieren!

Auch bei Markus' Urologen riefen wir an und sagten den Termin zum Spermiogramm direkt ab. Dieser hätte am nächsten Tag stattfinden sollen. Aber nun benötigten wir den Termin nicht mehr. Schließlich war ich schwanger geworden. Gut, es hatte etwas gedauert, aber meine Schwangerschaft schien zu beweisen, dass Markus' Spermiogramm kaum stark eingeschränkt sein konnte. Er musste wohl zu den glücklichen Männern gehören, bei denen die späte OP des Hodenhochstandes keine größeren Folgen gehabt hatte.

Von nun an machte ich jeden Tag einen weiteren Schwangerschaftstest. Oder, um genau zu sein: zwei Schwangerschaftstests plus einen Ovulationstest. Nicht etwa, weil ich unsicher war. Nein, ich wollte ein Foto einer schönen Testreihe für meinen Blog haben – und auch das Thema »Orakeln mit Ovus« geklärt haben (Näheres dazu im entsprechenden Abschnitt im folgenden Wissensteil).

Meinen Blog und YouTube-Vlog hatte ich bereits im Mai 2020 gestartet. Schließlich verschlang ich einen medizinischen Wälzer nach dem anderen zu den Themen Zyklusbeobachtung, Fruchtbarkeit, Kinderwunsch und Schwangerschaft. Im Internet

babybauchblog.de

hatte ich zu viele dubiose Seiten mit zweifelhaften Quellen gefunden, und da ich Zugang zu besseren Infos hatte, wollte ich diese gern teilen. Da war die Idee des »Babybauchblogs« recht schnell geboren. Als Ärztin würde ich diese Themen einfach verständlich und trotzdem wissenschaftlich korrekt auf meinem Blog erklären. Unter der Annahme, sowieso bald schwanger zu sein, sollte der Fokus des »Babybauchblogs« dabei vor allem auf Schwangerschaftsthemen liegen. Aber auf dem Weg dorthin konnte ich mein Wissen über die Zyklusbeobachtung und alle anderen wichtigen Maßnahmen, um schnell schwanger zu werden, ebenfalls teilen.

Sehr zu meiner Zufriedenheit wurden die Tests jeden Tag immer deutlicher positiv und waren bald ähnlich stark wie der Kontrollstrich. Auch der digitale Schwangerschaftstest mit Wochenanzeige zeigte pünktlich zu SSW 5 die korrekte Anzeige an – es lief also alles nach Plan!

Wenige Tage später hatte meine Mutter Geburtstag, und Markus und ich fuhren zu Besuch in meine Heimatstadt. Natürlich wollten wir meinen Eltern die gute Nachricht persönlich mitteilen. Nach dem Gespräch im August war klar, dass wir kein Geheimnis aus meiner Schwangerschaft machen wollten. Warum auch? Schließlich würden sie es sowieso erfahren und der Geburtstag war perfekt für eine Verkündung! Und so verpackte ich gleich mal einen Schwangerschaftstest in Geschenkpapier. Die Überraschung gelang – die Freude war bei meinen Eltern unglaublich groß. Schließlich hatten wir erst vor einem Monat angekündigt, dass wir am Projekt »Baby Plack« arbeiteten! Auch meinen Geschwistern und ihren Partnern teilten wir die guten Nachrichten direkt mit. Sie freuten sich ebenfalls mit uns – waren aber auch überrascht. Nachdem wir so lange keine »Ambitionen« in diese Richtung gezeigt hatten, hatte wohl keiner mehr so richtig damit gerechnet, dass ich schwanger werden würde. Was wir zu diesem Zeitpunkt noch nicht wussten, war, dass auch mein Bruder und meine Schwägerin bereits über das Thema Kinder gesprochen hatten. Das sollten wir aber erst viele Monate später erfahren.

Keinen Moment zweifelte ich daran, dass ich im Juni 2021 Mutter werden würde. Wie ich jedoch eingangs schon erwähnte, ist meine Geschichte leider eine Geschichte der Irrtümer. Vieler Irrtümer.

Zumindest beim Schwangerschaftstest aber hatte ich mich nicht ge-
irrt. Mein Test hatte klar und korrekt gezeigt: Ich war schwanger.
Dass das nicht immer so eindeutig ist, zeigen die zahlreichen Mythen
und Irrtümer, die sich um Schwangerschaftstests ranken. Gerade über
die Frage nach »falsch positiven« oder »falsch negativen« Schwan-
gerschaftstests gibt es immer wieder Diskussionen.

Wissen *für dich* Schwangerschaftstests

Irgendwann kommt der Moment, an dem du einen Schwangerschaftstest machen wirst. Vielleicht, weil du »überfällig bist« – oder
weil du nicht so lange warten kannst und so früh wie möglich wissen willst, ob es geklappt hat! Damit du dich in diesem Moment
etwas sicherer fühlst, habe ich dir hier die wichtigsten Infos zu
Schwangerschaftstests zusammengestellt:

Ab wann kann man frühestens testen?

Das ist vermutlich DIE Frage Nr. 1 zu Schwangerschaftstests!
Schwangerschaftstests messen das Hormon ß-hCG (humanes
Choriongonadotropin). Dieses wird ab der erfolgreichen Einnistung gebildet und sorgt dafür, dass der Gelbkörper nicht abgebaut wird und weiter Progesteron produziert. Das ist sehr wichtig –
denn nur so wird die Periode verhindert und die Schwangerschaft
kann fortbestehen. Die Einnistung des Embryos erfolgt frühestens
an Tag 5 bis 6 nach Eisprung – denn solange braucht der Embryo, um durch den Eileiter bis in die Gebärmutter zu wandern. Bis
das erste ß-hCG dann im Blut nachweisbar ist, vergehen mindes-

tens zwei weitere Tage – und für den Nachweis im Urin mindestens ein weiterer Tag. Ergo ist der allerfrüheste Zeitpunkt, an dem du einen positiven Schwangerschaftstest in den Händen halten kannst, etwa neun Tage nach Eisprung. Tatsächlich sind aber sehr wenige Tests so sensitiv, dass sie bereits diese geringen Mengen an ß-hCG erfassen können. Die Sensitivität wird dabei meist in mIU/ml oder in IU/l angegeben – die empfindlichsten Tests reagieren bereits auf 10 mIU/ml, die allermeisten allerdings erst auf 25 ml U/ml.

> Mein Tipp: Teste frühestens (!) zehn Tage nach Eisprung – und auch dann nur mit einem wirklich empfindlichen Ultrafrühtest! Teilweise kannst du auf der Packung sehen, wie viele Tage vor Periode der Test wie sicher ist – die Unterschiede sind gravierend! Ab zwölf Tage nach Eisprung kannst du die meisten handelsüblichen Frühtests aus dem Drogeriemarkt verwenden. »Normale« Schwangerschaftstests (Sensitivität meist 25ml U/ml) sind dagegen eigentlich erst ab dem erwarteten Tag der Periode sinnvoll – also ab etwa vierzehn Tage nach Eisprung.

Bei digitalen Schwangerschaftstests ist das Grundprinzip dasselbe – auch in einem digitalen Schwangerschaftstest steckt ein einfacher Streifentest. Dieser wird digital ausgewertet. Das Ergebnis wird dir dann eindeutig im Display angezeigt (z.B. »schwanger« bzw. »nicht schwanger«). Es gibt sogar einen Test, der die Schwangerschaftswoche angibt – hier werden zwei verschieden sensitive Streifentests ausgewertet. Lass dich bitte bei einem negativen Ergebnis NICHT dazu verleiten, diese Tests auseinanderzubauen – das schafft mehr Verwirrung, als es Antworten liefert!

Gibt es falsch positive/negative Tests?

Sobald du dich mit anderen Frauen austauschst, wirst du von »falsch negativen« und »falsch positiven« Schwangerschaftstests hören.

»Falsch negativ« ist der Schwangerschaftstest, wenn er ein negatives Ergebnis liefert, obwohl du schwanger bist. Das kann durchaus vorkommen – nämlich dann, wenn du zu früh testest oder Fehler in der Durchführung machst. So müssen insbesondere frühe Tests mit Morgenurin gemacht werden. Zu dieser Zeit ist der Urin nämlich am konzentriertesten und das ß-hCG am höchsten. Später in der Schwangerschaft kannst du zu jedem Zeitpunkt testen. Wichtig für die korrekte Anwendung ist, dass du deinen Eisprung sicher ermittelt hast – am besten mit der Temperaturmethode.

»Falsch positiv« ist ein Schwangerschaftstest, wenn er ein positives Ergebnis liefert, obwohl du gar nicht schwanger bist. Und obwohl man davon häufig hört (»Verdunstungslinie«, also ein Schatten, der angeblich erst beim Trocknen des Tests entstehen soll), kommt das nur bei extrem seltenen Produktionsfehlern oder noch selteneren Tumoren vor. Was viele Frauen nicht verstehen: Wenn der Schwangerschaftstest zuerst schwach positiv ist und bei späteren Testungen dann nicht mehr – lag das meist nicht an einem defekten Test, sondern höchstwahrscheinlich an einer sehr frühen Fehlgeburt. Etwa ein Drittel aller Frühschwangerschaften geht nämlich noch vor Fälligkeit der Periode wieder verloren – hier spricht man von sogenannten biochemischen Schwangerschaften. Auch deswegen entscheiden sich manche Frauen bewusst dafür, nicht vor Fälligkeit zu testen.

»Orakeln mit Ovus ...«?

Weil du vielleicht im Netz darüber stolpern wirst, erkläre ich dir, was es mit dem »Orakeln mit Ovus« auf sich hat: Viele Frauen verwenden gegen Ende der zweiten Zyklushälfte noch einmal Ovulationstests, um eine Schwangerschaft besonders früh zu bemerken. Und tatsächlich wird die Linie auf Ovulationstests im Falle einer Schwangerschaft plötzlich wieder dicker! Das ist dadurch zu erklären, dass sich LH und ß-hCG biochemisch sehr ähnlich sind und daher Ovulationstests auch auf ß-hCG reagieren. Andersherum funktioniert es nicht, Schwangerschaftstests reagieren NICHT auf LH, weil sie genauer sind. Im Grunde macht das »Orakeln mit Ovus« aber aus zwei Gründen überhaupt keinen Sinn: Erstens steigt bei einigen Frauen das LH kurz vor der Periode noch einmal an, was zu falschen Hoffnungen führen kann. Und zweitens sind Ovulationstests nicht günstiger als billige Schwangerschaftstests!

Vom Glück, das nicht bleiben wollte

Obwohl die Schwangerschaftstests immer deutlicher positiv wurden, ging es mir blendend. Von Übelkeit keine Spur. Ein bisschen verwirrte mich das schon, aber es beunruhigte mich nicht übermäßig. Schließlich leiden nicht alle Schwangeren zwingend unter Morgenübelkeit. Ich war also tatsächlich die perfekte »Katalogschwangere« – glücklich über die Schwangerschaft und beschwerdefrei. Und vor allem nahezu komplett frei von Sorgen, Ängsten oder Zweifeln an meiner Schwangerschaft. Wäre ich 2020 nicht selbst eine dieser Frauen gewesen, würde ich heute kaum glauben, dass es diese Schwangeren in Wirklichkeit gibt. Viel zu viel habe ich inzwischen Einblick in all die Ängste, Sorgen und Beschwerden, die tatsächlich die allermeisten Frauen in der Frühschwangerschaft begleiten.

Ich nahm wöchentlich ein Video für YouTube auf, um meine Schwangerschaft zu dokumentieren. Ich veröffentlichte sie aber noch nicht, denn schließlich hatte auch ich gelernt: Vor der 12. Woche verrät man noch niemandem die eigene Schwangerschaft! Hinterfragt habe ich dieses ungeschriebene Gesetz nicht. Wir hatten es zwar bereits gebrochen, als wir der engsten Familie davon erzählt hatten – aber die ganze Welt musste es wirklich noch nicht wissen. Im Video zu SSW 5 erzählte ich, wie mutig ich es fand, dass das Model Chrissy Teigen gerade der ganzen Welt von ihrer späten Fehlgeburt berichtet hatte. Ich erwähnte im Video auch noch, dass mir bewusst sei, dass mir das natürlich theoretisch auch noch passieren könnte. Das Risiko läge nun einmal bei etwa 25 %, das würden viele Frauen gar nicht wissen. Man kann also kaum sagen, dass ich schlecht informiert war. Allerdings wäre ich damals im Leben nicht darauf gekommen, diese klinische Zahl mit mir in Verbindung zu bringen. Ich hatte schließlich keinerlei Blutungen und die Schwangerschaftstests waren inzwischen innerhalb von Sekunden deutlich positiv. Und was es emotional bedeutet, dass eine von vier Frauen ihr kleines Baby verliert, war mir noch viel weniger bewusst.

Das Tagebuch, das mein Baby niemals lesen sollte

»5+2 – *Du warst das erste Mal im Meer, Chia-Körnchen! Also na ja, zumindest so ein bisschen. Also gut, eigentlich war ich nur bis zu den Knien im Wasser. Weil es kalt war und der Strand voller Steine. Aber egal, wir zählen das jetzt offiziell als deinen ersten Strandtag!«*

Tatsächlich schrieb ich damals fast jeden Tag ein paar Zeilen an mein kleines ungeborenes Baby. Ich nannte mein kleines Wunder »Chia-Körnchen« – weil meine Schwangerschaftsapp mir verraten hatte, dass mein Baby gerade ungefähr so groß wie ein Chia-Korn war, als ich das erste Mal nachgesehen hatte. Ein Schwangerschaftstagebuch hatte ich mir noch nicht gekauft. Aber das machte ja nichts – ich könnte den Text ja später noch übertragen. Irgendwann würde unser Kind diese Zeilen dann lesen und wissen, dass ich sie oder ihn vom ersten Tag an geliebt hatte.

Vielleicht würde unser Kind das dann schrecklich kitschig finden. Doch das war mir egal. Ich schrieb »Chia-Körnchen« davon, was wir an dem Tag unternommen hatten, was ich gegessen hatte und was mir alles durch den Kopf ging. Dass der Teststrich des Schwangerschaftstests dicker war als die Kontrolllinie. Dass wir endlich eine Hebamme gefunden hatten. Und dass ich den ersten richtigen Pickel auf der Stirn hatte.

»6+4 – *Dein Papa hat mir heute das erste Mal zärtlich über den Bauch gestrichen, als wir über dich geredet haben! Natürlich habe ich noch gar kein Bäuchlein – aber ich bin trotzdem dahingeschmolzen. Dein Papa passt auch ganz viel auf, dass ich mich nicht verletze oder mich zu viel anstrenge – echt richtig süß!*«

Es war ein fröhlicher Text – voller Liebe, Zuversicht und Vorfreude. Ich liebte es, schwanger zu sein und freute mich bereits unglaublich auf unsere Zeit als kleine Familie. Es würde perfekt werden – ein wunderschönes Sommerbaby! 2020 war holprig gestartet – aber jetzt würde es das Jahr werden, in dem wir unser Wunschbaby gezeugt hatten.

Mein letzter Eintrag ist von 8+4, kurz vor dem ersten Ultraschalltermin, voller Aufregung und Vorfreude, jetzt mein kleines Baby zu sehen. Wenn ich heute meine Nachrichten an »Chia-Körnchen« lese, dann wünsche ich mir oft diese Zuversicht wieder. Und diese unendliche Faszination und Hingabe, die diese erste Schwangerschaft von Sekunde eins an bei mir erzeugt hat. Sie zeugen von einer Leichtigkeit (und vielleicht auch Naivität), die ich nie wieder zurückbekommen sollte. Irgendwie ist das traurig, aber dann bin ich auch wieder froh, dass ich die Nachrichten geschrieben habe. Denn eines zeigen mir diese Zeilen glasklar: Die Liebe einer Mutter ist nicht von der Größe des

Babys abhängig – sie beginnt bereits mit dem ersten positiven Schwangerschaftstest.

Der Anfang vom Ende – ein schwarzes Loch

Mit dem Fortschreiten meiner Frühschwangerschaft kamen weitere klassische kleinere Symptome dazu. Bei Spaziergängen war ich inzwischen ziemlich fix aus der Puste und schnaufte bereits nach kleineren Anstrengungen ganz ordentlich. Außerdem war ich inzwischen zum menschlichen Durchlauferhitzer mutiert und musste wirklich sehr, sehr oft pinkeln.

Gegen Mitte Oktober informierte ich noch zwei sehr gute Freundinnen über meine Schwangerschaft. Den Rest der Familie und Freunde wollten wir dann einweihen, sobald wir das erste Ultraschallbild haben würden. Ein kleines Foto sollte es werden – mit Ultraschallbild, einem Schwangerschaftstest und einer süßen Karte. Längst hatte ich ein Pinterest-Board angelegt und Ideen zur »Schwangerschaftsverkündung« gesammelt.

Dann erreichte uns allerdings eine schockierende Nachricht: Meine kleine Schwester war mit einer Lungenembolie ins Krankenhaus eingeliefert worden! Tatsächlich ist eine Lungenembolie eine Diagnose, die bei einer jungen Frau sehr selten vorkommt. Noch dazu, weil meine Schwester nahezu keinen der bekannten Risikofaktoren aufwies: Sie war topfit, sportlich aktiv, schlank und rauchte nicht. Lediglich die Pille hatte sie eingenommen, wie zahlreiche andere Frauen in unserem Alter. Und es war eine verdammt gefährliche Diagnose, nicht wenige Patienten sterben an einer Lungenembolie, insbesondere wenn sie nicht bemerkt wird.

Abgesehen von der Sorge um meine Schwester bekam ich es jetzt aber selbst mit der Angst zu tun. Als Medizinerin wusste ich, dass eine Schwangerschaft ein Risiko für eine Thrombose und damit für eine Lungenembolie darstellte. Sie kann für Mutter und Kind lebensbedrohlich werden, denn kleine Mikrothromben in der Plazenta können in vielen Fällen Fehlgeburten verursachen. Aufgrund der fehlenden Risikofaktoren bei meiner Schwester vermutete ich daher eine genetische Gerinnungsstörung. Und diese könnte mich ebenso betreffen. Alarmstufe Rot also!

Verschwunden war plötzlich meine Entspannung bezüglich meiner Schwangerschaft und ich kontaktierte so schnell wie möglich die Gerinnungsambulanz der Charité in Berlin. Glücklicherweise nahm man meine Sorge dort sofort sehr ernst und gab mir einen Termin in der nächsten Woche.

Nach dem Termin war ich erst einmal wieder etwas beruhigter. Man hatte mir keine Medikamente verschrieben, würde aber eingehend untersuchen, welche Behandlung eventuell notwendig wäre, um das Risiko für mich und mein Ungeborenes zu minimieren. Ich hatte also alles getan, was ich für Chia-Körnchen zu diesem Zeitpunkt tun konnte. Und auch meine Schwester überstand die bedrohliche Diagnose glücklicherweise ohne Folgen. Es sah also alles danach aus, als hätten wir beide noch einmal Glück gehabt.

Und dann kam der 26. Oktober 2020. Ein Tag, der alles verändern sollte. Und der für mich ab jetzt im Kalender immer ein schwarzer Tag sein wird. Denn an diesem Tag zerplatzten meine Hoffnungen wie eine Seifenblase.

Markus und ich hatten vormittags einen gemeinsamen Termin bei meiner Frauenärztin. Morgens nahm ich noch schnell ein kurzes Video für meinen Schwangerschaftsvlog auf – ich war so aufgeregt! Natürlich hatte ein kleiner Teil von mir inzwischen auch etwas Sorge. Was wäre, wenn der Ultraschall nicht so aussähe wie erwartet? Diese Gedanken konnte ich jedoch recht schnell beiseite wischen – das war schließlich nur die typische »Medizinerpanik«, nichts weiter. Ich war inzwischen in der 9. SSW und hatte keinerlei Blutung gehabt. Und so fuhren wir mit der Überzeugung in die Praxis, dass wir unser kleines Baby gleich zum ersten Mal sehen würden.

»Am besten wir schauen gleich mal nach und unterhalten uns danach über die weitere Schwangerschaftsvorsorge, dann sind Sie nicht mehr so aufgeregt«, meinte meine Ärztin freundlich und mitfühlend. Genauso wie ich war sie überzeugt, dass alles bestens sein würde. Also nahm ich auf dem Stuhl Platz und sie suchte im Ultraschall die Fruchthöhle. Binnen Sekunden hatte sie diese auch gefunden. Und wurde plötzlich ganz still. Die Miene meiner Ärztin war jetzt nicht mehr fröhlich, sondern ernst. Ich starrte ebenfalls auf den Monitor und versuchte zu begreifen, was ich da sah.

Nichts nämlich. Nichts, außer einer großen schwarzen Kugel. Einem schwarzen Loch, mitten in meiner Gebärmutter. Wo war mein Baby? Wieso konnte man mein Baby nicht sehen? In der 9. Woche konnte es doch unmöglich so schwer zu finden sein? Meine Ärztin suchte weiter.

»Frau Plack, ich kann mir das so gar nicht vorstellen. Wir suchen jetzt noch einmal durch die Bauchdecke. Das macht man eigentlich so früh nicht, aber vielleicht sehen wir es dann«, gab mir die Stimme meiner Ärztin Hoffnung. Gleichzeitig war mir aber sofort klar: Das war nicht gut. Gar nicht gut. Ich begann zu weinen. Irgendwie brachte mein Mann mich noch einmal kurz ins Wartezimmer. Mir wurde noch einmal Blut abgenommen, Notfalllabor. Ehrlich gesagt, kriege ich die einzelnen Elemente dieses Tages manchmal nicht mehr ganz auf eine Reihe. Ich war wie in einem Alptraum gefangen. Ein Alptraum, aus dem ich einfach nicht aufwachen konnte. Ich saß also weinend noch einmal im Wartezimmer, weil der Raum mit dem anderen Ultraschallgerät gerade noch belegt war. Wie lange wir warteten, weiß ich nicht. Aber als ich in das andere Ultraschallzimmer durfte, war da eigentlich keine Hoffnung mehr. Das Bild des schwarzen Loches hatte sich mir eingebrannt.

Meine Ärztin suchte und suchte, aber es zeigte sich kein Baby. Die Fruchthöhle war leer – ich war mit einem sogenannten Windei schwanger und mein Baby tot. Sie bot mir an, in zwei Tagen noch einmal zu schauen oder direkt in eine Klinik zu gehen und dort den Befund kontrollieren zu lassen und das weitere Vorgehen zu besprechen. Ich entschied mich aus dem Bauch heraus sofort für zweiteres. Mein Baby war tot, und zwar vermutlich schon seit mehreren Wochen. Was da in mir drin war, war für mich eine leere Hülle. Eine leere Hülle, die mich zum Narren gehalten hatte. Die mir Hoffnungen gemacht und mich hatte träumen lassen von meinem wunderschönen Juni-Baby. Ich wollte einfach nur, dass dieser Alptraum endete. Je schneller, desto besser.

Um alles Weitere kümmerte sich mein Mann. Ich weiß ehrlich nicht, wie eine Frau so etwas allein durchstehen kann. Keine Frau sollte so etwas erleben müssen – und erst recht nicht allein. Ich war jedenfalls komplett handlungsunfähig und lief wie ein Zombie umher. Ein heulender Zombie. Die nächsten Stunden waren unsäglich hart. Wir bekamen eine Überweisung an die Klinik in unserem Viertel – ein Krankenhaus der Maximalversorgung mit einer großen Entbindungsklinik. Eines der geburtenstärksten Krankenhäuser Berlins. Und leider sollte ich das in den nächsten Stunden auch deutlich zu spüren bekommen. Denn es dauerte einige Stunden, bis eine Ärztin Zeit für meinen »Fall« fand. Stunden, in denen ich zwischen Frauen in den Vorwehen in der Aufnahme des Kreißsaals saß und weinend wartete.

Wenn es eine Hölle gibt, dann stelle ich sie mir so vor: Du sitzt zwischen all den Gebärenden und bist die eine Frau, die gerade ihr Kind verloren hatte. Ich mache der Klinik absolut keinen Vorwurf. Nüchtern betrachtet war klar: Ich war nun einmal kein Notfall und hatte im Gegensatz zu den Frauen um mich herum keine körperlichen Schmerzen. Und trotzdem war es für mich pure Folter, dort ausharren zu müssen.

Irgendwann war dann aber doch ein Zimmer frei und eine Ärztin bat mich herein. Auch sie suchte noch einmal ausgiebig mit dem Ultraschall nach meinem Baby. Aber auch sie fand nur das schwarze Loch. Das schwarze Loch mit der perfekt ausgebildeten Plazenta. Nur ohne Baby. Zumindest sah es nicht danach aus, als ob ich eine Blasenmole oder etwa eine unentdeckte Eileiterschwangerschaft hätte (Infos zu diesen Fachbegriffen findest du im folgenden Wissensteil). Da es sich also wirklich um ein Windei zu handeln schien, erklärte mir die Ärztin in aller Ruhe meine Optionen.

Hierfür muss ich ihr im Nachhinein großen Respekt aussprechen – denn viele Frauen werden nicht so ausführlich über ihre Möglichkeiten sowie die damit verbundenen Risiken und Vorteile aufgeklärt. Oft wird den Frauen direkt zur Ausschabung geraten, oder sie werden sogar regelrecht dazu gedrängt. Für Kliniken ist eine Ausschabung finanziell deutlich attraktiver, das mag zumindest manchmal leider eine Rolle spielen. In Deutschland wird sehr viel ausgeschabt, in anderen Ländern ist es teilweise deutlich üblicher, auf einen natürlichen Abgang zu warten oder diesen medikamentös einzuleiten. Und tatsächlich empfinden viele Frauen den als »kleine Geburt« bezeichneten natürlichen Abgang als emotional weniger traumatisch. Er hilft einigen von ihnen, sich besser von ihrem Baby verabschieden zu können.

Ich war jedoch keine dieser Frauen. Mir graute es vor der Vorstellung, wie diese inzwischen drei Zentimeter große Fruchthöhle aus mir herauskommen sollte. Ich hatte Angst vor den Blutungen und vor den Schmerzen. Gerade über Cytotec (ein Medikament, das für medikamentöse Schwangerschaftsabbrüche benutzt wird) hatte ich einige Horrorstorys von Frauen mit kaum beherrschbaren Sturzblutungen und teilweise wirklich heftigen Wehen gehört. Wie realistisch manche dieser Berichte waren, weiß ich ehrlich gesagt nicht. Aber sie jagten mir eine Heidenangst ein. Auch wollte ich, dass es so schnell wie möglich vorbei ist. Was da in mir drin war, war nicht mehr mein Baby. Es war ein böses schwarzes Loch und ich wollte es so schnell wie möglich loswerden. Da war es mir deutlich lieber, wenn ein Arzt das für mich »erledigte«, während ich in Narkose lag und es nicht mitbekommen musste.

In Kinderwunschforen und auf Social Media wird die »kleine Geburt« geradezu gefeiert als selbstbestimmte Fehlgeburt. Als etwas Natürliches und die emotional bessere Art der Fehlgeburt. Eine Ausschabung dagegen wird als unnatürlicher Eingriff abgewertet. Doch für mich fühlte sich meine Fehlgeburt so gar nicht »natürlich« an. Und auch nicht wie etwas, das ich kontrollieren konnte oder auch nur wollte. Ich wollte nichts davon. Ich wollte nur mein Baby. Aber das konnte mir niemand zurückgeben.

Mein Tipp: Für manche Frauen ist ein natürlicher Abgang die richtige Wahl – für andere nicht. Es gibt hier kein Richtig oder Falsch und du solltest dir in dieser Situation von niemandem Druck in die eine oder andere Richtung machen lassen. Meist sind beide Optionen medizinisch vertretbar – auch wenn oft nicht gut aufgeklärt wird.

Leider bekam ich erst am Freitag, den 30.10.2020, einen Termin für die Ausschabung. Zehn Jahre, nachdem Markus und ich uns kennengelernt hatten – fast auf den Tag genau. Ich stellte mir oft vor, wie das jemand meinem zehn Jahre jüngeren Ich gesagt hätte: »Diesen Mann wirst du heiraten. Ihr werdet gemeinsam tolle Dinge erleben und in Berlin wohnen. Und heute in zehn Jahren wirst du tief verzweifelt in der Klinik sein, weil du ein paar Tage vorher erfahren hast, dass ihr euer Baby verloren habt.«

Als mich das schwarze Loch auffraß

Die Tage bis Freitag waren die schwierigsten. Ich fühlte mich weiterhin schwanger und hatte auch weiterhin alle Symptome. Meine Brüste spannten, ich war kurzatmig und musste ständig pieseln. Aber ich wusste, dass mein Baby nicht mehr lebte. Dass ich nicht im Juni 2021 Mama werden würde. Dass dieser wunderschöne Traum tatsächlich nur ein Traum gewesen war. Ich hasste meinen Körper dafür, dass er mich so betrogen hatte. Mir eine intakte Schwangerschaft vorgeschwindelt hatte, wo doch schon lange keine mehr war. Hätte ich nicht wenigstens – wie andere Frauen mit frühen Fehlgeburten – Blutungen haben können und so schon vor Wochen wissen können, dass mein Glück nur von kurzer Dauer war?

Als es dann soweit war, fuhr Markus mich frühmorgens in die Klinik. Wir hatten vereinbart, dass ich ein Einzelzimmer bekommen und Markus bei mir bleiben sollte, bis ich in den OP käme. Als wir in der Klinik erschienen, mussten wir jedoch erneut eine ganze Weile auf dem Gang warten. Immer wieder kam eine frischgebackene Mutter vorbei. Oder eine Schwester mit einem Babybett. Die Wöchnerinnenstation lag direkt gegenüber und es herrschte das übliche Kommen und Gehen wie in vielen großen Krankenhäusern. Irgendwann kam eine Schwester und holte mich mit einer Hiobsbotschaft ab: Ich würde in einem Dreibettzimmer sein. Alle Einbettzimmer wären belegt mit Isolationspatient:innen und Markus könne wegen Corona auch nicht bei mir bleiben. Ich solle mich jetzt verabschieden, man würde ihn anrufen, wenn ich aus dem OP käme.

»Ich schaffe das nicht ohne meinen Mann«, brach es sofort aus mir heraus und ich begann noch stärker zu weinen. Aber alles Flehen und Betteln brachte nichts. Ich musste mich Hals über Kopf von Markus verabschieden und wurde in ein kleines, volles Dreibettzimmer gebracht. Die Frau im Bett gegenüber weinte ebenfalls – die neben ihr war sichtlich schwanger. Und obwohl ich stundenlang in dem Zimmer war, wechselte ich mit keiner der Frauen ein Wort. Ich wollte mit niemandem mehr sprechen. Eigentlich wollte ich überhaupt nicht mehr sprechen. Allein weiter zu existieren erschien mir an diesem Tag schon anstrengend genug.

Und so verstrich Stunde um Stunde. Mein OP-Termin war eigentlich früh am Morgen angesetzt gewesen. Aber ich kannte ja den Ablauf in der Klinik. Zweiter Slot des Tages? Das heißt nur, dass du irgendwann drankommst. Essen und Trinken durfte ich nicht, aber das wollte ich auch überhaupt nicht. Ich lag in meinem Bett und weinte und weinte. Irgendwann klingelte ich nach den Schwestern und bat um ein Beruhigungsmittel. Man hatte es mir morgens schon angeboten, aber ich hatte abgelehnt. Jetzt wollte ich es doch haben. Ich konnte einfach nicht mehr. Ich wollte, dass es endlich vorbei war oder ich zumindest nicht mehr so viel mitbekommen würde. Und tatsächlich wurde es dann auch etwas besser. Das Mittel, das ich bekommen hatte, war nicht besonders stark. Aber stark genug, dass mir irgendwie alles egal wurde, was um mich herum passierte.

Und so war ich auch gänzlich unbeeindruckt, als ich dann tatsächlich irgendwann mittags in den OP gebracht wurde. Ich bekam noch halb mit, dass man vergessen hatte, mir rechtzeitig Cytotec zu geben, um den Muttermund für den Eingriff weich zu machen. Der Teil von mir, der noch etwas mitbekam, fand das nicht gut und wusste, dass das Risiko jetzt größer war, dass mein Muttermund verletzt werden würde. Aber dieser Teil von mir war klein und so ließ ich die Ärzte und Pfleger um mich herum einfach machen. Kurz darauf wurde endlich alles schwarz um mich herum. Das schwarze Loch in meiner Gebärmutter hatte mich wohl aufgefressen.

»Ist alles gut gegangen?« – ich hörte mich selbst diese Worte fragen, während ich noch im Bett vom Gang in den Aufwachraum gefahren wurde. Ich glaube, man beantwortete meine Frage zu meiner Zufriedenheit und ich war geradezu fröhlich. Es war vorbei. Der Alptraum war endlich beendet. Man hatte den trügerischen Rest aus mir entfernt. Jetzt konnte ich wieder nach vorne blicken! In diesem Moment war ich verblüfft, wie blendend es mir ging. Inzwischen weiß ich: Das war »ich auf Propofol«! (Im Verlaufe einer Kinderwunschreise würde ich noch weitere Male Propofol-Narkosen bekommen – und sie würden mich immer in blendende Laune versetzen.) Für eine kurze Zeit dachte ich wirklich, ich hätte meine Fehlgeburt damit bereits verarbeitet. Minuten nach meiner OP. Na klar: Irrtum Nummer 381 (oder so ähnlich) …

Obwohl ich durch mein Studium bereits einiges Medizinisches zu Fehlgeburten wusste, gab es doch vieles, mit dem ich absolut nicht gerechnet hatte. Kein Buch der Welt kann erklären, was eine Fehlgeburt

emotional bedeutet. Wie es sich anfühlt, ein Baby zu verlieren. Aber
zumindest half mir mein Wissen dabei, in dieser unfassbar schwie-
rigen Situation die für mich beste Entscheidung zu treffen und das
Unvermeidliche mit etwas weniger Angst anzunehmen.

Wissen für dich — Fehlgeburten

Keine Frau mit Kinderwunsch möchte über Fehlgeburten nachdenken. Ich hoffe sehr, dass du dieses Kapitel nie benötigen wirst.
Aber falls doch: Du bist nicht allein. Viele Frauen müssen das erleben. Und ich kann dir aus eigener Erfahrung sagen: Es wird irgendwann wieder besser. Auch wenn es erst einmal unbeschreib-
lich weh tut. Aber auch du wirst es schaffen.

Häufigkeit von Fehlgeburten

Tatsächlich sind Fehlgeburten sehr häufig, obwohl viele Frauen
und Paare darüber eisern schweigen. Konservative Schätzungen
gehen davon aus, dass etwa jede vierte bis fünfte Schwangerschaft mit einer Fehlgeburt endet. Nimmt man die sogenannten
»biochemischen Schwangerschaften« (mit Nachweis von ß-hCG,
aber ohne Nachweis im Ultraschall) hinzu, so muss man eher von
jeder dritten Schwangerschaft ausgehen. Und wenn man sich nur
die befruchteten Eizellen anschaut, schätzen Experten sogar, dass
nur jede zweite davon sich überhaupt einnistet. Die allermeisten
Fehlgeburten finden als frühe Fehlgeburten (vor der 12. SSW) statt.
Ist das erste Trimester der Schwangerschaft vorbei, liegt das Risiko
für eine späte Fehlgeburt oder Totgeburt nur noch bei etwa 2 %.

Symptome einer Fehlgeburt

Das verdächtigste Symptom einer drohenden oder beginnenden Fehlgeburt ist die vaginale Blutung. Es kann sich um eine eher schwache Blutung handeln oder auch eine starke Sturzblutung. Allerdings ist eine Blutung keinesfalls ein sicheres Anzeichen für eine Fehlgeburt. In der Frühschwangerschaft gibt es sehr viele Ursachen für vaginale Blutungen – von der Einnistungsblutung bis hin zu Kontaktblutungen beim Sex. Der Muttermund ist in der Schwangerschaft deutlich besser durchblutet und es kann daher sehr leicht zu Blutungen kommen. In etwa 50 % aller Fälle geht eine Schwangerschaft nach einer Blutung in der Frühschwangerschaft gesund weiter. Du solltest eine Blutung aber unbedingt beim Arzt abklären lassen, da sie z.B. auf eine Eileiterschwangerschaft hindeuten kann.

Ein weiteres Anzeichen für eine Fehlgeburt kann ein unzureichender ß-hCG-Anstieg sein. In der Frühschwangerschaft sollte sich das ß-hCG etwa alle zwei bis drei Tage verdoppeln. Ist dies nicht der Fall oder kann man eine zu langsame Entwicklung im Ultraschall beobachten, kann das auf eine Fehlgeburt hinweisen.

Formen der Fehlgeburt

Spontane Fehlgeburt: Ein großer Anteil der frühen Fehlgeburten wird als »spontane Fehlgeburt« oder auch als »natürlicher Abgang« bezeichnet. Hier beendet der Körper die Schwangerschaft von sich aus und es kommt schließlich zu einer Abbruchblutung. Die spontane Fehlgeburt läuft medizinisch gesehen meist relativ unkompliziert ab und bedarf häufig kaum einer ärztlichen Intervention. Je nach Schwangerschaftswoche und Frau ist die Blutung unterschiedlich stark und lang. Bei frühen Fehlgeburten in der 5. bis 7. SSW spüren viele Frauen kaum einen Unterschied zu einer stärkeren Menstruationsblutung. Allerdings kann es auch bei sehr frühen Fehlgeburten bereits zu starken Blutungen kommen, das ist individuell sehr verschieden. Daher solltest du während eines natürlichen Abganges am besten nicht allein daheim sein. Statte dich mit Binden in allen möglichen Stärken und Größen aus – tabu sind Tampons und Menstruationstassen aufgrund des erhöhten Infektionsrisikos. Eine Alternative zu Binden sind dagegen Periodenslips – auch hier gibt es Modelle mit sehr hoher Saugkraft. Nach Rücksprache mit deiner Ärztin kann auch ein Schmerzmittel oder das krampflösende Medikament Buscopan eine körperliche Hilfe sein.

Windei: Bei einem Windei handelt es sich um eine besondere Form der frühen Fehlgeburt. Normalerweise entwickelt sich bereits am fünften Tag nach Befruchtung der Embryo zu einer Blastozyste und teilt sich in den Embryoblasten und den Trophoblasten auf. Aus dem Embryoblast entsteht das Baby, aus dem Trophoblast die Plazenta sowie die Fruchthöhle. Bei einem Windei stirbt der Embryoblast sehr früh in der Schwangerschaft ab (5./6. SSW), der Trophoblast entwickelt sich jedoch weiter. Plazenta und Fruchthöhle wachsen also und folglich steigt der ß-hCG-Wert ebenfalls an. Der Körper »merkt« quasi nicht, dass das Baby gestorben ist und erhält die Schwangerschaft aufrecht. Dadurch kommt es bei einem Windei auch nicht zu einer Abbruchblutung. Diagnostizierbar ist ein Windei nur mit dem Ultraschall – hierbei ist eine große, leere Fruchthöhle zu sehen. Das Schwierige ist, dass ein Windei zu einem frühen Zeitpunkt nur schwer eindeutig diagnostizierbar ist. Sieht man in der 6. oder 7. SSW noch keine embryonalen Strukturen, wird oft zunächst weiter kontrolliert, bis ein bestimmter ß-hCG-Wert oder eine bestimmte Größe der Fruchthöhle erreicht ist. Als Grenzwert werden meist ein ß-hCG von 10.000 mIU/ml sowie eine Fruchthöhle von mindestens 2,5 cm angegeben.

Missed Abortion/Verhaltene Fehlgeburt: Bei einer Missed Abortion kann im Gegensatz zum Windei durchaus ein Embryo sichtbar sein – dieser entwickelt sich jedoch nicht weiter bzw. das Herz hört auf zu schlagen. Normalerweise stößt der Körper diese Schwangerschaft dann ab, es kommt zu einer spontanen Fehlgeburt. Ist dies nicht der Fall, spricht man von einer verhaltenen Fehlgeburt bzw. englisch »Missed Abortion«.

Blasenmole: Eine Blasenmole ist etwas anderes als ein Windei bzw. eine Missed Abortion – auch wenn diese Begriffe im Netz immer wieder verwechselt werden. Man unterscheidet zwischen einer partiellen und einer vollständigen Blasenmole – beide Formen sind sehr selten (1 : 700 bis 1 : 2.000 Schwangerschaften). Bei der kompletten Blasenmole kann sich überhaupt kein Embryo entwickeln – bei der partiellen ist er nicht überlebensfähig. Das Gewebe des Trophoblasten, aus dem die Plazenta und die Fruchthöhle entstehen, wächst in beiden Fällen immens schnell und stark an und führt so zu hohen ß-hCG-Werten und einer stark vergrößerten Gebärmutter. Beiden Formen liegt ein gestörtes Erbgut durch einen Fehler in der frühesten Embryonalentwicklung zugrunde. Das Gefährliche an einer Blasenmole ist, dass diese ein 25 %-iges Potenzial hat, zu entarten und einen bösartigen Tumor (Chorionkarzinom) zu bilden. Daher ist die Therapie bei einer Blasenmole sehr dringlich. Meist wird umgehend ausgeschabt und anschließend eine Chemotherapie mit Methotrexat eingeleitet. Ein Windei oder eine Missed Abortion dagegen entarten NICHT –

lass dich hier also bitte nicht von Fehlinformationen im Internet verunsichern!

Eileiterschwangerschaft: Eine Eileiterschwangerschaft ist gewissermaßen ebenfalls eine »Sonderform« der Fehlgeburt. Hier ist der Embryo meist gesund, hat sich aber statt in der Gebärmutter im Eileiter eingenistet. Deutlich seltener sind Bauchhöhlenschwangerschaften – Mediziner:innen fassen beides auch unter EUG (Extrauteringravidität) zusammen.

Bemerkbar macht sich eine Eileiterschwangerschaft meist erst durch Schmerzen (der Eileiter wird gedehnt) – oder sie fällt im Ultraschall auf, da die Fruchthöhle nicht in der Gebärmutter gefunden wird. Häufig sind die ß-hCG-Werte bei einer Eileiterschwangerschaft niedriger, als sie das der Schwangerschaftswoche entsprechend sein müssten. Ein normales ß-hCG schließt eine Eileiterschwangerschaft allerdings nicht aus.

Eileiter- oder Bauchhöhlenschwangerschaften können für die Mutter sehr gefährlich werden und bedürfen daher meist einer operativen Therapie. Manchmal kann bei früher Diagnose auch eine medikamentöse Therapie mit Methotrexat in Erwägung gezogen werden. Leider kann der Eileiter bei einer operativen Therapie nicht immer erhalten werden und muss manchmal entfernt werden. Selbst wenn der Eileiter erhalten bleibt, kann es sein, dass er vernarbt und nicht mehr komplett durchlässig ist. Daher erhöht sich nach einer Eileiterschwangerschaft auch das Risiko einer erneuten Eileiterschwangerschaft – das ist für betroffene Frauen oft besonders schlimm.

Optionen bei verhaltener Fehlgeburt

Kommt es im Falle einer Missed Abortion oder eines Windeis nicht zu einer spontanen Fehlgeburt, stellt sich die Frage, wann und wie medizinisch interveniert werden sollte. Grundsätzlich stehen drei Optionen zur Auswahl: Abwarten eines natürlichen Abganges, medikamentöser Abbruch mit Cytotec oder operative Ausschabung (Kürettage). Ohne Anzeichen einer Infektion – welche selten vorkommt, aber potenziell lebensgefährlich ist – ist ein abwartendes Verhalten medizinisch vertretbar und es muss nicht unbedingt ausgeschabt werden.

Ausschabung/Kürettage: Bei einer Ausschabung handelt es sich medizinisch um einen Routine-Eingriff, der meist unter Vollnarkose durchgeführt wird und nicht länger als 10 bis 15 Minuten dauert. Es wird mit stumpfen Instrumenten gearbeitet, um die weiche und gut durchblutete Gebärmutter nicht zu verletzen. Meist wirst du noch am selben Tag wieder nach Hause geschickt. Da das meiste »Schwangerschaftsmaterial« bereits abgesaugt wurde, ist die Blutung danach eher schwach und hört oft nach ein bis drei Tagen wieder auf. Auch das ß-hCG fällt nach einer Ausschabung meist sehr schnell ab. Dennoch handelt es sich um einen operativen Eingriff – und diese haben immer ein bestimmtes Komplikationsrisiko. Sehr selten kommt es zu einem sogenannten Asherman-Syndrom – hier wurde »zu viel« ausgeschabt und es kommt zu Vernarbungen der Gebärmutter. Diese Vernarbungen erschweren es anschließend, erneut schwanger zu werden.

Cytotec: Cytotec wurde eigentlich als Magenschutzmittel entwickelt. Dann fiel jedoch auf, dass es Wehen auslöst und den Muttermund weich macht. Daher wird es »off-label« in der Geburtshilfe für medikamentöse Abbrüche sowie zur Geburtseinleitung bei Terminüberschreitung eingesetzt. Es steht mitunter in der Kritik, da es »Wehenstürme« auslösen kann. Wird es zum medikamentösen Abbruch verwendet, wird teilweise von starken Blutungen und Schmerzen berichtet.

Habituelle Aborte und Diagnostik

In Deutschland wird von Frauen oft »erwartet«, erst drei Fehlgeburten erleiden zu müssen, bis man von »habituellen Aborten« oder »wiederholten Fehlgeburten« spricht und auf Ursachensuche geht. Das ist nicht überall so – die American Society of Reproductive Medicine empfiehlt eine Abklärung bereits bei zwei aufeinanderfolgenden Fehlgeburten.

Eine Vielzahl an Problematiken kann mit wiederholten Fehlgeburten (habituellen Aborten) einhergehen. Infrage kommen unter anderem angeborene oder erworbene Gerinnungsstörungen, Anomalien der Gebärmutter sowie immunologische Erkrankungen. Auch können Chromosomenstörungen bei Mutter oder Vater die Ursache sein. Folglich ist die Diagnostik komplex und umfasst neben einer erweiterten Gerinnungsdiagnostik auch Ultraschalluntersuchungen, Gebärmutterspiegelungen sowie immunologische und humangenetische Untersuchungen. Die Diagnostik fokussiert sich dabei meist auf die Frau – allerdings ist inzwischen auch bekannt, dass bei Paaren mit habituellen Aborten Mikrodeletionen am Y-Chromosom des Mannes deutlich häufiger vorkommen als bei Paaren, bei denen es nicht zu gehäuften Fehlgeburten kommt![9] Nicht immer findet sich jedoch eine Ursache – was für betroffene Paare oft besonders belastend ist.

Eine Fehlgeburt emotional verarbeiten

Es gibt Frauen, die relativ gut mit der Erfahrung einer Fehlgeburt umgehen können. Und wenn eine Frau zu dieser (kleinen) Gruppe gehört, dann ist das nichts Falsches. Es ist auch kein Grund für Schuldgefühle, obwohl manche dieser Frauen das manchmal so empfinden (weil sie eben NICHT trauern). Die meisten Frauen jedoch leiden nach einer Fehlgeburt stark unter ihrem Verlust.[10] In Studien wurde nachgewiesen, dass das Risiko, nach einer Fehlgeburt an einer Depression, Angststörung oder posttraumatischen Belastungsstörung zu erkranken, deutlich erhöht ist.[11] Auch die Intensität des Verlustempfindens ist – anders als von vielen erwartet – nicht von der Schwangerschaftswoche abhängig: Selbst nach frühen Fehlgeburten ist die Trauer oft sehr ausgeprägt. Außenstehende können das Ausmaß des Schmerzes dabei manchmal nicht nachvollziehen.

Mein Tipp: Lass dir von niemandem sagen, wie stark oder lange du trauern darfst. Das entscheidest du allein – es gibt hier kein »richtiges Maß«.

Es gibt viele Arten von Abschiedsritualen und Erinnerungsstücken für uns Frauen mit Fehlgeburten – von Armbändern (z.B. das @sternenband) über Kerzen, kleine Kissen bis hin zur Option, das verlorene Kind ins Familienbuch eintragen zu lassen (das ist inzwischen auch für Fehlgeburten vor der 24. SSW möglich). Manche Frauen vergraben auch den Schwangerschaftstest oder Ultraschallbilder in einer schönen kleinen Box z.B. unter einem Baum. Andere tun gar nichts davon – suche dir hier die Lösung, die für DICH richtig ist!

Wo ist mein Regenbogen nach dem Sturm?

Natürlich hatte ich so kurz nach dem Eingriff noch nicht emotional verarbeitet, dass ich mein Kind verloren hatte. Spätestens als ich wieder im Dreibettzimmer war und die Frau gegenüber weiterhin weinte, dämmerte mir, dass es auch mir nicht gut ging. Aber ich wollte jetzt nur noch nach Hause. So schnell wie möglich. Ich rief Markus an und er fuhr sofort los, um mich abzuholen. Leider wurde ich ohne Informationen entlassen, wie ich mich nach einer Ausschabung zu verhalten hatte.

War mein Aufklärungsgespräch noch wirklich vorbildlich verlaufen, war ich jetzt im »normalen Klinikalltag« angekommen, in dem Zeit knapp war. Man drückte mir noch zwei riesige Einlagen, eine Unterlage und eine Netzunterhose zum Wechseln in die Hand und schon durfte ich die Station verlassen.

VERHALTEN NACH AUSSCHABUNG

Aufgrund des Infektionsrisikos sollte man in den folgenden zwei Wochen nach einer Ausschabung auf Folgendes verzichten:

- Tampons oder Menstruationstassen
- Baden/Schwimmengehen
- Geschlechtsverkehr

Was ich daheim schließlich gemacht habe, weiß ich ehrlich gesagt nicht mehr. Vermutlich das, was ich die folgenden vier Wochen getan hatte. Nämlich so gut wie gar nichts. Es war eine wirklich harte Zeit. Mir fehlte einfach die Energie zu allem. Ich war traurig. So unendlich traurig. Immer wieder musste ich daran denken, was ich verloren hatte. Was alles nie sein sollte und nie passieren würde. Es hatte doch schon länger gedauert, schwanger zu werden. Und nun war mein Baby weg. Einfach so. Und ich hatte nichts, was mich daran erinnerte. Außer einem Bild mit einer großen, schwarzen, leeren Höhle. Das hatte meine Ärztin mir nämlich dennoch ausgedruckt, auch wenn ich es damals nicht haben wollte. Sie hatte es Markus gegeben – nur für den Fall, dass ich es noch haben wollte. Und sie hatte recht gehabt. Heute ist das Bild für mich ein kostbares Erinnerungsstück. Ein Beweis, dass es dieses Baby überhaupt gab. Bis auf Markus und mich haben wohl alle dieses Kind inzwischen vergessen. Aber für mich bleibt es mein erstes Kind. Mein Sternchen.

STERNENKINDER

»Sternenkinder« oder »Sternchen« sind Begriffe, die viele Frauen mit Fehl- und Totgeburten oder gestorbenen Kindern für ihre verlorenen Kinder verwenden. Sie wollen damit zum Ausdruck bringen, dass diese Kinder nicht auf der Erde leben, sondern wie Sterne im Himmel existieren.

»Also das war doch noch kein Kind ...«

Mir ging es schlecht – doch die Welt um mich herum schien das nicht so recht zu begreifen. Immer wieder musste ich mir anhören, dass ich doch jetzt langsam darüber hinweg sein müsste. Oder dass ich froh sein sollte, dass es bereits so früh passiert sei. Das sei ja sowieso noch kein Baby gewesen, sondern nur ein Zellklumpen. Und es wäre bestimmt besser so, weil das Baby bestimmt nicht lebensfähig gewesen wäre und ich es dann garantiert so nicht gewollt hätte. Und ja, vermutlich hatte dieses Baby einen Chromosomenfehler. Denn das ist bei weitem die häufigste Ursache für frühe Fehlgeburten. Die Natur ist einfach nicht perfekt und wenn ihr so früh ein Fehler bei der Zellteilung unterläuft, dann geht sie in den Selbstzerstörungsmodus und es kommt zu einer Fehlgeburt. Trotzdem stand es NIEMANDEM zu, das zu beurteilen. Das durfte allein ich – niemand sonst durfte bewerten, ob mein Baby nicht lebensfähig oder gar »lebenswert« gewesen wäre. Ich hatte diesen »Zellklumpen« geliebt, von der ersten Sekunde an. Und nun trauerte ich um das Baby, das ich nie in meinen Armen halten würde.

Für mich war es zu diesem Zeitpunkt tatsächlich unglaublich hilfreich, dass ich meine Schwangerschaft vorher nicht verschwiegen hatte. Denn so hatte ich wenigstens ein paar Menschen, mit denen ich darüber sprechen konnte, was mir passiert war. Gerade mit meiner Mutter sprach ich viel, das half mir sehr. Ich will mir gar nicht vorstellen, wie es gewesen wäre, wenn ich NICHT mit meiner Mutter hätte sprechen können. Es ist schon als tragisch zu bezeichnen, dass viele Frauen genau wegen der Sorge vor einer Fehlgeburt ihre Schwangerschaft in den ersten zwölf Wochen geheim halten. Damit es im Fall der Fälle niemand erfährt. Und dann, wenn sie es am nötigsten bräuchten, niemanden zum Reden haben. Als betroffene Frau kann ich nur sagen: Mich hat genau dieses »Nicht-Schweigen« gerettet. Mir haben die Gespräche geholfen, das Erlebte zu verarbeiten.

Was mir in den nächsten Wochen ebenso geholfen hat, war meine Frauenärztin. Hatte sie schon zum Zeitpunkt der Diagnose absolut richtig damit gelegen, meinem Mann ein Bild mitzugeben, so betreute sie mich auch in den nächsten Wochen unglaublich einfühlsam und unterstützend. Der Abfall meines ß-hCG-Wertes wurde wöchentlich kontrolliert, bis er endlich nicht mehr nachweisbar war.

ß-HCG-ABBAU NACH FEHLGEBURT

Nach einer Fehlgeburt sollte der Abfall des ß-hCG kontrolliert werden. Damit geht man sicher, dass keine Plazentareste zurückgeblieben sind. Der ß-hCG-Wert sollte sich dabei etwa alle zwei bis drei Tage halbieren.

Vier Tage nach meiner Ausschabung hatte ich plötzlich noch einmal eine spontane stärkere Blutung. In der Klinik hatte man mich nicht darüber informiert, dass das durchaus vorkommen kann. Meine Ärztin beruhigte mich aber sofort und erklärte mir, dass das im Grunde ein gutes Zeichen sei. Mein Körper habe endgültig begriffen, dass ich nicht mehr schwanger sei. Da mein ß-hCG zu Beginn aber nicht wie erwartet abfiel, verschrieb sie mir eine Woche nach der Ausschabung noch einmal Cytotec. Die Wirkung bei mir war jedoch eingeschränkt. Ein wenig blutete ich noch, aber von schlimmen Krämpfen konnte nicht die Rede sein.

Irgendwann war mein ß-hCG-Wert niedrig genug und etwas über zwei Wochen nach der Ausschabung war ich zumindest körperlich wiederhergestellt. Mental sollte es allerdings noch eine ganze Weile dauern. Ich suchte mir in den folgenden Wochen auch Hilfe bei einer Psychologin und sprach mit ihr über das Erlebte. Obwohl wir nur vier Mal eine Stunde sprachen, habe ich viel über mich selbst gelernt und auch erkannt, welche meiner Einstellungen und »Glaubenssätze« es mir noch schwerer gemacht hatten, mit dieser Situation umzugehen.

> **Mein Tipp:** Auch wenn das Thema Fehlgeburt in unserer Gesellschaft noch immer stigmatisiert ist: Trau dich, Hilfe anzunehmen und fordere sie sogar aktiv ein, wenn es dir nach einer Fehlgeburt oder generell im unerfüllten Kinderwunsch nicht gut geht! Das ist enorm hilfreich!

Mit Markus habe ich selbstverständlich viel darüber gesprochen, wie es mir ging. Und auch darüber, wie er empfindet. Denn oft denkt niemand an den Partner, wenn es um frühe Fehlgeburten geht. Männer können in einer solchen Situation genauso trauern, auch sie haben ein Kind verloren. Ich muss aber sagen, dass Markus tatsächlich nicht so stark getrauert hat. Zeitweise war ich sogar etwas »enttäuscht«, wie leicht es ihm fiel, damit umzugehen. Fast wünschte ich mir, Markus würde mehr unter der Situation leiden. Der Gedanke daran bereitete mir noch zusätzlich Schuldgefühle: Wie konnte ich mir wünschen, dass mein Partner leidet? Dass er trauert und es ihm ebenfalls schlecht geht?

Für Markus war die Schwangerschaft noch etwas Abstraktes gewesen, nicht greifbar, nicht wirklich real. Natürlich hatte er sich gefreut, Vater zu werden. Und natürlich hatte auch er nicht damit gerechnet, dass wir das Kind wieder verlieren würden. Aber er hatte es dennoch nicht so intensiv erlebt wie ich. Eigentlich ja auch kein Wunder, denn zumindest »fehlt« Männern die hormonelle Reaktion, die wir Frauen erleben. Markus' größtes Problem in dieser Zeit war, dass er mich leiden sah und mir nicht wirklich helfen konnte. Vermutlich geht das vielen Männern so!

> **Mein Tipp:** Sprecht in solchen Spannungssituationen offen über eure Gefühle! Eine Fehlgeburt trifft auch eurer:n Partner:in und das Letzte, was ihr braucht, ist, dass sie einen Keil zwischen euch treibt.

Ich habe mit Markus auch darüber gesprochen, dass ich mir wünsche, dass er mehr trauert. Und dass ich mich schlecht fühle, weil ich mir das wünsche. Das war vermutlich das Beste, was ich tun konnte. Denn so haben wir das gemeinsam durchgestanden – und es half uns auch bei den Herausforderungen, die noch vor uns lagen und von denen wir zu diesem Zeitpunkt noch keine Ahnung hatten.

Alle werden (wieder) schwanger, nur ich nicht …

»Ich denke, wir sollten es gleich wieder versuchen. Ich habe eine Studie gefunden, in der steht, dass Frauen nach einer Fehlgeburt besonders fruchtbar sind, weil der Körper quasi schon auf Schwangerschaft programmiert ist«, erklärte ich Markus knapp drei Wochen nach meiner Ausschabung. Meine Ärztin hatte mir zwar geraten, zumindest einen Monat Pause zu machen. Aber trotz all der Trauer war die Medizinerin in mir wieder hervorgekommen und ich hatte mich in die Datenrecherche zu Fehlgeburten gestürzt. Und die hatte ergeben, dass wir es direkt wieder versuchen konnten und diesmal sogar tatsächlich von einer »super fertility« ausgehen konnten. Die zwei Wochen direkt nach der Ausschabung waren rum, ein erhöhtes Infektionsrisiko bestand also nicht mehr.

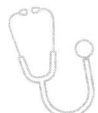

SCHWANGER WERDEN NACH FEHLGEBURT?

Die Chancen, nach einer Fehlgeburt erneut schwanger zu werden, sind tatsächlich sehr gut – und medizinisch gibt es keinen Grund, mehr als einen Zyklus zu warten, bevor ihr es erneut »versucht«. Auch ist das »Wiederholungsrisiko« nicht erhöht – in einer neuen Schwangerschaft ist es sehr viel wahrscheinlicher, dass dieses Mal alles gut geht. Das gilt im Übrigen auch, falls du bereits mehrere Fehlgeburten erleiden musstest.

Und tatsächlich bahnte sich bereits mein erster Eisprung nach der Fehlgeburt an. Sobald die Schwangerschaftstests keinen Schatten mehr anzeigten, hatte ich wieder damit begonnen, Ovulationstests zu verwenden. Meine Temperatur hatte ich ebenfalls weiter gemessen und auch diese deutete auf einen baldigen Eisprung hin. Zumindest das schien mein Körper also auf die Reihe zu bringen. Das beruhigte mich, denn nach dem Windei war mein Vertrauen in meinen Körper und seine Fähigkeit, ein Kind zu bekommen, nicht unbedingt gestiegen.

Außerdem war ich davon überzeugt, dass eine erneute Schwangerschaft das Beste sein würde, um mich psychisch über meinen Verlust hinwegzutrösten. Markus war einverstanden und so gingen wir das »Projekt Regenbogenbaby« direkt an.

REGENBOGENBABYS

Weil ein Regenbogen den Himmel, wo das Sternchen ist, mit der Erde verbindet, wird das Kind, das ein Paar nach einer Fehlgeburt erwartet, als Regenbogenbaby bezeichnet.

Am 24. Zyklustag nach der Ausschabung kam tatsächlich mein Eisprung und bereits zehn Tage später meine nächste Periode. Regenbogenbaby im ersten Zyklus nach Fehlgeburt? Jedenfalls nicht bei uns. Alarmiert durch die kurze zweite Zyklushälfte vermutete ich sofort eine Gelbkörperschwäche. Vielleicht war mein Körper durch die Fehlgeburt doch kaputt gegangen?! Oder ich hatte vorher schon eine Gelbkörperschwäche gehabt und deswegen hatte sich mein Baby nicht richtig einnisten können? Das Gedankenkarussell war dabei, sich wie wild zu drehen. Ich besprach mit meiner Ärztin, dass wir meinen Progesteronwert nach dem nächsten Eisprung kontrollieren würden.

Zu diesem Zeitpunkt wurde ich auch wieder aktiver auf YouTube. Hatte ich während meiner Schwangerschaft und in den ersten Wochen nach meiner Fehlgeburt keine Videos veröffentlicht, so entschied ich nun, sowohl meine Schwangerschaftsvlogs als auch ein Video über meine Fehlgeburt zu teilen. Ich hatte zwar Angst vor der Reaktion im Internet, gleichzeitig war es mir aber ein Bedürfnis, nicht darüber zu schweigen. Durch den Austausch im Online-Kinderwunschforum wusste ich, dass sehr viele Frauen Fehlgeburten erlebten und sich damit ziemlich allein fühlten. Im Forum hatten wir miteinander gelitten und uns gegenseitig gestützt. Ich spürte selbst, wie viel es mir half, andere Betroffene zu kennen. Und so beschloss ich, dass ich mich nicht verstecken würde.

Tatsächlich waren die Reaktionen überwältigend positiv. Bis heute ist dieses Video eines der meistgesehenen Videos auf meinem YouTube-Kanal und ich bekomme immer wieder Nachrichten von anderen Frauen, die Ähnliches erlebt haben. Es war nicht leicht für mich, diese Videos zu drehen und zu schneiden. Aber ich glaube, dass es vielen Frauen in der gleichen Situation hilft, sich zumindest nicht so schrecklich allein zu fühlen. Und so habe ich Stück für Stück begonnen, öffentlicher über meine Geschichte zu sprechen.

Nun aber stand Weihnachten vor der Tür und ich hoffte, dass es vielleicht ein kleines Weihnachtswunder geben würde. Immerhin war das jetzt der zweite Zyklus nach meiner Fehlgeburt, und Frauen, die innerhalb von drei Zyklen nach einer Fehlgeburt wieder schwanger werden, haben das niedrigste Risiko einer erneuten Fehlgeburt.[12]

Leider konnte sich meine erwartete »super fertility« allerdings abermals nicht durchsetzen und so schaute ich kurz vor Silvester erneut auf einen negativen Schwangerschaftstest. Mein Progesteronwert war zwischenzeitlich kontrolliert worden und normwertig gewesen. Warum also klappte es bei uns nicht erneut? Wo doch so viele Frauen nach einer Fehlgeburt wieder schnell schwanger wurden? Immer drängender wurde diese Frage für mich dann im dritten nicht erfolgreichen Zyklus nach meiner Fehlgeburt. Mein Zyklus schien nämlich vollkommen in Ordnung zu sein, diesmal hatte ich sogar einen Bilderbuchzyklus mit einem Eisprung an Tag 15 gehabt (mit Ultraschallkontrolle). Konnte es vielleicht doch an Markus liegen?

Immerhin hatten wir inzwischen alles getan, von dem meine Recherchen ergeben hatten, dass es uns dabei helfen würde, schneller schwanger zu werden. Um dieses Thema ranken sich zwar einige Mythen, aber es gibt neben dem Zyklustracking durchaus einige Dinge, die ein natürliches Schwangerwerden unterstützen können.

Wissen für dich Was hilft wirklich dabei, schwanger zu werden?

Im Netz findet man viele Tipps, die angeblich dabei helfen, schnell schwanger zu werden. Leider ist da auch viel Unfug dabei – deswegen habe ich für dich gesammelt, was davon Märchen sind und was WIRKLICH eine nachgewiesene Wirkung hat!

babybauchblog.de/
schnell-schwanger-
werden-tipps

Sex – wann, wie oft, wie genau?

Wie zu erwarten, ranken sich um dieses Thema besonders viele Mythen. Ein paar Infos, die man zu Sex im Kinderwunsch findet, sind aber wirklich wahr. So besteht die Chance auf eine Schwangerschaft tatsächlich nur an wenigen Tagen im Monat. Am höchsten sind die »Erfolgsaussichten« kurz vor dem Eisprung (siehe das Kapitel »Wissen für dich: Der weibliche Zyklus und wie du ihn beobachtest«). An diesen Tagen ist es durchaus sinnvoll, mindestens jeden zweiten Tag Sex zu haben – und auch täglich schadet nicht. Ganz zu Beginn des Zyklus sowie nach dem Eisprung ist Sex zur Empfängnis zwar nicht »zielführend« – aber selbstverständlich erlaubt!

Oft folgt Sex im Kinderwunsch eher einem Plan als der puren Lust – »Verkehr zum Optimum« nennen Mediziner das. Tatsächlich ist das aber ein Punkt, an dem sich viele Paare schwertun.

Manche Männer können damit überhaupt nicht umgehen, wenn sie wissen, dass es »jetzt ernst wird«. Erektionsstörungen sind da gar nicht mal so selten, auch wenn das natürlich ein großes Tabuthema ist. Und oft wird der Sex nach Plan auch zu einem Streitpunkt zwischen Paaren, insbesondere wenn der Kinderwunsch länger andauert.

Mein Tipp: Sprecht offen darüber, wie es euch gerade geht! Außerdem: Habt nicht nur in den fruchtbaren Tagen Sex. Wenn ihr Sex nur noch auf »den Zeitplan« reduziert, dann wird es zu einer Pflichtaufgabe. Und wechselt auch mal die Tageszeit, den Ort oder die Stellung – Abwechslung tut gut und macht Sex wieder zur »schönsten Nebensache der Welt«.

Sexstellungen haben übrigens keinen Einfluss auf den »Erfolg«. Es erscheint zwar sinnvoll, dass gewisse Stellungen das Sperma länger an der »richtigen Stelle« (am Muttermund) halten, aber das war es auch schon. Nachgewiesen ist davon nichts und ein paar Spermien schaffen es unabhängig von der Stellung innerhalb von Sekunden in die Zervix. Selbiges gilt im Übrigen auch für einen weiteren beliebten Mythos: die Kerze im Bett! Angeblich soll es den Spermien erleichtert werden, in den Gebärmutterhals zu schwimmen, wenn die Frau nach dem Sex in die Pose der Kerze – im Yoga auch Schulterstand genannt – geht. Daher kommt es in den Schlafzimmern einiger Kinderwunschpaare zu geradezu akrobatischen Meisterleistungen. Allerdings gibt es für den erwünschten Erfolg keinerlei wissenschaftliche Belege.

Ein anderer Fakt, den man hin und wieder zu Sex im Kinderwunsch hört, ist aber vermutlich wahr: Der weibliche Orgasmus steigert die Wahrscheinlichkeit einer Empfängnis tatsächlich. Durch den weiblichen Orgasmus kommt es zu Kontraktionen der

Gebärmuttermuskulatur und diese sorgt für eine gewisse Sogwir-
kung und somit dafür, dass das Sperma leichter durch die Zervix
in die Gebärmutter gelangt.

Muttermundkappen

Tatsächlich kann die Verwendung von speziellen Muttermundkappen nach dem Geschlechtsverkehr die Chancen für eine Schwangerschaft nachweislich erhöhen. Bei Muttermundkappen handelt
es sich um kleine Silikonkappen, die nach dem Sex für zwanzig
Minuten bis zu einer Stunde eingesetzt werden. Sie halten das
Sperma direkt am Muttermund und ermöglichen es so auch lang-
sameren Spermien, das sichere Umfeld der Gebärmutter bzw. der
Zervix zu erreichen.

Muttermundkappen für die Empfängnissteigerung sind bereits
seit dem letzten Jahrhundert bekannt – damals wurden sie von
Reproduktionsmediziner:innen vor allem bei der heute nicht mehr
durchgeführten intrazervikalen Insemination (ICI) verwendet. Mit
dem Fortschritt der Reproduktionsmedizin und dem Aufkommen
der künstlichen Befruchtung sind diese Kappen wieder in Verges-
senheit geraten. Dabei konnte die *Ferti-Lily* (eine aktuell erhält-
liche Muttermundkappe) nachweislich die Empfängnischancen
steigern – laut einer Studie um 48 % innerhalb von drei Zyklen.
Besonders bei Paaren mit längerem unerfülltem Kinderwunsch
scheint sie noch effektiver zu sein, hier steigerte sie die Chancen
einer natürlichen Empfängnis um 180 %.[13]

> Mein Tipp: Probiere diese Kappe ruhig einmal aus! Es ist keine
> Wunderwaffe – aber du verlierst dabei nichts. Meiner Meinung
> nach ist die *Ferti-Lily* einer der Gründe, warum es bei Markus

und mir überhaupt natürlich geklappt hat. Und auch in meiner Community habe ich bereits mehrere Erfolgsberichte dazu bekommen.

Und noch ein kleiner Vorteil der Kappen: Du kannst nach dem Sex direkt aufstehen und herumlaufen, ohne dass das Sperma aus dir herausfließt. Auch aufs Klo zu gehen ist möglich – und das ist wichtig, um die Gefahr von Harnwegsinfekten zu reduzieren.

Zervixschleim verbessern

Auf die Funktion des Zervixschleims bin ich im Kapitel zum Zyklustracking (»NFP und die fruchtbaren Tage«) bereits eingegangen. Auch wenn S+-Schleim nicht zwingend notwendig ist, um schwanger zu werden, hat die Verbesserung des Zervixschleims vermutlich einen Einfluss auf die Schwangerschaftschancen. Hier die Dinge, von denen nachgewiesen ist, dass sie den Zervixschleim verbessern können:

Das Allererste ist so simpel wie günstig: Trink viel Wasser! Zwei bis drei Liter am Tag sollten es auf jeden Fall sein. Bist du gut hydriert, hat dein Körper bessere Chancen, flüssigen Zervixschleim zu produzieren.

Mein Tipp: Hol dir eine Trinkflasche, die du immer wieder auffüllst und stelle sie neben deinen Arbeitsplatz oder nimm sie mit, wenn du unterwegs bist. Du kannst auch Apps ausprobieren, die dich regelmäßig daran erinnern, genug zu trinken.

Der nächste Tipp kommt aus dem Bereich der Nahrungsergänzungsmittel bzw. der Medikamente: Von den Schleimlösern NAC/

ACC (N-Acetylcystein) sowie Guaifenesin ist nachgewiesen, dass sie einen positiven Einfluss auf den Zervixschleim haben.[14] Viele Frauen in der KiWu-Community schwören auch auf Grapefruitsaft bei der Verbesserung des Zervixschleims. Von der Grapefruit ist bekannt, dass sie als relativ starker Inhibitor des wichtigen Stoffwechselenzyms CYP3A4 agiert und so den Wirkstoffspiegel von vielen körpereigenen und körperfremden Substanzen erhöhen kann. Da Östrogene ebenfalls von CYP3A4 verstoffwechselt werden, wird in der Forschung vermutet, dass das Trinken von Grapefruitsaft den Östrogenspiegel des Körpers erhöht, weil die Wirkstoffe der Grapefruit den Abbau von Östrogen verhindern. Da Östrogen für die Verflüssigung des Zervixschleims zuständig ist, klingt das durchaus plausibel – es existieren allerdings keine Studien, die diesen Effekt nachweisen.

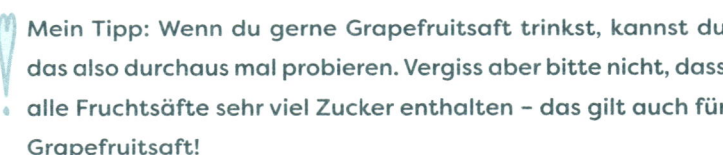 Mein Tipp: Wenn du gerne Grapefruitsaft trinkst, kannst du das also durchaus mal probieren. Vergiss aber bitte nicht, dass alle Fruchtsäfte sehr viel Zucker enthalten – das gilt auch für Grapefruitsaft!

Kinderwunsch-Gleitgel

Grundsätzlich kann Gleitgel im Kinderwunsch eine gute Idee sein, wenn du generell mit dem Thema Trockenheit zu tun hast. Allerdings solltet ihr darauf achten, ein spezielles Kinderwunsch-Gleitgel zu verwenden, da viele klassische Gleitgele dem Kinderwunsch sogar entgegenstehen: Sie enthalten oft spermienfeindliche Konservierungsstoffe und haben einen ungeeigneten pH-Wert. Während der längsten Zeit deines Zyklus liegt der pH-Wert der Vagina nämlich bei 4 bis 5 – das dient dem Ziel, Keime abzutöten. Leider mögen Spermien diesen pH-Wert nicht besonders. Daher steigt der pH-Wert der Vagina um den Eisprung herum auf einen Wert von ungefähr 7. Kinderwunsch-Gleitgele sind ebenfalls auf diesen »spermienfreundlichen« pH-Wert 7 eingestellt. Außerdem enthalten sie oft noch Spurenelemente wie Magnesium und Kalzium – diese sind auch im Prostatasekret des Mannes zu finden. Übrigens sind nicht alle Kinderwunsch-Gleitgele gleich gut – in Studien zeigten sich zwischen den verschiedenen Herstellern durchaus Unterschiede in der Anzahl der lebendigen und beweglichen Spermien![15]

Mein Tipp: Wenn du feucht genug bist, dann brauchst du kein Kinderwunsch-Gleitgel. Solltest du jedoch hin und wieder eher trocken sein, dann ist ein Kinderwunsch-Gleitgel deutlich besser geeignet als normales Gleitgel.

Mönchspfeffer bei Zyklusschwankungen

Bei Mönchspfeffer (Vitex Agnus Castus) handelt es sich um eine Pflanze, die auch bei uns in Deutschland wächst. In der Naturheilkunde gilt Mönchspfeffer schon seit vielen hundert Jahren als ein Mittel gegen verschiedene »Frauenleiden«. Und auch die Wissenschaft hat sich in diversen Studien mit der Pflanze beschäftigt und vermutet einen Einfluss auf das hormonelle Gleichgewicht.

Empfohlen wird Mönchspfeffer unter anderem bei PMS-Beschwerden (insbesondere Brustschmerzen), unregelmäßigen Zyklen, Gelbkörperschwäche und Wechseljahresbeschwerden. Komplett geklärt ist die Wirkung allerdings nicht – bei PMS-Beschwerden wird auch ein Einfluss auf das körpereigene Opioidsystem und damit eine schmerzlindernde Wirkung diskutiert. Insbesondere bei Zyklusstörungen, die auf einem erhöhten Prolaktinspiegel basieren – ein Zuviel des Hormons Prolaktin unterdrückt den Eisprung –, kann Mönchspfeffer durchaus einen Versuch wert sein. Denn Mönchspfeffer kann an der Hirnanhangsdrüse die Ausschüttung von Prolaktin verringern.

Bei regelmäßigen Zyklen ist allerdings Vorsicht geboten: Mönchspfeffer kann das hormonelle Gleichgewicht auch stören und Zyklen verlängern. Auch ist Mönchspfeffer nicht nebenwirkungsfrei – manche Frauen berichten etwa von Kopfschmerzen.

Zyklustee, Goldene Milch, Zwiebelkur?

Wenn du schon ein bisschen länger im Kinderwunsch steckst, dann hast du bestimmt schon von den verschiedensten Rezepten, Tinkturen und verrückten Dingen gehört, die angeblich die Fruchtbarkeit fördern. Besonders beliebt in der KiWu-Community sind derzeit Zyklustees, »Goldene Milch« (Kurkuma Latte) und die Zwiebelkur. Grundsätzlich muss man allerdings sagen, dass es keine Studien gibt, die belegen könnten, dass sich der Konsum dieser Getränke positiv auf die Fruchtbarkeit auswirkt oder zu gestiegenen Schwangerschaftsraten führt.

Goldene Milch: Unter »Goldener Milch« oder auch Kurkuma Latte versteht man ein Getränk, das verschiedene Gewürze mit einer Pflanzenmilch (meist Mandelmilch) kombiniert. Die Gewürze kannst du entweder einzeln kaufen oder auf eine fertige Mischung zurückgreifen. Das Kernelement in allen Gewürzmischungen ist Kurkuma, daneben ist meist Ceylon-Zimt, Ingwer und schwarzer Pfeffer enthalten. Manche Frauen fügen noch Gerstengras, Shatavari, Ashwagandha oder Hagebuttenpulver hinzu. Kurkuma ist deswegen interessant, da es Curcumin beinhaltet. Dieses wirkt nachweislich antibakteriell, antiviral und antientzündlich. Immun-prozesse spielen bei der Unfruchtbarkeit oft eine Rolle, daher hoffen manche Frauen, die antientzündliche Wirkung des Curcumins könnte sich positiv auf ihre Fruchtbarkeit auswirken. Nachgewiesen ist das allerdings nicht und es gibt sogar Indizien dafür, dass Curcumin einen negativen Effekt auf den Aufbau der Gebärmutterschleimhaut haben könnte.

Zyklustees/Kinderwunschtees: Ganz häufig wirst du die Empfehlung zu Zyklustees bzw. Kinderwunschtees finden – die haben so tolle Namen wie »Babytraumtee« oder »Klapperstorchtee«. Fundierte wissenschaftliche Beweise für die Wirkung dieser Tees gibt es allerdings nicht.

Die wichtigsten Inhaltsstoffe bei guten Zyklus- und Kinderwunschtees sind Frauenmantelkraut und Himbeerblätter. Auch Rosmarin, Beifuß, Salbeiblätter, Brennnesselblätter und Schafgarbe sind oft in ihnen zu finden. Du kannst dir natürlich auch einen Tee aus den einzelnen Kräutern selbst zusammenmischen – meist ist das allerdings nicht günstiger im Vergleich zu einem Zyklustee mit zwei Phasen (für beide Zyklushälften). Manche Frauen trinken auch einfach nur Himbeerblättertee in der ersten Zyklushälfte und Frauenmantelkraut in der zweiten Zyklushälfte.

Mein Tipp: Geschmacklich sind diese Kräutertees kaum ein Hochgenuss. Wenn du allerdings das Gefühl hast, dass es dir mental hilft, »irgendetwas zu tun« – dann trink ruhig diese Tees. Schaden tun sie jedenfalls nicht. Ich würde allerdings zu einem zweiphasigen Tee raten – sonst erschließt sich mir beim besten Willen nicht, warum man auf eine Wirkung vertrauen sollte.

teil zwei ♥

Die ICSI-Behand-
lungen – Hoffnung,
Angst, Trauer und
wieder von vorn

Zeit für ein Erstgespräch in der Kinderwunschklinik

»Entspannen Sie sich mal, dann klappt das ...« – Fassungslos starrte ich die Ärztin an. »Wie gesagt, ich kann bei Ihnen beiden keinerlei Hinweise erkennen, dass etwas nicht stimmt. Sie probieren es doch erst seit acht Monaten, eigentlich haben Sie hier noch gar nichts verloren. Ich sage Ihnen, das ist alles in Ihrem Kopf, Sie müssen sich unbedingt entspannen!« Die Ärztin sah mich mit einem Blick an, der eine Mischung aus Besorgnis und Langeweile ausdrückte. »Ich habe hier jeden Tag Paare sitzen, die es schon viel länger als Sie beide versuchen. Haben Sie schon einmal darüber nachgedacht, mit einer Psychologin zu sprechen? Das ist nicht normal, wie Sie sich da reinsteigern, das sollten Sie mit einem Experten auf dem Gebiet besprechen.« Ich merkte, wie sich alles in mir anspannte. »Jetzt bloß nicht losheulen, damit bestärkst du sie nur!«, schoss es mir durch den Kopf. Durchhalten, ruhig bleiben, bloß nicht weinen. Das war es also, das vielgelobte Erstgespräch in einer Kinderwunschklinik! Das hatte ich mir wirklich anders vorgestellt. Ich hatte mich doch so gut auf den Ablauf eines Erstgesprächs vorbereitet, mir eine Fragenliste gemacht und überlegt, was wohl knapp zusammengefasst die wichtigsten Fakten zu unserer Vorgeschichte waren.

»Ich denke, wir sollten wirklich ein Spermiogramm machen, immerhin hatte mein Mann als Kind doch diesen Hodenhochstand ...«, versuchte ich erneut anzusetzen. Die Miene auf dem Gesicht der Ärztin veränderte sich – jetzt war sie eindeutig mehr genervt als besorgt: »Ich mache dieses Spermiogramm, aber ich sage Ihnen bereits jetzt: Da wird nichts dabei rauskommen.«

Nachdem ich drei Zyklen nach meiner Fehlgeburt immer noch nicht erneut schwanger geworden war, war ich zunehmend verunsichert. Immer wieder hatte ich dieses Gefühl, dass bei uns doch etwas nicht stimmte. Vielleicht war die Schwangerschaft ja nur ein glücklicher Zufall gewesen und wir hatten doch ein Problem! Ich wusste nicht so recht, ob ich meinen Körper im Generalverdacht haben sollte oder den von Markus. Schließlich war mein Zyklus keine perfekten 28 Tage lang und eine Schilddrüsenfunktionsstörung hatte ich auch. Auf der anderen Seite stand da Markus' Vorgeschichte mit dem Hodenhochstand. Ich ärgerte mich, dass wir das Spermiogramm im September so schnell abgesagt hatten. Damals war ich überzeugt gewesen, dass wir es nicht mehr benötigen würden. Aber auch eine eingetretene Schwangerschaft schließt ein eingeschränktes Spermiogramm nie aus!

Als ich mit meiner Frauenärztin über meine Sorgen gesprochen hatte, hatte sie verständnisvoll reagiert. Da es direkt in der Praxis auch eine Kinderwunschklinik gab, befürwortete sie die Idee, dass wir einmal alles Wichtige bei uns beiden abklären lassen sollten. Im Zweifelsfalle könne man meinen Zyklus durchaus bei der Eizellreifung noch etwas unterstützen. Den Termin fürs Erstgespräch hatten wir dann recht kurzfristig bekommen. Und so kam es, dass ich bereits Anfang 2021 zusammen mit Markus in dem Sprechzimmer der Kinderwunschärztin saß. Ich berichtete ihr kurz und knapp von meinem Zyklustracking, der Fehlgeburt, meiner Schilddrüsenstörung und Markus' Vorgeschichte. Meiner Überzeugung nach musste sie also zu genau dem gleichen Schluss kommen wie ich: In jedem Fall klärungsbedürftig! Wieso in aller Welt sollten wir denn ein ganzes Jahr warten, wenn die »red flags« mir monatlich in Form von blütenweißen Tests ins Gesicht klatschten?

»Sie sind noch nicht einmal ein Jahr dabei. Und Sie sind ja schwanger geworden, insofern ist da nichts Organisches bei Ihnen beiden. Das ist alles nur in Ihrem Kopf«, setzte die Ärztin noch einmal nach. Meine Ohren schrillten. Das, was in diesem Moment bei mir ankam, war: »Sie sagt, es liegt an mir. An meinem Kopf. Dass ich schuld bin, dass es nicht klappt.« Gleichzeitig rebellierte ich innerlich – ich kannte genug Studien, die belegen, dass man von Entspannung allein auch nicht mal eben so einfach schwanger wird und »Stress« als Grund für einen unerfüllten Kinderwunsch in der Bevölkerung massiv überschätzt wird. »Die Psyche« zur Ursache zu erklären ist viel einfacher, als tatsächlich nach den Ursachen zu suchen. Und nebenbei günstiger für das Gesundheitssystem. Vielleicht klappt's ja doch noch, dann sind schon mal bei dem ein oder anderen Paar Kosten gespart.

Vermutlich ist jede Frau mit einem unerfüllten Kinderwunsch schon einmal mit der folgenden »tollen« Geschichte konfrontiert worden: »Ein bekanntes Paar hat nach langer Erfolglosigkeit den Kinderwunsch irgendwann aufgegeben. Und plötzlich hat es dann doch geklappt, eben weil sie sich entspannt haben.« Ich möchte nicht behaupten, dass es diese Paare nicht gibt. Aber sie sind sehr, sehr viel seltener, als viele denken. Das liegt auch daran, dass uns diese Geschichten viel stärker in Erinnerung bleiben als die Schicksale der Paare, bei denen es dann eben doch nicht mehr geklappt hat und die ohne Kinder geblieben sind.

Während also in mir sowohl die Verzweiflung als auch die Wut stieg, saß Markus entspannt neben mir. Da war nun diese Expertin, die erklärte, dass sie überzeugt sei, dass bei uns alles in Ordnung wäre und wir uns keine Sorgen zu machen bräuchten. Jemand, der vermeintlich objektiv auf unsere Situation sah und ein Problem für unwahrscheinlich hielt. Wir beendeten das Gespräch dann relativ schnell, eine körperliche Untersuchung war laut Ärztin nicht notwendig. Sie gab uns noch die Anweisung, einen Termin zum Spermiogramm zu vereinbaren. Allerdings nicht, ohne uns noch einmal darauf hinzuweisen, dass sie dieses für unnötig hielte. Untersuchungen, Blutentnahmen oder Medikamente seien bei mir ebenfalls nicht angebracht vor April. Meine sorgfältig vorbereitete Fragenliste blieb gänzlich unangetastet.

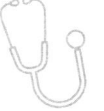

CHECKLISTE FÜR DEINE FRAGEN IM ERSTGESPRÄCH

Ich empfehle dir, eine Fragenliste vorzubereiten und zum Termin mitzunehmen. Fragen können zum Beispiel sein:

- Welche Methoden bietet die Klinik an? (IUI, IVF, ICSI)
- Welche Zusatzleistungen gibt es? (Time Lapse, Embryo-Glue, verlängerte Kultur)
- Wird man ausschließlich von einem Arzt/einer Ärztin betreut oder wechseln die Ansprechpartner:innen?
- Gibt es eine Spezialistin/einen Spezialisten für ...? (Das kann z.B. Immunologie oder Endometriose sein.)
- Veröffentlicht die Klinik Erfolgskennzahlen? (Meist ist die Antwort hier nein!)
- Ist die Klinik auch samstags und/oder sogar sonntags erreichbar? (wichtig bei künstlicher Befruchtung)

Noch direkt vor der Tür des Sprechzimmers brach ich in Tränen aus. »Schatz, sie gibt mir die Schuld. Sie hat mir überhaupt nicht zugehört und will uns gar nicht helfen«, schluchzte ich in Markus' Armen. »Ich gehe nie wieder hierher, ich will in eine andere Klinik!«

Wir verließen die Praxis, ohne weitere Termine auszumachen. Auf dem Weg nach Hause kam es fast zum Streit zwischen uns, weil wir das Gespräch beide so unterschiedlich erlebten hatten. Markus fand die Ärztin ruhig und besonnen, ich fand sie bösartig. Eine echte Hexe, und überdies völlig unqualifiziert, das war mein äußerst nüchternes und selbstverständlich »hochprofessionelles« Urteil. Zumindest waren wir uns beide einig, dass es unter diesen Umständen keinen Sinn hatte, weiter in dieser Klinik zu bleiben. Dennoch hatte mich das Gespräch so mitgenommen, dass ich den Rest des Tages nur noch auf dem Sofa verbrachte.

Ein Heimtest und ein erneutes Erstgespräch

Vermutlich war es allein meinem Trotz geschuldet, dass ich am nächsten Morgen nicht weiterhin auf dem Sofa lag und über die Ärztin und die Ungerechtigkeit der Welt schimpfte. Stattdessen packte mich der Aktionismus und ich recherchierte Kinderwunschkliniken in Berlin. Während ich die erste Klinik einfach aus Bequemlichkeit gewählt hatte, wollte ich jetzt die beste Klinik der Stadt finden. Die Suche nach »der richtigen Klinik« ist gar nicht so einfach. Manche Paare bevorzugen kleine Kliniken mit sehr persönlicher Betreuung, andere wiederum große Praxen mit vielen behandelnden Ärzten. Ich gehöre eher zur zweiten Kategorie und so landeten wir schließlich bei einer der größten Kinderwunschpraxen Berlins. Tatsächlich bekamen wir sogar relativ schnell einen Termin für ein Spermiogramm – ein Erstgespräch würde zusammen mit der Befundmitteilung aufgrund der Pandemie digital stattfinden. Zwischenzeitlich wollte ich aber unbedingt ein Heimspermiogramm ausprobieren. Ich war bei meiner Recherche auf ein Berliner Start-up gestoßen, das Fruchtbarkeitstests für Männer und Frauen anbot und dessen Heimspermiogramm für mich ziemlich vielversprechend aussah. Es sollte eine Spermaprobe mit der Handykamera als Video aufgenommen und dann digital auf Anzahl und Beweglichkeit der Spermien untersucht werden. Man konnte das Video auch selbst ansehen – es war dafür extra eine Art »Minimikroskop« beigelegt, das die Aufnahme ermöglichen sollte. Glücklicherweise erklärte Markus sich bereit, Versuchskaninchen zu spielen, und so führten wir bereits wenige Tage nach dem gescheiterten Erstgespräch diesen Heimtest durch.

Allerdings schien die digitale Auswertung nicht zu funktionieren und die dazugehörige App vermeldete, dass ein Mitarbeiter das Video noch einmal persönlich analysieren würde, bevor die Ergebnisse angezeigt werden würden. Kurz darauf starrten Markus und ich auf eine Meldung, die das Spermiogramm als »höchst auffällig« kennzeichnete. Sowohl Anzahl als auch Beweglichkeit der Spermien lagen unterhalb der – von der WHO definierten – Normalwerte fruchtbarer Männer. Das war nicht gut. Gar nicht gut. Oder war der Test einfach nur schlecht? Würde das »richtige Spermiogramm« einen weniger gravierenden Befund haben? Ich war ziemlich verunsichert. Schließlich war ich ja bereits schwanger geworden. So schlimm konnte es also nicht sein, oder?

Leider konnte es das aber sehr wohl. Knapp zwei Wochen später saßen wir beide morgens vor dem PC und lernten per Videocall die Ärztin kennen, die uns in den nächsten Monaten auf unserem Weg begleiten sollte. Sie wirkte sehr freundlich, aber ihr Gesichtsausdruck ließ nicht unbedingt auf das Beste hoffen: »Wir haben die Ergebnisse des Spermiogramms vorliegen. Und tatsächlich ist es sehr auffällig. Wir müssen das in sechs Wochen noch einmal kontrollieren, aber das sieht nach einer ICSI aus.« Jetzt war es raus.

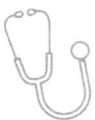

INTRACYTOPLASMATISCHE SPERMIENINJEKTION (ICSI)

Bei der ICSI handelt es sich um eine Form der künstlichen Befruchtung. In der Regel wird die Frau mit Hormonspritzen behandelt, damit möglichst viele Eizellen heranreifen. Diese werden dann in einem kleinen operativen Eingriff entnommen und im Labor befruchtet. Dafür wählt ein Biologe oder eine Biologin geeignete Spermien des Mannes unter einem Mikroskop aus und injiziert diese mit einer Mikropipette direkt in die Eizelle.

Markus reagierte sehr gefasst – ich dagegen war regelrecht aufgekratzt. Natürlich ließ ich mir direkt alle Werte nennen und stellte viele Fragen. So viele, dass die Ärztin sich zwischenzeitlich vergewisserte, dass mein Mann nicht längst aus der Diskussion ausgestiegen war. Immer und immer wieder hörte ich die Worte der Ärztin aus dem verpatzten vorherigen Erstgespräch in mir: »Ich sage Ihnen, da liegt garantiert nichts vor.« Wie gern hätte ich noch einmal angerufen und ihr gesagt, dass sie sich besser nicht als Wahrsagerin versuchen sollte. Natürlich petzte ich der freundlichen Ärztin vor mir brühwarm, wie dieses andere Erstgespräch verlaufen war und auch sie war fassungslos darüber. Aber ja – ich weiß von meiner Instagram-Community: Ärzte sind eben auch nicht perfekt!

»Wie konnte es sein, dass ich mit einem solchen Befund überhaupt schwanger geworden bin? Ist das nicht unglaublich unwahrscheinlich?«, fragte ich die neue Ärztin noch. »Macht eine IUI vielleicht dann doch Sinn?«

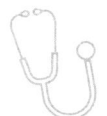

INTRAUTERININSEMINATION (IUI)

Bei der IUI wird zum Zeitpunkt des Eisprunges das Sperma des Mannes mit einer feinen Kanüle direkt in die Gebärmutter gegeben und so den Spermien der Weg »etwas erleichtert«. Es handelt sich streng genommen nicht um eine künstliche Befruchtung, da Eizelle und Spermien selbst zueinander finden müssen und dies auch innerhalb der Gebärmutter bzw. des Eileiters und nicht im Labor geschieht. Eine Intrauterininsemination kann sowohl im natürlichen, als auch in einem hormonell unterstützten Zyklus stattfinden. Im Falle einer hormonellen Unterstützung wird häufig jedoch auf Hormonspritzen verzichtet und lediglich mit Clomifen/Letrozol-Tabletten stimuliert. Eine IUI eignet sich allerdings nur bei mild eingeschränkten Spermiogrammen oder bei zervikalen Hindernissen bei der Frau (z.B. Zervixstenose).

»Eine IUI würde die private Krankenkasse aufgrund der geringen Erfolgsaussichten nicht übernehmen. Eine natürliche Schwangerschaft ist nie ausgeschlossen, aber bei Ihnen beiden liegt die Chance nach diesem Befund im niedrigen einstelligen Prozentbereich«, erklärte die Ärztin geduldig.

Im Grunde war mir das auch klar, als ich die Werte des Spermiogramms hörte – das war ein schwergradiger Befund, nicht nur ein leicht eingeschränktes Spermiogramm. Aber obwohl ich selbst Ärztin bin: Der Gedanke an eine künstliche Befruchtung machte mir erst einmal Angst und daher griff ich nach jedem Strohhalm.

Das weitere Vorgehen war dann recht schnell besprochen: Die Krankenkasse würde eine ICSI nur übernehmen, wenn ein Kontrollspermiogramm mit mindestens sechs Wochen Abstand den Befund bestätigen würde. Bei Spermiogrammen gibt es durchaus Schwankungen, daher wird das standardmäßig gefordert. Aufgrund der Schwere des Befundes war jedoch klar, dass selbst bei einer kräftigen Schwankung beim zweiten Mal immer noch kein Normalbefund vorliegen würde und so wollte unsere Ärztin direkt die Unterlagen für die Krankenkasse vorbereiten. Da wir beide privat bei derselben Krankenkasse versichert sind, würden wir nicht einmal auf die Bestätigung der Kostenübernahme warten müssen. Als Privatpatienten würde die Klinik die Rechnung ja an uns stellen. Sollte die Krankenkasse die Kosten überraschend doch nicht übernehmen, wäre das nicht das Problem der Klinik, sondern unseres. Private Krankenkassen übernehmen je nach Tarif gar keine bis nahezu alle Kosten der künstlichen Befruchtung. In unserem Falle hatten wir großes Glück und konnten auf eine großzügige Übernahme der Kosten hoffen. (Mehr zum Thema Kostenübernahme findest du am Ende dieses Buches.)

Auf jeden Fall hatten wir jetzt unsere Ursache gefunden und mit einer ICSI eine klare Perspektive, wie wir diese Hürde überwinden und endlich unser Wunschbaby bekommen könnten. Mir schwirrten zwar tausend Sorgen und Ängste durch den Kopf, aber nun hatten wir mit unserer Ärztin endlich eine Option vor

Augen, die mir wieder Hoffnung machte. Was mir tatsächlich in den nächsten Wochen am schwersten gefallen ist, war, das »Ausgeliefertsein« zu akzeptieren. Hatte ich mich vorher ausführlich mit Zyklustracking und -optimierung beschäftigt, so war jetzt klar, dass wir selbst nicht viel tun konnten, um die Chancen auf eine Schwangerschaft zu erhöhen. Egal, wie sehr wir uns »bemühten« – der »niedrige einstellige Prozentbereich« verfolgte uns weiter.

Und so kam es, dass ich mir unbedingt ein neues Ziel setzen musste. Etwas, das nichts direkt mit dem Kinderwunsch zu tun hatte, idealerweise aber dennoch den Kinderwunsch unterstützen würde. Und da bot sich eine Sache sehr deutlich an: die »Lifestyle«-Optimierung. Da es sowieso gerade Jahresanfang war und alle Welt gute Vorsätze hatte, im neuen Jahr doch gesünder zu leben, beschloss ich ausnahmsweise mitzuspielen.

Ich stellte mich das erste Mal seit Jahren wieder auf eine Waage. Und was ich da sah, gefiel mir nicht wirklich. Denn das »obere Normalgewicht« hatte ich irgendwo zwischen KiWu-Frust und Trost-Eiscreme gegen ein leichtes Übergewicht eingetauscht. Zwar hatte ich kein Zyklusproblem und meine Fruchtbarkeit schien in Ordnung, trotzdem nahm ich mir vor, mehr auf meine Ernährung und genügend Bewegung zu achten. Was tut man nicht alles für ein Baby!

Generell sind gesundheitsfördernde Lebensstilveränderungen im Kinderwunsch keine schlechte Sache. Sie können einen deutlichen Einfluss auf den Erfolg haben. Aber darüber hinaus machen sie es auch in der dann folgenden Schwangerschaft deutlich einfacher, sich »richtig« zu verhalten und dem neuen kleinen Leben die beste Startgrundlage zu bieten. Was diese »gesundheitsfördernden Lebensstilveränderungen« im Einzelnen sind, ist natürlich bei jeder Frau und jedem Paar

(ja, auch für die Männer ist das sinnvoll!) unterschiedlich. Neben-
bei wird es dich auch mental unterstützen, wenn du dir neue Ziele
setzt. Ziele, auf die du mehr Einfluss hast als auf den Eintritt einer
Schwangerschaft.

Wissen für dich   Möglichst gesund in die KiWu-Behandlung

Auf ein paar Dinge solltest du in der Kinderwunschzeit bereits ganz zu Beginn achten – am allerbesten sogar noch, bevor du mit dem Hibbeln anfängst! Spätestens jedoch, wenn es in die Kinderwunschklinik geht, ist es sehr sinnvoll, den eigenen Lifestyle zu optimieren. Schaut man sich Studiendaten an, wird relativ schnell klar: Ein gesunder Körper wird schneller schwanger. Die Schwangerschaft verläuft eher problemlos und deinem Kind verhilft es zu einem gesunden Start ins Leben.

Gewicht im Kinderwunsch

Auch wenn es eine unangenehme Wahrheit ist: Das Körpergewicht und die Ernährung haben einen Einfluss auf die Schwangerschaftschancen.

In Studien wurde nachgewiesen, dass ein erhöhter BMI mit einer reduzierten Fruchtbarkeit einhergeht. Je stärker das Übergewicht, desto größer war auch der Einfluss auf die Fruchtbarkeit.[16] Insbesondere bei Frauen mit einem Polyzystischen Ovarialsyndrom (PCOS) und Übergewicht kann bereits eine moderate Gewichtsabnahme zu einer Zyklusstabilisierung führen und die Fruchtbarkeit verbessern.

Kinderwunschkliniken haben teilweise auch BMI-Grenzen, die sie für die Durchführung einer künstlichen Befruchtung fordern (meist BMI < 35). Aber nicht nur Übergewicht ist ein Problem im Kinderwunsch. Auch ein zu niedriges Körpergewicht geht mit einer Einschränkung der Fruchtbarkeit einher. Untergewichtige Frauen leiden etwa deutlich häufiger an einer Amenorrhö (Ausbleiben der Regelblutung für mehr als 90 Tage) und fehlenden Eisprüngen.

Es ist also bei Kinderwunsch sehr sinnvoll, das Gewicht in den Normalbereich zu bekommen. Natürlich muss keine Frau zum Supermodel mutieren, um schwanger zu werden – aber ein BMI zwischen 18,5 und 25 sollte das Ziel sein. Der BMI berechnet sich aus dem Gewicht (in kg) geteilt durch das Quadrat der Körpergröße (in m). Als Beispiel: Eine Frau mit 70 kg und 1,68 m Körpergröße hat einen BMI von 24,8 ($70 \div (1,68)^2$).

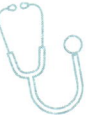

BMI (BODY-MASS-INDEX) – DEFINITIONEN:

- Untergewicht: < 18,5
- Normalgewicht: 18,5 bis 24,9
- Leichtes Übergewicht: 25 bis 29,9
- Adipositas Grad I: 30 bis 34,9
- Adipositas Grad II: 35 bis 39,9
- Adipositas Grad III: > 40

Ernährung im Kinderwunsch: vegetarisch, vegan oder alles?

Eine gesunde Ernährung besteht vor allem aus viel Obst und Gemüse, magerem Fleisch bzw. Fisch und Milchprodukten sowie aus vollwertigen Kohlenhydraten und Ballaststoffen (Vollkornpro-

dukte!). Natürlich kannst du dich auch als Vegetarierin oder Vega-
nerin sehr ausgewogen und gesund ernähren – hier musst du lediglich etwas mehr auf den Proteingehalt der Lebensmittel sowie
bestimmte Vitamine und Spurenelemente (z.B. Eisen und Vitamin
B 12) achten. Pass die Ernährungsempfehlungen also ganz einfach
an deine persönliche Präferenz an – alle drei Ernährungsformen
(vegan, vegetarisch und fleischhaltig) sind absolut mit dem Kinderwunsch vereinbar und keine ist den anderen überlegen.

Mediterrane Ernährung: Es gibt einige Studien, die sich mit der
mediterranen Ernährung (auch »Mittelmeerdiät«) befassen. In ihnen finden sich tatsächlich einige Anhaltspunkte für einen leicht
positiven Einfluss dieser Ernährungsform auf die Fruchtbarkeit und
die IVF-Erfolgsraten.[17]

Die »Grundpfeiler« der mediterranen Ernährung sind dabei:

- sehr viel Gemüse
- relativ viel Olivenöl
- viele Vollkornprodukte
- eher wenig Obst
- wenige Milchprodukte
- wenig mageres Fleisch und Fisch

Es handelt sich also um eine überwiegende pflanzenbasierte Ernährung mit einem eher geringen Anteil an tierischen Produkten.
Außerdem werden durch den hohen Anteil an Olivenöl viele un-
gesättigte und wenig gesättigte Fettsäuren aufgenommen. Eine
Rolle dürften dabei auch die Vollkornprodukte spielen, denn in
mehreren Studien zeigte sich ein leicht positiver Zusammenhang
zwischen dem Verzehr von Vollkornprodukten und einer besseren
Fruchtbarkeit.

Mein Tipp: Arbeite dich stückweise vor und ersetze immer mehr Lebensmittel durch gesunde Alternativen. Im Sommer ist gefrorenes Obst püriert ein super Ersatz für Eis. Und Vollkornnudeln sind wirklich lecker!

Proteinreiche Ernährung und OHSS: Wenn du eine künstliche Befruchtung planst, solltest du unbedingt auch auf deine Proteinzufuhr achten. Insbesondere nach einer Follikelpunktion kann eine proteinreiche Ernährung das Risiko eines höhergradigen Überstimulationssyndroms (OHSS) reduzieren und die damit verbundenen Beschwerden lindern.

Als Proteinquellen können beispielsweise dienen: mageres Fleisch und Fisch, Tofu und Soja, Hülsenfrüchte (Kichererbsen, Kidneybohnen etc.), Eier, Hüttenkäse und Quark, Proteinshakes und -riegel.

Genussgifte im KiWu?

Alkohol, Drogen und Nikotin haben nicht erst in der Schwangerschaft keinen Platz mehr – auch im Kinderwunsch solltest du bereits deinen Lebensstil optimieren. Natürlich ist das eine oder andere Glas Wein in der ersten Zyklushälfte völlig okay, aber Alkoholexzesse und Kinderwunsch passen einfach nicht zusammen.

Es gibt auch eindeutige Ergebnisse aus der Forschung dazu, dass sowohl Alkohol als auch Nikotin die Fruchtbarkeit reduzieren und die Zeitspanne bis zu einer erfolgreichen Schwangerschaft erhöhen. Das gilt übrigens nicht nur für dich, auch die Spermien deines Partners leiden unter übermäßigem Alkoholgenuss. Und von Nikotin ist hinlänglich erwiesen, dass es einen negativen Einfluss auf die Fruchtbarkeit von Männern hat und bei Frauen in der Schwangerschaft das Frühgeburtsrisiko erhöht.

Koffein/Kaffee im Kinderwunsch: Zum Thema Koffein im Kinderwunsch gibt es viele Meinungen und Mythen. Der aktuelle Studienlage zufolge sind 200 bis 300 mg Koffein am Tag absolut okay und es ist bei diesem moderaten Konsum mit keinerlei Auswirkungen auf die Fruchtbarkeit zu rechnen.[18]

So viel Koffein enthalten die verschiedenen Getränke:
- Glas Cola: 20 mg
- Cappuccino/Latte Macchiato/Espresso: 25 bis 30 mg
- Americano (doppelter Espresso mit Wasser): 60 mg
- Tasse schwarzer Tee: 60 mg
- Tasse Filterkaffee: 120 bis 180 mg
- Dose Energy Drink: 80 mg

Sogenannter koffeinfreier Kaffee hat zwar auch noch einen minimalen Restgehalt Koffein, aber da müsstest du schon mehrere Liter trinken, um auf 300 mg Koffein täglich zu kommen! Ein kompletter Verzicht auf Koffein ist zwar sicher nicht ungesund – allerdings weder im Kinderwunsch noch in der Schwangerschaft oder Stillzeit notwendig.

Vitamine und Nahrungsergänzungsmittel

Eine wichtige Rolle in der Kinderwunsch-Vorbereitung spielen auch Vitamine und Nahrungsergänzungsmittel. Du bist bestimmt schon irgendwo über den Begriff »Kinderwunschvitamine« gestolpert – hierbei handelt es sich um Vitaminpräparate mit verschiedenen Vitaminen und Spurenelementen, von denen man sich einen positiven Einfluss auf die weibliche Fruchtbarkeit erhofft. Eine direkt fruchtbarkeitssteigernde Wirkung ist tatsächlich nur bei wenigen

Substanzen nachgewiesen. Dennoch können einige davon durchaus sinnvoll sein:

Folsäure: Folsäure ist das einzige Spurenelement, das offiziell von der Deutschen Gesellschaft für Ernährung e.V. (DGE) für Frauen mit Kinderwunsch empfohlen wird. Die Empfehlung lautet, 400 µg Folsäure pro Tag für mindestens vier Wochen vor Empfängnis und während der gesamten Schwangerschaft einzunehmen.[19] Allerdings wurde in Studien nachgewiesen, dass 400 µg Folsäure täglich über vier Wochen streng genommen nicht ausreichen, um die Depots ausreichend aufzufüllen. Dafür sind realistischerweise eher Dosen in Höhe von 800 µg notwendig oder eine Einnahme von 400 µg über zwei bis drei Monate hinweg. Die meisten Hersteller von Kinderwunschvitaminen geben daher 600 µg oder 800 µg Folsäure in ihre Produkte. Die biologisch aktive Form L-Methylfolat (»Metafolin« oder »Quatrefolin«) ist vorteilhaft, da etwa 50 % der Frauen einen Gendefekt im MTHFR-Gen haben, der es ihnen schwerer macht, Folsäure selbst im Körper zu aktivieren.

Jod und DHA: Für Schwangere empfiehlt die deutsche Gesellschaft für Ernährung die Supplementierung von 150 µg Jod täglich sowie von 200 µg DHA (Docosahexaensäure, eine Omega-3-Fettsäure). Im Kinderwunsch gilt diese Empfehlung tatsächlich aber noch nicht und Jod wird teilweise auch kontrovers diskutiert, da eine Jodüberversorgung beispielsweise eine Hashimoto-Thyreoiditis verschlechtern kann. Daher bieten manche Hersteller von Kinderwunschvitaminen auch eine jodfreie Version der Kinderwunschvitamine an.

Vitamin D: Ganz häufig findet man eine Empfehlung für Vitamin D (das »Sonnenvitamin«) bei Kinderwunsch. Das hat auch damit zu tun, dass in unseren Breitengraden aufgrund der geringeren Sonneneinstrahlung sehr viele Menschen von einem Vitamin-D-Mangel betroffen sind. In den letzten Jahren ist viel an Vitamin D bei Kinderwunsch geforscht worden und es zeichnet sich ab, dass sich Vitamin D sowohl bei Endometriose als auch beim PCOS positiv auf die Hormonbalance auswirkt.[20] Auch bei Hashimoto ist nachgewiesen, dass Vitamin D Antikörper reduzieren kann.[21] Auf jeden Fall gibt es einige gute Anzeichen dafür, dass eine Vitamin-D-Supplementierung im Kinderwunsch sinnvoll sein kann.

Teilweise sind sehr hohe Dosen notwendig, um wieder in den Normbereich zu kommen (auch über die offiziell empfohlene Tageshöchstdosis hinaus). Tropfen sind hier meist Tabletten überlegen – denn in Tropfenform ist das Vitamin D bereits in Fett gelöst und kann leichter aufgenommen werden. Je nach Präparat hat ein Tropfen meist zwischen 800 und 5.000 IE Vitamin D.

Da Vitamin D zu den fettlöslichen Vitaminen gehört, ist auch eine Überversorgung möglich, bei höheren Dosierungen ist daher gegebenenfalls irgendwann eine Kontrolle des Vitamin-D-Spiegels sinnvoll.

Coenzym Q10/Ubiquinon: Einen richtigen Hype gibt es in der KiWu-Community derzeit um das Coenzym Q10/Ubiquinon. Und das nicht ganz zu Unrecht, denn es gibt einige IVF-Studien, in denen eine Verbesserung der Eizellqualität bzw. der Eizellreserve unter Einnahme von Coenzym Q10 beobachtet wurde.[22] Bei Ubiquinol handelt es sich um die biologisch aktive Form von Ubiquinon – der Körper kann die inaktive Form allerdings aktivieren. Aufgrund der geringeren Bioverfügbarkeit sind bei Ubiquinon höhere Dosen notwendig, um den gleichen Plasmaspiegel zu erreichen. Ubiquinol ist dagegen deutlich teurer – am Ende bleibt es euch überlassen, ob ihr mehr der günstigeren (ca. 200 bis 400 mg Ubiquinon) oder weniger der teureren Variante (ca. 100 mg Ubiqui-nol) einnehmen wollt.

Selen: Selen kann bei Kinderwunsch eine sinnvolle Ergänzung sein. In Studien wurde nachgewiesen, dass unter Selensubstituierung eine etwas höhere Fruchtbarkeitsrate zu beobachten war. Außerdem hat Selen einen positiven Effekt auf Antikörperbildung bei Frauen mit Hashimoto.[23] Ein wirklicher Selenmangel ist eher selten in der Bevölkerung – aber Selen ist wasserlöslich und eine Überdosierung damit sehr unwahrscheinlich.

Eisen: Eisen ist in manchen Kinderwunschvitaminen enthalten, obwohl das eher nicht ratsam ist. Zwar leiden viele Frauen unter einer latenten Eisenmangelanämie (Blutmangel durch Eisenunterversorgung) – die Beseitigung ist aber nicht fruchtbarkeitssteigernd. Hinzu kommt, dass Eisen außerdem oft schlecht vertragen wird und insbesondere auf nüchternen Magen zu Übelkeit führen kann. In der Schwangerschaft kann eine Prophylaxe der Eisenmangelanämie durch Eisengabe sehr sinnvoll sein – im Kinderwunsch ist sie noch nicht notwendig.

Mein Tipp: Hol dir ein gutes Kinderwunschvitamin mit einer vernünftigen Zusammensetzung – die gibt es von verschiedenen Herstellern (z.B. *Femibion, Elevit, BabyFORTE*). Das ist nicht unbedingt teurer als die Einzelvitamine und hat den deutlichen Vorteil, dass du nicht so viele einzelne Tabletten schlucken musst. Ganz einfache Produkte aus dem Drogeriemarkt sparen oft an den Inhaltsstoffen und setzen z.B. nur biologisch inaktive Folsäure zu – schau also genau hin, was drin ist! Und vergiss nicht, auch deinem Mann ein paar Vitamine zu geben – das schadet definitiv nicht (siehe dazu den folgenden Kasten). Ich selbst habe anfangs im Kinderwunsch unglaublich viele Einzelvitamine genommen und diese auch Markus »verordnet«. Später habe ich dann auf BabyFORTE-Kinderwunsch gewechselt und Markus MascuPRO-Fertilität gegeben – es gibt aber auch Alternativen!

Medikamente im Kinderwunsch

Manche Medikamente sollten im Kinderwunsch bereits abgesetzt oder angepasst werden, da sie in der Schwangerschaft schädlich für euer Baby sein können. Und gerade da du deine Schwangerschaft ja oft erst in der vierten oder fünften Woche bemerken wirst, ist es wichtig, diese Medikamente bereits vorher auszutauschen. Am besten berät dich deine Frauenärztin dazu! Solltest du während der Kinderwunschzeit aufgrund anderer Beschwerden Medikamente benötigen, ist es ebenfalls sehr wichtig, dass du deinen behandelnden Arzt über den bestehenden Kinderwunsch informierst.

In Bezug auf verschreibungsfreie Medikamente (z.B. Schmerzmittel) solltest du generell zurückhaltend sein. Wenn sich Medikamente aber nicht vermeiden lassen, dann ist die Website »Embryotox« sehr hilfreich. Diese ist in Zusammenarbeit mit der Charité Universitätsmedizin entstanden und bietet wertvolle Informationen dazu, welche Medikamente in der Schwangerschaft (und damit auch im Kinderwunsch) als sicher gelten.

embryotox.de/
arzneimittel

Sport während der Kinderwunschbehandlung

Viele Frauen sind besorgt, ob sie während der Kinderwunschbehandlung noch Sport machen dürfen. Und tatsächlich ist bedingt zu Vorsicht zu raten. Während der Stimulationsbehandlung (und auch nach der Punktion!) werden die Eierstöcke teilweise sehr groß. Kommt es nun zu ruckhaften Drehbewegungen, ist das Risiko erhöht, dass der Eierstock sich um den Eileiter dreht. Dieses stark schmerzhafte Krankheitsbild wird als »Ovarialtorsion« bezeichnet und ist eine Notfallsituation! Durch die Drehung um die eigene Achse kann es zu einer Minderversorgung des Eierstocks mit Blut kommen – im schlimmsten Fall ist der Eierstock gefährdet! Daher solltest du es während der Stimulationszyklen eher langsam angehen lassen und auf Sportarten mit ruckhaften Bewegungen und vielen Drehungen verzichten. Das heißt aber nicht, dass du nur auf dem Sofa sitzen musst! Gut geeignete Sportarten sind etwa Schwimmen, Spazierengehen, Wandern, sanftes Yoga (Vorsicht vor Drehbewegungen) und Fahrradfahren.

April – oder auch: der NICHT-Start in die ICSI

Ich optimierte also meinen eigenen Lebensstil noch einmal so gut es ging und auch Markus achtete penibel darauf, sich so gesund wie nur irgendwie möglich zu verhalten. Auch die Muttermundkappe, die wir seit dem dritten Zyklus verwendet hatten, war wieder im Einsatz, ebenso das Kinderwunsch-Gleitgel. Ich nahm Vitamine und ACC, trank jeden Tag Zyklustee und Grapefruitsaft. Immerhin wollten wir alles in unserer Macht Stehende tun, um die niederschmetternden Ergebnisse der ersten Untersuchung zu verbessern und unsere Chancen auf eine Schwangerschaft zu erhöhen. Leider bestätigte das zweite Spermiogramm Ende März jedoch wie erwartet die Ergebnisse von Anfang Februar. Nun hatten wir es schwarz auf weiß: Markus' Spermiogramm machte eine natürliche Empfängnis zwar nicht völlig unmöglich – jedoch extrem unwahrscheinlich.

Ohne Widerrede hatte auch Markus alle Vitamine gefuttert, die ich ihm kurzerhand »verordnet« hatte. Und doch war der Effekt – wie erwartet über die kurze Zeit – überschaubar gewesen. Ein bisschen besser war die Beweglichkeit der Spermien geworden – aber von einem Wunder konnte keine Rede sein.

KIWU-VITAMINE FÜR MÄNNER?

Tatsächlich gibt es mehrere Vitamine und Spurenelemente, die nachgewiesenermaßen einen positiven Einfluss auf die Spermienqualität von Männern haben können. Allerdings dauert der gesamte Prozess der Spermatogenese etwa drei Monate – es ist also Geduld gefordert, bis erste positive Ergebnisse sichtbar werden können.

Auf dem Markt existieren verschiedene Kinderwunschpräparate für Männer – besonders interessant sind dabei die folgenden Inhaltsstoffe: Vitamin C und E, Zink und Selen, Folsäure, Coenzym Q10, Omega-3-Fettsäuren (DHA und EPA), L-Carnitin, Lycopin.

Da mein Eisprung gerade erfolgt war, konnte ich direkt bei der Videobesprechung des Spermiogramms verkünden, dass ich startklar wäre. Um mit der ICSI »starten zu dürfen«, war aber noch eine kurze Voruntersuchung bei mir fällig. Der Termin wurde prompt ausgemacht und so kam es, dass ich knapp eine Woche nach der definitiven Diagnose von Markus' eingeschränkter Zeugungsfähigkeit selbst mal wieder auf dem Untersuchungsstuhl saß.

»Ich denke, hier rechts ist der Gelbkörper zu sehen. Er ist nicht so richtig deutlich darstellbar, aber vermutlich hatten Sie einen Eisprung. Wir können also wie geplant starten. Möchten Sie die Medikamente direkt von uns mitnehmen oder soll ich Ihnen ein Rezept ausstellen?«, fragte mich die Ärztin nach einer kurzen Untersuchung.

Eigentlich wäre es viel sinnvoller gewesen, die Stimulationsmedikamente direkt mitzunehmen, anstatt sie in der Apotheke bestellen zu müssen. Und dennoch zögerte ich plötzlich. Irgendwie war alles so schnell gegangen. Ich würde zu einer kleinen Follikelfarm werden, bis diese dann unter Vollnarkose abpunktiert und in einem Reagenzglas befruchtet werden sollten. War das WIRKLICH notwendig? Was, wenn es wie durch ein Wunder doch noch einmal natürlich klappen würde? Man hörte so oft von Frauen, die plötzlich schwanger wurden, kurz nachdem sie in der Kinderwunschklinik angerufen hatten. Vielleicht erging es auch mir so? Andererseits kannte ich die Zahlen und die Wahrscheinlichkeit. Die Chance, dass sich das Wunder vom September noch einmal wiederholen würde, war einfach zu gering. Und schließlich lagen zwischen unserem ersten Anruf in einer Kinderwunschklinik und dem jetzigen Zeitpunkt bereits wieder vier Zyklen, in denen es eben NICHT geklappt hatte.

»Ich denke, ich würde lieber ein Rezept mitnehmen und es dann rechtzeitig einlösen«, hörte ich mich sagen. Der Zweifel hatte gesiegt. Vielleicht war ich ja doch bereits spontan schwanger geworden und würde die Medikamente gar nicht mehr brauchen! Immerhin kosteten diese mehrere hundert Euro und das sollte ja nicht umsonst sein. Innerlich schalt ich mich aber eine Idiotin – wie konnte ich immer noch so optimistisch sein? Der Ärztin war es völlig gleich – für sie machte das keinen Unterschied. Und so schrieb sie mir die Rezepte aus, besprach kurz den Behandlungsplan und gab mir einen Termin für das erste »Follikel-TV« (eine Ultraschallkontrolle des Follikelwachstums).

Zwei Tage später stand ich im Bad. Mein Eisprung war nun zehn Tage her und es war Freitagmorgen. Ich rechnete nach. Es konnte sein, dass meine Periode im doofsten Fall bereits am Sonntag beginnen würde. Dann müsste ich Montag früh mit den Spritzen beginnen. Die Apotheke würde für die Bestellung allerdings einen Tag benötigen und Sonntag war sie logischerweise geschlossen. Also würde ich wohl doch heute oder Samstag schon die Medikamente bestellen müssen. Aber vorher wollte ich mich noch ein letztes Mal vergewissern, dass ich nicht vielleicht doch wie durch ein Wunder bereits schwanger war und sie gar nicht benötigte. Also pinkelte ich mal wieder auf einen Schwangerschaftsfrühtest, diesmal allerdings von einem günstigeren Hersteller. Ich legte den Test beiseite, putzte mir die Zähne und wartete darauf, dass mein fünfminütiger Timer abgelaufen war. Gleich würde ich sehen, dass da nichts war und ich in meinen ersten ICSI-Zyklus starten würde.

Ich starrte auf den Test. Und da war nichts. Es wäre auch einfach zu schön gewesen.

Enttäuscht legte ich den Test beiseite und zog mich an. Ich hatte heute viele Videocalls vor mir und würde abends das erste Mal meinen neuen Chef in Person treffen. Die neue Stelle hatte ich im Januar angetreten, bisher jedoch von zu Hause aus gearbeitet. Wenn es schon mit dem Kinderwunsch nicht klappte, dann konnte ich wenigstens weiter Karriere machen. Ich hatte im »Januarzyklus« extra noch einen negativen Test abgewartet, bevor ich zugesagt hatte. Nach ein paar Minuten kehrte ich ins Bad zurück und sah den Test noch neben dem Waschbecken liegen. Ich hob ihn auf und wollte ihn wegwerfen, wie schon so viele Tests zuvor. Doch dann stutzte ich. War da nicht doch ein

Schatten? Ein ganz, ganz schwacher? Kaum zu erkennen? Klar, inzwischen waren gut 15 Minuten rum und der Test sowieso nicht mehr gültig. Aber ich hatte noch NIE einen falsch positiven Schatten. Ich starrte und starrte. Nein, da war doch nichts. Es war nur Wunschdenken. Ich nahm den Test und warf ihn in den Mülleimer. ICSI Nummer 1 – here I come!

Knappe drei Stunden und zwei Videocalls hielt ich aus, dann lief ich zurück ins Bad und zog den Test wieder aus dem Müll. Ja, ich weiß: Wir KiWu-Frauen sagen alle, dass wir das nie machen würden. Und dann tun wir es dennoch. Und wieder starrte ich den Test an und konnte mich nicht entscheiden, ob da nicht doch ein minimaler Schatten war. Verdammt, wieso hatte ich einen anderen Test gekauft? Lag es am Hersteller? War das eine Verdunstungslinie oder war der Test einfach nicht so gut wie der vom Markenhersteller? Ich weiß nicht mehr, wie oft ich an diesem Tag auf den Test gestarrt habe.

Leider war der Tag unglaublich stressig und so hatte ich keine Zeit, in einen Drogeriemarkt zu gehen, bevor ich mit meinem Chef zum Gespräch verabredet war. Ich beschloss, die Medikamente auf jeden Fall erst am Samstag zu bestellen und vorher noch mal einen Test meiner Lieblingsmarke zu kaufen.

Das Gespräch am Abend kostete meine gesamte Beherrschung. In meinem Kopf war immer nur die eine Frage »Bin ich schwanger???«, während mein Chef über Arbeitsthemen sprach. Normalerweise hätte mich das interessiert. Aber an diesem Tag wollte ich nur eins: mir nichts anmerken lassen und so schnell wie möglich in eine Apotheke oder einen Drogeriemarkt kommen. Als wir uns endlich verabschiedeten, war es nach 20:30 Uhr und ich sprang in die nächste U-Bahn Richtung Alexanderplatz. Dort angekommen, sprintete ich wie eine Irre über den Platz zum Drogeriemarkt. Es war knapp vor 21

Uhr, als ich in die Filiale hetzte. Und mir der Security-Mann den Weg versperrte.

»Tut mir leid, aber wir räumen auf und schließen gerade schon ab«, meinte er trocken.

»Bitte, ich brauche nur ein einziges Produkt, es geht ganz schnell«, flehte ich ihn an. Während er noch zögerte, rief eine Mitarbeiterin auf tiefstem Berlinerisch aus dem Laden: »Wat brauchste denn so dringend noch?« Und wie in einem schlechten Film blökte ich durch die geöffnete Tür: »Einen Schwangerschaftstest!«

»Na dann aber schnell ...«, lachte sie fröhlich und der Security-Mann ging beiseite. Ich rannte los und hörte noch »hinten rechts, in der vierten Reihe, ganz oben ...«. Und da war er. Mein geliebter blauer Ultrafrühtest. Der, der mir im September die frohe Botschaft von dem kleinen Wunder in meinem Bauch gebracht hatte, als ich so gar nichts davon gespürt hatte. Ich schnappte den Test und wetzte an die Kasse. »Was soll denn rauskommen?«, fragte die Kassiererin, als ich den Test aufs Band warf.

»Ich hoffe sehr, dass er positiv ist! Wir wollen das schon so lange«, platzte es direkt aus mir heraus. Inzwischen hatte die gesamte Belegschaft mitbekommen, was los war. Und so verließ ich den Drogeriemarkt mit vielen guten Wünschen.

Das Wunder, das doch keines werden sollte

Daheim angekommen, kostete es mich unglaubliche Überwindung, den Test nicht sofort zu verwenden. Aber in einer so frühen Schwangerschaftsphase war Abendurin zu unsicher. Nein, ich musste bis zum nächsten Morgen warten. In dieser Nacht habe ich kaum geschlafen. Zu viel geisterte mir im Kopf herum. Konnte es eine solche Märchenstory wirklich geben? War ich ernsthaft erneut schwanger und damit der künstlichen Befruchtung von der Schippe gesprungen? Mit einem solch niederschmetternden Befund, im 10. Zyklus, ein knappes halbes Jahr nach meiner Fehlgeburt? Das wäre einfach zu schön, um wahr zu sein, sagte mir mein Verstand.

Und doch waren die fünf Minuten an nächsten Morgen gefühlt die längsten meines Lebens. Ich wagte es nicht, vor Ablauf der Zeit auf den Test zu schauen, um nicht raten zu müssen. Dann war es soweit. Die Zeit war um, ich deckte den Test auf ... Und da war er – der zweite Strich! Schwach, aber doch eindeutig sichtbar. Mein Test ließ keine Zweifel übrig: Das Wunder war erneut geschehen und ich war natürlich schwanger geworden, zum zweiten Mal, entgegen jeder Wahrscheinlichkeit.

Doch im Gegensatz zum ersten Mal im September war meine Freude gedämpft. Ich hatte sofort Angst. Zu frisch war noch die Erinnerung an meine Fehlgeburt. Gerade erst hatte ich die Gespräche mit meiner Psychologin beendet und war wieder einigermaßen stabil. Und hatte mich auf den neuen Plan der künstlichen Befruchtung eingestellt. Aber gleichzeitig war da durchaus Freude – nur eben eine andere. Die Art von Freude, die Frauen nach einer Fehlgeburt bei einem erneuten Test empfinden. Sie ist einfach anders – denn mit der Fehlgeburt ist in mir etwas zerbrochen, das nie wieder so ganz heilen sollte. Das »Urvertrauen« in meinen eigenen Körper war weg.

Das nun folgende Wochenende war ein Wechselbad der Gefühle. Der Frühling hatte in Berlin gerade begonnen und Markus und ich gingen mit zwei Freunden in die Gärten der Welt, um die Kirschblüte anzusehen. Markus' bester Freund machte mit seiner Kamera mehrere Fotos von uns. Und tatsächlich kam dann doch der vorsichtige Gedanke: »Das ist unser erstes Foto zu dritt«. Wir verrieten es unseren Freunden noch am Nachmittag während eines Picknicks. Und auch meine Schwester rief ich an. Meinem Bruder und seiner Frau würde ich es ebenfalls bald berichten – denn die beiden hatten uns erst vor Kurzem verkündet, dass sie ebenfalls ein Kind erwarteten. Obwohl ich mich sehr gefreut hatte, hatte mir diese Nachricht einen Stich versetzt. Nun aber stellte ich mir vor, wie unsere beiden Kinder später miteinander spielen würden. Ich wollte gegen die Angst kämpfen und Zuversicht haben.

Bis Montag da war und ich rosa sah. Blass, aber definitiv rosa. Ein leichter rosa Schimmer war auf dem Zervixschleim an meinem Finger zu sehen. Aus Gewohnheit hatte ich am Montag früh wieder meinen Zervixschleim kontrolliert. Und sofort packte mich die Panik. Rosa bedeutete Blut. Wenn auch nur ganz wenig – aber da war Blut an meinem Muttermund. Nur zwei Tage nach dem positiven Test. Und so rief ich in heller Panik in meiner Frauenarztpraxis an und berichtete, was am Wochenende geschehen war. An die Kinderwunschklinik dachte ich in diesem Moment noch gar nicht, obwohl das natürlich genauso funktioniert hätte.

Meine Ärztin war wieder einmal ein absolut wundervoller Mensch und bot mir an, direkt ohne Termin vorbeizukommen. Und so sagte ich ohne Begründung meinen ersten Videocall des Tages ab und ließ mich von Markus zu meiner Ärztin fahren. Allein Auto zu fahren oder die S-Bahn zu nehmen, kam in diesem Moment nicht für mich infrage. Vor meinen Augen liefen alle Szenarien ab. Es konnte einfach nur eine kleine Blutung sein, sogar noch von der Einnistung. Oder ich hatte schon wieder eine Fehlgeburt und auch diese Schwangerschaft sollte enden, bevor sie so richtig begonnen hatte.

»Also ja, ich sehe da etwas Blut an Ihrem Muttermund. Nicht viel, aber da ist etwas«, meinte meine Frauenärztin, schrieb mir Progesteron auf und sprach eine Krankschreibung aus. Ich sollte mich die nächsten zwei Wochen unbedingt schonen und in neun Tagen zur Kontrolle vorbeikommen. Im Ultraschall hatte sie sogar schon eine Mini-Fruchthöhle entdeckt – 3 mm groß, und das rechnerisch bei 3+6. Auch den Gelbkörper hatte sie innerhalb von Sekunden gefunden, schön und groß. Und rechts, wie es weniger als eine Woche zuvor die Ärztin in der Kinderwunschklinik vermutet hatte. Meine Frauenärztin machte mir Hoffnung, sagte aber auch ehrlich, dass es in beide Richtungen gehen könne.

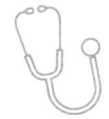

BLUTUNGEN IN DER FRÜHSCHWANGERSCHAFT

Viele Frauen haben zu Beginn der Schwangerschaft große Angst vor Blutungen. Und tatsächlich ist eine Blutung in der Frühschwangerschaft ein Hinweis auf eine mögliche Fehlgeburt. Allerdings gibt es für solche Blutungen auch verschiedene andere Ursachen (u.a. Kontaktblutungen, Einnistungsblutungen, hormonelle Schwankungen sowie Plazentahämatome) – in etwa 50 % aller Fälle geht die Schwangerschaft nach einer frühen Blutung ungestört weiter. Nichtsdestotrotz sollte JEDE Blutung in der Frühschwangerschaft unbedingt kontrolliert werden.

Daheim informierte ich meine Kollegin, dass ich zwei Wochen ausfallen würde, aber aktuell nicht darüber reden wollte, warum. Kurz dachte ich darüber nach, wie das wohl aussah: am Freitag mit dem Chef zum Gespräch, am Montag krankgeschrieben für zwei Wochen. Aber es war mir egal. Sowas von egal. Es ging jetzt um das Leben meines kleinen Wunders. Meines zweiten Wunders. Eines Wunders, dass es laut der Statistik gar nicht hätte geben dürfen.

Zu meiner unendlichen Erleichterung setzte im Laufe des Tages keine Blutung ein. Nicht ein einziger Tropfen landete in der weißen Slipeinlage, die ich vorsorglich direkt in meine Unterhose gepappt hatte. Bis auf den rosa Zervixschleim hatte ich keine Blutung gehabt. Und so schonte ich mich und nahm akribisch das Progesteron ein. Ich testete jeden Tag neu mit Schwangerschaftstests. Die Striche wurden dicker. Jeden Tag stieg mein ß-hCG. Und mit dem steigenden ß-hCG und der nicht einsetzenden Blutung stieg auch meine Hoffnung. Am Samstag hörte ich auf zu testen. Ich wollte jetzt auf meinen Körper vertrauen. Es war wirklich passiert und diesmal würde es gut gehen. Ich musste es einfach glauben. Vermutlich war die Mini-Blutung noch von der Einnistung gewesen und damit sogar ein gutes Zeichen, redete ich mir ein. Ich rechnete den Entbindungstermin aus – der 21.12.2021 würde es sein, beinahe ein Weihnachtswunder also. Ich begann gleich, eine Hebamme zu suchen – denn viele Hebammen nehmen keine Geburten um Weihnachten herum an.

All meine mentale Energie war darauf ausgerichtet, mir die Angst zu verbieten und zu versuchen, positiv zu bleiben. Gleichzeitig wollte ich mir nicht zu viel Freude gestatten. Zu gut erinnerte ich mich daran, dass ich damit schon einmal in ein tiefes Loch gefallen war. Es war eine Gratwanderung – aber ich wollte »guter Hoffnung sein«.

Dann kam der Mittwoch, an dem ich zur Kontrolle kommen sollte. Ich war nervös. So schrecklich nervös. Die Angst vor dem ersten Ultraschall war enorm. Letztes Mal war meine Hoffnung mit dem Ultraschall gestorben. Und nun sollte ich wieder auf dem Stuhl Platz nehmen und hoffen, diesmal mein Baby zu sehen. Oder zumindest den Dottersack – die erste embryonale Anlage. Das, was letztes Mal in der 9. Woche nicht da gewesen war. Ich beschloss, erneut einen Schwangerschaftstest zu machen. »Das wird mich beruhigen«, sagte ich mir. »Der Test wird noch viel stärker sein als am Samstag und das wird mich beruhigen«. Ich pieselte also auf den Schwangerschaftstest und wartete. Und wartete. Und ich sah den Strich. Aber er war schwach. Schwächer als am Samstag. Viel schwächer.

Und so wusste ich es schon, bevor ich in der Praxis ankam. Mein Regenbogenwunder war von mir gegangen. Ich hatte erneut eine Fehlgeburt, auch wenn die Blutung aufgrund des Progesterons noch nicht eingesetzt hatte. Markus hatte mich wieder gefahren und wusste schon, was los war. Auf dem ganzen Weg heulte ich bereits wie ein Schlosshund und auch in der Praxis erzählte ich gleich, was passiert war. Auf den Monitor schauen konnte ich diesmal nicht. Aber es dauerte nicht lange, bis meine Ärztin bestätigte, was ich bereits wusste:

»Es tut mir sehr leid, Frau Plack, aber ich sehe keine Fruchthöhle mehr. Sie haben Recht, es hat wieder nicht geklappt.«

Eine definitive Entscheidung

Diesmal war das Loch kleiner, in das ich fiel. Ich hatte mir nicht so viel Freude gestattet, dass es mich komplett »von den Socken riss« wie noch im Oktober. Und trotzdem haderte ich natürlich mit meinem Schicksal. Wieso musste ausgerechnet mir das passieren? Zwei Mal? Warum war das Schicksal so grausam gewesen, mir noch einmal Hoffnung zu geben und mich kurz vor meiner künstlichen Befruchtung erneut schwanger werden zu lassen? Nur um mir dann zum zweiten Mal diesen Traum zu nehmen? Womit hatte ich das verdient? Und dann war da auch die Sorge, ob wir vielleicht zwei Baustellen hatten. Vielleicht war nicht nur Markus' Spermiogramm ein Problem. Vielleicht war auch mein Körper kaputt. Nicht in der Lage, ein Baby am Leben zu halten. Nicht fähig, schwanger zu bleiben, selbst mithilfe der Medizin nicht.

Wenigstens schaffte es mein Körper diesmal von allein, die Schwangerschaft komplett zu beenden. Nachdem ich das Progesteron abgesetzt hatte, dauerte es nur wenige Tage, bis die Blutung kam. Nicht einmal besonders stark oder extrem schmerzhaft war sie. Stärker als meine normale Periode, aber von einer heftigen Blutung weit entfernt. Meine zweite Fehlgeburt ging still und leise vonstatten. Hätte ich nicht die Tests gehabt und hätte die Ärztin bei 3+6 nicht die Mini-Fruchthöhle gesehen, hätte ich auch glauben können, dass es mein zweites Sternchen gar nicht gegeben hätte. Ohne das Progesteron hätte die Blutung vermutlich sogar noch früher eingesetzt. Meine Tage wären nur ein bisschen zu spät gekommen, eine Woche überfällig vielleicht. Es war die Art von Fehlgeburt, die in früheren Zeiten sicher oft übersehen wurde. Ob das besser ist, weiß ich nicht so recht. Emotional wäre es sicher leichter gewesen.

Sobald mein ß-hCG wieder unter der Nachweisgrenze war, überwies meine Ärztin mich in die Gerinnungsambulanz und überdies zum Humangenetiker. Auch Markus sollte humangenetisch untersucht werden. Leider unterstützen nicht alle Frauenärzte eine Diagnostik nach »nur« zwei Fehlgeburten. Aber meine Ärztin war da gut informiert und ich war froh, dass weitere Diagnostik folgen sollte. Gäbe es eine behandelbare Ursache, so wollte ich nicht zuerst die vielerorts in Deutschland

»geforderte« dritte Fehlgeburt erleben müssen, bevor ich eine Diagnostik bekam. Besonders nicht, um danach zu erfahren, dass man mir diese Erfahrung hätte ersparen können. Wer so etwas von einer Frau verlangt, der hat ganz sicher noch nie eine Fehlgeburt erlebt.

Den Termin in der Gerinnungsambulanz bekam ich wieder recht flott – in der Humangenetik war es dagegen schwierig und es kostete mehrere Anrufe, bis ich endlich einen Arzt fand, der innerhalb weniger Wochen einen Termin anbieten konnte. Auch mit der Kinderwunschklinik sprach ich in der Zwischenzeit mehrfach. Hatten wir zuerst noch die frohe Kunde meiner spontanen Schwangerschaft mitgeteilt, so mussten wir nun mitteilen, dass wir doch gern eine künstliche Befruchtung haben wollten.

Natürlich dachte ich auch darüber nach, ob wir die künstliche Befruchtung wirklich benötigten. Immerhin hatte es zwei Mal geklappt, beide Male innerhalb von je fünf Zyklen. Das war gar nicht schlecht, ja sogar fast normal. Aber irgendetwas tief in mir drin wusste, dass es nicht vernünftig war, noch einmal auf so etwas zu hoffen. Die Chance für eine erneute natürliche Schwangerschaft war einfach zu gering. Viel wahrscheinlicher war es, dass wir zwei Jahre oder länger weiter alles probieren würden und ich jeden Monat erneut auf einen negativen Test starren würde. Und dann würden wir doch die künstliche Befruchtung wählen. Nur wäre ich dann bereits älter und sicherlich auch deutlich erschöpfter von all den zwecklosen Versuchen.

Und so fiel unsere endgültige Entscheidung zur künstlichen Befruchtung. Einen Zyklus sollten wir nach der Fehlgeburt Pause machen, danach könne es losgehen, sagte man uns. Und in diesem Monat forderten wir das Schicksal nicht erneut heraus – wir verzichteten auf Sex während der fruchtbaren Tage und gönnten uns stattdessen eine kleine Auszeit von allem.

Einen Monat einfach mal nicht hoffen. Einfach zu wissen, dass es nicht passieren würde. Mein Zyklus funktionierte glücklicherweise auch nach der zweiten Fehlgeburt sofort wieder einwandfrei. Und so starteten wir im Mai 2021 in unsere erste künstliche Befruchtung.

Die Ergebnisse der Humangenetik lagen uns zu diesem Zeitpunkt noch nicht vor – allerdings gingen wir auch nicht davon aus, dass sich hier eine Problematik finden würde. Je nach Vorgeschichte eines Paares kann es aber sehr sinnvoll sein, die Ergebnisse solcher oder anderer Untersuchungen abzuwarten, bevor in die künstliche Befruchtung gestartet wird.

Wissen für dich KiWu-Diagnostik

Geht es dann in die Kinderwunschklinik, steht eine ganze Reihe von Untersuchungen an, bevor ein Behandlungsplan erstellt wird. Und auch im weiteren Verlauf können zusätzliche Untersuchungen sinnvoll werden – daher möchte ich dir ein paar der häufigsten Untersuchungen in der Kinderwunschdiagnostik kurz erklären.

Zyklusbeobachtung und Ultraschall

Die Basis der Diagnostik in der Kinderwunschklinik bildet eine Zyklusbeobachtung sowie erste Ultraschalluntersuchungen. Hierfür musst du meist einmal kurz nach Beginn deiner Periode in die Kinderwunschklinik kommen. Es erfolgt eine Ultraschalluntersuchung sowie eine Blutentnahme zur Bestimmung wichtiger Hormonwerte

(Zyklustag 2 bis 5). Um die Zyklusmitte herum – hier hilft es, wenn du dich vorher bereits mit deinem Zyklus vertraut gemacht hast – kommen dann meist eine oder mehrere Ultraschalluntersuchungen dazu. Hierbei untersucht die Ärztin, wie gut der oder die Follikel reifen und ob schon ein Eisprung erfolgt ist. Ist der Eisprung im Ultraschall (und teilweise auch im Blut) bestätigt, so findet drei bis fünf Tage später eine erneute Blutentnahme mit Bestimmung von Hormonwerten statt. Auch ein weiterer Ultraschall wird meist durchgeführt. Auf diese Weise kann sich dein Arzt ein gutes Bild davon machen, ob deine Eizellreifung sowie der Aufbau der Gebärmutterschleimhaut »regelkonform« vonstattengehen.

Spermiogramm

Beim Mann beschränkt sich die Diagnostik in der KiWu-Klinik meist auf die Untersuchung der Spermien – auf das Spermiogramm. Manchmal kommt noch eine Vorstellung beim Urologen dazu, um anatomische Ursachen wie etwa eine Varikozele (Krampfader am Hoden) auszuschließen.

babybauchblog.de/
spermiogramm

Beim Spermiogramm werden verschiedene Parameter untersucht und beurteilt:

- Menge, Aussehen und Geruch des Ejakulats
- Gesamtanzahl und Konzentration der Spermien
- Beweglichkeit der Spermien (Motilität)
- Aussehen der Spermien (Morphologie)

Es gibt dabei feste, von der WHO definierte Grenzwerte, nach denen ein Spermiogramm als »normal« zu bewerten ist. Wichtig zu verstehen ist dabei Folgendes: Diese Grenzwerte stellen keine

Durchschnittswerte dar – sie sind untere Grenzwerte. Nur 5 % der fruchtbaren Männer haben Werte, die UNTER diesen Grenzwerten liegen.[24]

Messwert	Grenzwert WHO
Spermienkonzentration	> 15 Mio./ml
Gesamtzahl Spermien	> 39 Mio.
lebendige Spermien	> 58 %
bewegliche Spermien (progressiv + nicht-progressiv)	> 40 %
progressiv bewegliche Spermien	> 32 %
Normal geformte Spermien	> 4 %

Im Extremfall finden sich im Ejakulat des Mannes überhaupt keine Spermien – dann spricht man von einer sogenannten Azoospermie. Sie ist die schwerste Form der Fruchtbarkeitseinschränkung. Doch auch in diesen Fällen ist es oft mithilfe eines kleinen operativen Eingriffs am Hoden des Mannes möglich, Spermien für eine künstliche Befruchtung zu gewinnen (diese Verfahren werden TESE oder MESA genannt).

Bei weniger extremen Befunden wirst du eventuell über die folgenden Begriffe stolpern:
- Oligozoospermie (zu wenige Spermien, < 15 Mio./ml)
- Kryptozoospermie (schwere Form der Oligozoospermie, < 1 Mio./ml)
- Asthenozoospermie (zu unbewegliche Spermien)
- Teratozoospermie (zu viele abnormal geformte Spermien).

Oft liegt auch eine Kombination der oben genannten Probleme vor – dann wird von einem OAT-Syndrom gesprochen, der »Oligo-

Astheno-Teratozoospermie«. Je nach Schweregrad der Einschränkung wird das OAT-Syndrom in Grad I–III eingeteilt.

Durchlässigkeitsprüfung der Eileiter (HyCoSy)

Besteht der Verdacht, dass die Eileiter nicht durchlässig sind und somit die Eizelle nicht in die Gebärmutter gelangen kann (etwa aufgrund von Verklebungen durch eine Endometriose oder nach einer Infektion der Geschlechtsorgane), so kann man das mit einer Eileiterdurchspülung (HyCoSy) untersuchen. Hierfür wird ein feiner Katheter durch die Vagina bis in die Gebärmutter geführt und vorsichtig Kontrastmittel in den Eileiter gespritzt. Im Ultraschall kann dabei kontrolliert werden, ob das Kontrastmittel sich wie gewünscht durch den Eileiter bewegt. Der Eingriff findet in der Regel ohne Narkose statt, ist schmerzfrei bis relativ schmerzarm und dauert nur fünf bis zehn Minuten.

Es gibt auch ein alternatives Verfahren mit blauer Flüssigkeit (Chromopertubation) – hierfür ist aber eine diagnostische Laparoskopie (Bauchspiegelung) erforderlich. Daher wird diese Untersuchung der Eileiterdurchlässigkeit eigentlich nur angewendet, wenn sowieso eine Bauchspiegelung erforderlich ist (z.B. bei Verdacht auf eine Endometriose).

Gebärmutterspiegelung (Hysteroskopie)

Wird die Ursache der Fruchtbarkeitsstörung in der Gebärmutter vermutet (z.B. aufgrund auffälliger Strukturen im Ultraschall), so wird eine Gebärmutterspiegelung (diagnostische Hysteroskopie) durchgeführt. Hierbei wird durch die Vagina eine Kamera in die Gebärmutter eingebracht und die Schleimhaut begutachtet. Auffälligkeiten der Schleimhaut, Uterussepten und Myome können so entdeckt werden. Auch kann eine Probe der Gebärmutterschleimhaut entnommen werden und weitere Untersuchungen wie der ERA-Test bzw. der EndomTRIO durchgeführt werden. Die rein diagnostische Hysteroskopie wird meist ebenfalls ohne Narkose durchgeführt – allerdings gibt es auch die Option einer kurzen Vollnarkose. Ist ein therapeutischer Eingriff (etwa die Abtragung eines Myoms) geplant, so findet die Spiegelung fast immer unter Narkose statt, da der Gebärmutterhals dafür stärker geweitet werden muss.

Gerinnungsdiagnostik

Eine Gerinnungsdiagnostik wird oft nach mehreren Fehlgeburten sowie bei Einnistungsversagen durchgeführt. Es werden dabei eine Vielzahl an Gerinnungsfaktoren sowie teilweise immunologische Marker bestimmt. Je nach Ergebnis der Werte können weitere Untersuchungen (oft genetische) notwendig sein. Für die Untersuchung der Gerinnungssituation ist nur eine Blutentnahme notwendig – die Ergebnisse liegen meist nach etwa zwei Wochen vor.

Humangenetische Untersuchung

Obwohl nur in den seltensten Fällen eine humangenetische Ursache hinter wiederholten Fehlgeburten steckt (etwa 2 %), wird oft zu einer solchen Untersuchung geraten. Auch Trisomien oder Fehlbildungen in vorangegangenen Schwangerschaften oder der Familiengeschichte können ein Grund für diese Untersuchung sein.

Bei einer humangenetischen Untersuchung findet in der Regel erst ein ausführliches Gespräch mit einem/einer Humangenetiker:in statt. Diese:r stellt einen Stammbaum auf und fragt gezielt nach in der Familie vorkommenden Erkrankungen. Außerdem wird eine Blutentnahme durchgeführt und aus dieser ein Karyogramm beider Partner erstellt (eine Darstellung der Chromosomen). Je nach Grund der Untersuchung kann auch gezielt nach bestimmten Einzelgenen oder Mikrodeletionen (z.B. AZF-Deletion bei Azoospermie) gesucht werden.

ICSI 1.0 – Wachse, meine kleine Farm!

»Eine künstliche Befruchtung ist kein Sprint, es ist ein Marathon«, schrieb eine der Frauen in meinem Kinderwunschforum. Ich war immer noch sehr aktiv im Forum und gerade in den »Faden« für Frauen in der künstlichen Befruchtung gewechselt. Dort hatte ich meine Zuversicht geäußert, dass es sicherlich schnell gehen würde bei mir. Natürlich. Wie konnte es anders sein? Ich war mal wieder überzeugt, dass die Statistiken für mich nicht galten und ich zu den Frauen gehören würde, die gleich nach der ersten künstlichen Befruchtung schwanger sind!

Aber eins nach dem anderen. Nachdem ich erneut zur Voruntersuchung gekommen war (diesmal sicher NICHT schwanger), bekam ich grünes Licht für die Stimulationsbehandlung. Aus irgendeinem Grund bekam ich diesmal nicht das Angebot, die Medikamente direkt in der Klinik mitzunehmen, sondern verließ die Praxis mit einem Rezept. »Auch gut«, dachte ich mir noch und fragte nicht nach. Ich beschloss, die Medikamente rechtzeitig abzuholen, weil ja kein Zweifel an der Notwendigkeit bestand, und dachte mir nichts dabei.

Bis ich in der Apotheke stand und die Rezepte dem freundlichen Apotheker reichte. Mir wurde schlagartig klar, dass er auch die Medikamente kennen würde. Er würde wissen, wofür man sie benötigt. Wissen, dass mein Mann und ich nicht von alleine schwanger werden konnten. Dass irgendetwas mit uns nicht stimmte und wir die Hilfe der modernen Medizin benötigten, um etwas zu schaffen, was anderen als Teenager aus Versehen passierte. Und zum ersten Mal in meinem Leben schämte ich mich dafür, dass wir in dieser Situation waren.

Bis heute verstehe ich nicht ganz, warum. Denn schließlich ließ ich online auf YouTube und Instagram inzwischen freiwillig jede Menge Unbekannte an meiner Kinderwunschgeschichte teilhaben. Und nun stand ich da wie ein Schulmädchen, das sich schämt, das Rezept für die Pille einzulösen. Aber es half ja nichts und so gab ich dem Apotheker kleinlaut die Rezepte. Falls er sich etwas dabei dachte, so merkte man es ihm nicht an. Er erklärte mir, dass er die Medikamente bestellen müsse, ich sie aber am nächsten Tag abholen könne.

Ich konnte also damit beginnen, meine kleine Eizellfarm zu züchten. Über diese kleine Farm scherzte ich oft – denn schließlich sollten die Hormone dazu führen, dass ganz viele Eizellen bei mir heranreiften, idealerweise zwölf bis fünfzehn Stück. Etwas Sorge hatte ich vor einer Überstimulation – denn schließlich war ich für die künstliche Befruchtung noch eher jung und mein AMH-Wert (Anti-Müller-Hormon) ließ auf ein gutes Ansprechen auf die Stimulation hoffen. Damit war aber auch das Überstimulationsrisiko (OHSS, siehe folgender Kasten) erhöht.

Und so kam der Tag der ersten Spritze. Man könnte denken, das wäre mir als Ärztin sehr leichtgefallen. Tatsächlich stellte ich mich aber das erste Mal mit dem Hormonpen entsetzlich doof an. Doch in den nächsten Tagen gewöhnte ich mich zunehmend an das Konzept und das Spritzen klappte besser.

Nach fünf Tagen Stimulation war es dann so weit: Mein erstes »Follikel-TV« stand an und ich war unglaublich aufgeregt!

Heute würde ich sehen, wie viele Follikel die Hormonspritzen hatten heranreifen lassen! In der Klinik angekommen, sprachen wir kurz darüber, wie die Stimulation bisher gelaufen war und wie ich mich fühlte, danach sollte es direkt zum »Follikel-TV« auf den Stuhl gehen. Glücklicherweise hatte ich überhaupt keine Beschwerden durch die Stimulationsbehandlung. Nur wenn ich ganz deutlich in mich hineinfühlte, konnte ich meine Eierstöcke bei manchen Bewegungen etwas spüren. Aber von Schmerzen konnte keine Rede sein − und auch sonst war ich fit und optimistisch.

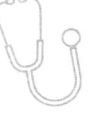

OVARIELLES ÜBERSTIMULATIONSSYNDROM (OHSS)

Mit Anzahl der reifenden Follikel steigt das Risiko eines ovariellen Überstimulationssyndroms (OHSS). Dieses Krankheitsbild tritt nach einer Stimulationsbehandlung insbesondere bei Eintritt einer Schwangerschaft auf und kann im schlimmsten Falle lebensbedrohlich verlaufen. Milde Überstimulationen betreffen ca. 30 % aller Patientinnen mit Stimulationsbehandlungen, schwere aber nur weniger als 1 %. Zu den Symptomen gehört eine ausgeprägte Wassereinlagerung (Gewichtszunahme!), freie Flüssigkeit im Bauchraum, Oberbauchbeschwerden (Schmerzen, Übelkeit und Verdauungsprobleme) sowie Allgemeinsymptome (Müdigkeit und Erschöpfung).

»Das sieht sehr gut aus − also 12 bis 13 Follikel werden es vermutlich werden, vielleicht sogar 15«, meinte unsere Ärztin zufrieden, nachdem sie meine Eierstöcke im Ultraschall begutachtet hatte. Natürlich hatte ich ebenfalls voller Spannung auf den Bildschirm gestarrt und war mit meiner kleinen Farm zufrieden gewesen. Für mich sahen die Follikel aus wie kleine Haufen schwarzer Weintrauben – und in jeder davon steckte die Hoffnung auf unser kleines Wunder. Jede einzelne davon konnte unser Baby sein. »Jetzt klappt es. Jetzt läuft es endlich perfekt«, dachte ich zufrieden. Perfekte Ergebnisse, genau darauf hatte ich gehofft. Zu viele Eizellen hätten das Risiko einer Überstimulation gehabt und damit zu einem »Freeze All«-Zyklus führen können.

Zu wenige Eizellen wären natürlich auch doof gewesen – aber das hier war genau wie aus dem Lehrbuch! So viel zum Marathon, ich war eben doch eher die Kandidatin für einen Sprint!

Wir besprachen, dass ich den Eisprung bis Montag unterdrücken und noch einige wenige Tage weiter stimulieren würde. Am Montag würde dann bei einem zweiten »Follikel-TV« entschieden werden, ob ich mit einer dritten Spritze den »Eisprung auslösen« dürfte und die Punktion bereits am Mittwoch, also an Zyklustag 12, stattfinden konnte.

Das ging alles so unglaublich schnell! Bei der Terminvereinbarung fiel mir auf: Meine Punktion würde ein oder zwei Tage vor dem errechneten Geburtstermin meines ersten Sternchens stattfinden. Kurz überlegte ich, ob das ein »schlechtes Zeichen« sein konnte. Aber dann fand ich den Gedanken sogar schön. Mein Regenbogenbaby würde bereits entstanden sein, wenn dieser traurige Tag anstünde. Der Kreis aus Leben und Sterben würde sich in dieser Woche schließen und ich würde endlich wieder schwanger sein.

Wenige Stunden später saß ich außerdem wieder in der Gerinnungsambulanz. Nach meiner zweiten Fehlgeburt hatte ich einen erneuten Termin vereinbart und wir würden nun besprechen, ob ich im Verlaufe der künstlichen Befruchtung direkt schon mit gerinnungshemmenden Spritzen beginnen sollte – noch vor Eintritt einer Schwangerschaft. In der Humangenetik waren Markus und ich bereits am Tag zuvor gewesen – auch wenn wir uns von diesem Termin wenig Klärung erhofft hatten. Erwartungsgemäß war unsere Familienanamnese auch unspektakulär ausgefallen – weder war es gehäuft zu Fehlgeburten noch zu Fehlbildungen gekommen. Unsere Chromosomen würden zwar dennoch untersucht werden – aber mir war klar, dass man nur in 2 % aller Fälle eine Ursache für Fehlgeburten in der Genetik der Eltern findet. Bis die Ergebnisse vorliegen würden, würden außerdem mindestens sechs Wochen vergehen. Trotzdem fühlte ich mich jetzt bereit. Wir hatten alles getan, um diese ICSI so gut wie möglich vorzubereiten und nichts zu übersehen.

Am Montag bei der zweiten Follikelkontrolle lief ebenfalls alles glatt. Die Follikel waren weiter gewachsen und fast schon »reif zur Ernte«. Die »Auslösespritze« bekam ich direkt von der Klinik mit – Montag um Mitternacht sollte ich diese spritzen, genau 36 Stunden vor meinem Punktionstermin am Mittwoch. Wie eine Trophäe hielt ich noch am S-Bahnhof die Spritzenpackung in die Kamera und teilte das Bild auf Instagram. Es war soweit! Ich würde jetzt endlich die Eizelle zum Sprung bringen, die mir neun Monate später den Schlaf rauben würde!

Nach einem etwas peinlichen Start in die Stimulationsbehandlung hatte ich die Verwendung des Hormonpens doch recht schnell verinnerlicht und mir jeden Morgen pünktlich um neun Uhr meine Hormondosis verabreicht. Aktuell gibt es leider keine Möglichkeit, die für die Stimulation benötigten Hormone in Tablettenform einzunehmen – egal in welchem Stimulationsprotokoll, es sind immer Spritzen erforderlich.

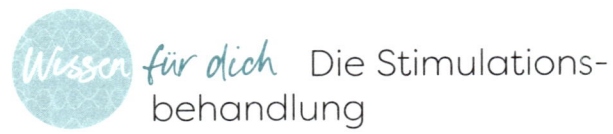

Wissen für dich   Die Stimulations-
behandlung

Der erste Schritt eines Zyklus der künstlichen Befruchtung ist die Stimulationsbehandlung. Mithilfe von Hormonspritzen soll eine kontrollierte Überstimulation der Eierstöcke hervorgerufen werden. Aufgrund der hohen Hormondosen produzieren die Eierstöcke dann nicht nur (wie natürlicherweise) einen Follikel, sondern gleich zahlreiche. Idealerweise versucht man bei einer künstlichen Befruchtung 12 bis 15 Follikel zum Reifen zu bringen. Bei einer höheren Anzahl steigt das Risiko eines Ovariellen Überstimulationssyndroms (OHSS) deutlich an und die Qualität der Eizellen kann ebenfalls darunter leiden. Weniger Follikel dagegen reduzieren logischerweise die Chance, mit einer Stimulation eine Schwangerschaft herbeizuführen, da weniger »Material« für eine Befruchtung vorhanden ist.

Durch die vielen Follikel steigt auch der Östrogenwert im Körper deutlich an. Normalerweise würde dieser hohe Östrogenwert dazu führen, dass in der Hypophyse LH ausgeschüttet und somit der Eisprung ausgelöst wird. Um dies bei der künstlichen Befruchtung zu verhindern, wird der Eisprung mittels eines weiteren Medikamentes unterdrückt.

Stimulationsmedikamente

Die Grundlage der Stimulationsbehandlung für eine künstliche Befruchtung bildet das Hormon FSH. Teilweise wird dieses auch in einer festen Kombination mit LH verabreicht – ob dies eine bessere Eizellreifung zur Folge hat, daran scheiden sich die (medizinischen) Geister. Laut Daten des deutschen IVF-Registers ist jedoch keine der beiden Optionen der anderen statistisch überlegen. Oft ist es auch »Trial-and-Error« – was bei der einen Frau funktioniert, muss bei der anderen nicht die beste Lösung sein. Es gibt übrigens auch ein Präparat mit dem langwirksamen Hormon Corifollitropin alfa (Wirkung für ca. 7 Tage). Dieses wird einmalig an Zyklustag 2 oder 3 gespritzt und liefert vergleichbare Ergebnisse zur täglichen Gabe von kurzwirksamen FSH-Präparaten.[25] Sollte dir das Spritzen schwerfallen, kann dieses Medikament eine Option darstellen, um die Gesamtanzahl an notwendigen Spritzen zu reduzieren!

Die Höhe der gewählten Hormondosis ist bei allen Präparaten abhängig von einer Vielzahl an Faktoren. Generell wird bei jungen Patientinnen mit einer guten Eizellreserve eher eine niedrige Dosis (z.B. 150 Einheiten FSH pro Tag) gewählt, um das Risiko einer Überstimulation zu verringern. Dafür wird teilweise der AMH-Wert berücksichtigt – aber auch Erkrankungen wie das PCO-Syndrom haben einen Einfluss auf die Entscheidung. Gerade bei niedriger Eizellreserve bzw. schlechtem Ansprechen auf vorherige Stimulationen (»low responder«) werden teilweise auch noch weitere Medikamente zusätzlich zu FSH gegeben. Hierbei kommen unter anderem Clomifen, DHEA und Wachstumshormone infrage.

Eventuell stößt du auch noch auf den Unterschied zwischen »rekombinanten« und »urinären« Stimulationsmedikamenten. Die ersteren werden künstlich in Zelllinien aus chinesischen Hamsterovarien hergestellt und haben daher immer eine konstante und klar definierte Zusammensetzung. Bei letzteren wird der Urin postmenopausaler Frauen genommen, aufgereinigt und die darin enthaltenen Hormone zu einem Medikament verarbeitet. Die Zusammensetzung lässt sich bei urinären Stimulationsmedikamenten nicht ganz so streng kontrollieren wie bei rekombinanten Präparaten – dennoch schwören auch heute noch manche Mediziner:innen auf diese ältere Generation von Stimulationsmedikamenten. Die

Daten des deutschen IVF-Registers zeigen auch hier wieder keinen Vorteil, der für die eine oder die andere Version sprechen würde.

Stimulationsprotokolle

Eines vorweg: Bei der künstlichen Befruchtung gibt es zahlreiche Behandlungspläne, die auch Protokolle genannt werden. Jede Klinik, ja eigentlich jede Ärztin, hat da ihr eigenes, ganz genaues Schema.

> **Mein Tipp: Wundere dich nicht, wenn dein Behandlungsplan von dem einer anderen Patientin abweicht. Das ist okay so! Wenn du unsicher bist, dann fragt aber immer nach – dein Arzt muss sich dafür Zeit nehmen!**

Grob lassen sich die Protokolle in »lange« und »kurze« (ultrakurze) Protokolle unterteilen – der Unterschied liegt darin, ob bereits im Vorzyklus eine Behandlung erfolgt ist oder nicht. Ebenso ist eine Unterteilung in GnRH-Agonisten- und GnRH-Antagonisten-Protokolle möglich – hier kommt es darauf an, mit welchem Medikament der natürliche Eisprung unterdrückt wird. Im langen Protokoll werden GnRH-Agonisten eingesetzt – es gibt aber auch kurze und ultrakurze Protokolle mit GnRH-Agonisten. GnRH-Antagonisten kommen dagegen nur in kurzen Protokollen vor.

Der Standard ist heutzutage meist das kurze Protokoll mit einem GnRH-Antagonisten (ca. 75 %).[26] Hier wird ab Tag 2 oder 3 des Zyklus mit der Stimulation begonnen und etwa ab Tag 6 (oder einer Leitfollikelgröße von 14 mm) kommt ein GnRH-Antagonist dazu. Dieser unterdrückt an der Hypophyse die Ausschüttung von LH und somit den Eisprung.

Etwas komplexer wird es dagegen im langen Protokoll bzw. in kurzen GnRH-Agonisten-Protokollen. Das lange Protokoll beginnt nämlich bereits im Vorzyklus des eigentlichen Behandlungszyklus mit der »Downregulation«. Hierbei wird in der ersten oder zweiten Zyklushälfte des Vorzyklus ein GnRH-Agonist verabreicht. Dieser bewirkt, dass die Hypophyse alles an LH ausschüttet, was sie »so gerade an Vorrat hat«. Du hast also einen zweiten LH-Peak im Vorzyklus. Nur dass dieser keinen zweiten Eisprung auslöst, da ja gerade kein reifer Follikel mehr vorhanden ist. Steigt dann im eigentlichen Behandlungszyklus der Östrogenwert, ist die Hypophyse quasi noch »erschöpft« und kann gar nicht genug LH ausschütten, um einen Eisprung auszulösen.

In kurzen Versionen des GnRH-Agonisten-Protokolls findet die Downregulation nicht im Vorzyklus, sondern zu Beginn der Follikelphase des Stimulationszyklus statt – diese Version wird aber deutlich seltener eingesetzt (ca. 3 % aller Stimulationen[27])

> **Mein Tipp: Im GnRH-Agonisten-Protokoll gibt es mehrere Medikamente für die Downregulation – darunter auch Nasensprays und Depotspritzen. Wenn du generell Spritzen schlimm findest, dann sprich an, ob eines dieser Medikamente eine Option ist. Dann musst du »nur« das FSH spritzen!**

Wann welches Protokoll sinnvoll ist, ist superschwer zu entscheiden. Generell werden im GnRH-Agonisten-Protokoll tendenziell höhere Stimulationsdosen benötigt – das kostet natürlich mehr Geld. Außerdem ist das Risiko einer Überstimulation im Behandlungszyklus etwas höher und es entfällt die Möglichkeit, die finale Ovulationsinduktion (mehr dazu im Kapitel »Wissen für dich: Die Ovulationsinduktion und die Eizellpunktion«) mit einem GnRH-Agonisten auszulösen. Allerdings profitieren zum Beispiel Patientinnen mit Endometriose oft von einem langen Protokoll mit Herabregulierung – und auch bei ungleich schnell reifenden Follikeln hat man bessere Erfahrungen mit dem langen Protokoll gemacht. Statistisch gesehen gibt es aber weder beim langen GnRH-Agonisten- noch beim kurzen GnRH-Antagonisten-Protokoll einen Vorteil in der Schwangerschaftsrate. Nur das kurze Agonisten-Protokoll scheint den anderen beiden Varianten tendenziell unterlegen zu sein.[26]

Wie lange genau stimuliert wird, lässt sich übrigens zu Beginn der Behandlung nicht exakt festlegen. Nach einigen Tagen wird mittels einer Ultraschalluntersuchung (und teilweise auch einer Hormonbestimmung) der Erfolg der Stimulation kontrolliert. Dabei können durchaus noch die Medikamentendosis und die Stimulationsdauer angepasst werden. Diese Untersuchungen finden in der Regel mehrfach statt – bis genügend Follikel eine ausreichende Größe erreicht haben (meist mindestens zwei Follikel mit mindestens 19 Millimeter Durchmesser). Es kann sein, dass während der Stimulationsphase drei bis fünf dieser Kontrolltermine mit zwei bis drei Tagen Abstand stattfinden.

Du siehst schon – es ist wirklich keine leichte Entscheidung, wie, wann und mit was stimuliert wird! Hier kommt leider also wieder der »Marathon« ins Spiel: Bei manchen Frauen passt direkt das kurze Antagonistenprotokoll mit einer an den AMH-Wert angepassten Startdosis an rekombinantem FSH. Bei anderen Frauen muss dagegen erst ausprobiert werden, was wohl die besten Ergebnisse bringt, und das Stimulationsprotokoll immer wieder angepasst werden.

Double/Dual Stimulation

Eine Sonderversion ist die sogenannte »doppelte Stimulierung«
(»Double/Dual Stimulation«). Hierbei wird außer in der follikulären
Phase nach der Eizellpunktion zusätzlich in der zweiten Zyklushälfte (in der lutealen Phase) mit FSH stimuliert und erneut punktiert. Bei diesem Verfahren müssen die Eizellen zwingend eingefroren werden – allerdings kann dafür innerhalb eines Zyklus eine
etwa doppelt so hohe Anzahl von Eizellen gewonnen werden. Zur
Anwendung kommt dieses Verfahren vor allem bei Frauen vor Chemotherapie (wo man besonders schnell viele Eizellen gewinnen
muss) oder bei Frauen, die schlecht auf die hormonelle Stimulation ansprechen (»low responder«).[29]

IVF/ICSI Naturelle (»sanfte IVF/ICSI« bzw. »Natural Cycle IVF«)

Unter der »IVF/ICSI Naturelle« (oder auch »sanfte IVF/ICSI«) versteht man eine künstliche Befruchtung im natürlichen Zyklus ohne
oder mit nur minimaler hormoneller Stimulation. Manchmal wird
Clomifen oder auch kurzfristig ein GnRH-Antagonist verwendet –
auf FSH oder eine LH-Gabe wird in der Regel aber verzichtet.
Meist reifen so pro Zyklus nur eine oder zwei Eizellen heran. Die
Follikelreifung wird dabei im Ultraschall kontrolliert und die Punktion findet statt, sobald der oder die Follikel ausreichend groß sind
(18 bis 20 mm). Je nach Protokoll wird eine »Auslösespritze« verwendet oder auch nicht. Manchmal kann die Punktion auch ohne
Narkose erfolgen, da ja nur wenige Follikel punktiert werden. Eine
Lutealphasenunterstützung (meist durch vaginale Progesteron-
tabletten) ist dennoch notwendig.

Entsprechend der geringeren Anzahl gewonnener Eizellen ist die kumulative Schwangerschaftswahrscheinlichkeit pro Punktion bei der IVF Naturelle niedriger. Dies gilt allerdings auch für die Kosten sowie die körperliche Belastung. Unter Umständen ist auch die Qualität der gewonnenen Eizellen bei IVF Naturelle etwas höher – das ist aber nicht zweifelsfrei erwiesen. Unklar ist, ob der Aufbau der Gebärmutterschleimhaut im natürlichen Zyklus dem stimulierten Zyklus überlegen ist.[30]

Gerade für »low responder« sowie Frauen, die stark unter den Nebenwirkungen der künstlichen Hormonstimulation leiden, kann eine IVF Naturelle eine attraktive Alternative zur klassischen Stimulationsbehandlung darstellen. Eine Voraussetzung dafür ist allerdings ein regelmäßiger natürlicher Zyklus.

Wenn dich dieses Thema weiter interessiert, dann kann ich dir das Buch »Der sanfte Weg zum Wunschkind« von Dr. med. Annemarie Schweizer-Arau empfehlen. Manche Themen im Kinderwunsch sehe ich zwar anders – aber sie ist definitiv Expertin auf dem Gebiet der IVF Naturelle.

ICSI bedeutet direkt schwanger, oder?

Zeit, meine kleine Farm zu ernten

Mittwochvormittag hatte ich noch einige Arbeitscalls, bevor wir in die Klinik fuhren. Ich hatte angekündigt, dass ich einen kleinen Eingriff haben und eventuell ein paar Tage ausfallen würde. Meine Arzttermine zuvor hatte ich dank Homeoffice noch gut verstecken können – aber am Mittwoch würde mir das mit der Narkose nicht mehr gelingen. Die Klinik hatte mir angeboten, mich krankzuschreiben. Ich war mir aber noch nicht sicher, wie ich damit umgehen sollte – denn ich wollte nicht, dass man unbedingt auf der Arbeit begriff, dass ich alles daransetzte, schwanger zu werden. Den letzten Anruf führte ich durch, als der Anästhesist bereits zum Narkosegespräch vorbeigekommen war und ich schon meinen schicken grünen OP-Rock trug. Auf meinem T-Shirt stand »Zeit, meine Eizellen zu holen« – das hatte ich mir nämlich selbst als Glücksbringer für den Eingriff gebastelt.

»Es geht gleich los – ich werde bei Ihnen die Punktion durchführen«, sagte die blonde Frau, die gerade das Zimmer betreten und sich mir als Ärztin vorgestellt hatte. Verständnislos blickte ich sie an. Niemand hatte mir gesagt, dass nicht *meine* Ärztin anwesend sein würde. Bisher hatte ich mit keinem anderen Arzt in der großen Praxis zu tun gehabt, sondern war ausschließlich von ihr betreut worden. Aber gut, auch das würde mich jetzt nicht aus dem Konzept bringen, im Grunde war es ja ein einfacher Eingriff und ich hatte keinen Grund, der neuen Ärztin dies nicht genauso zuzutrauen! Sie erklärte mir noch einmal den kurzen Ablauf und wir verabschiedeten uns.

Kurze Zeit später wurde ich dann von einer freundlichen Schwester abgeholt. Markus hatte »seinen Job« auch bereits erledigt und die Spermienprobe wenige Minuten zuvor in einem eigens dafür gedachten Raum abgegeben. Im Gegensatz zu manchen Männern nahm Markus diese Sache übrigens ziemlich locker. Bei seinem ersten Spermiogramm hatte er mir sogar ein paar Fotos von dem Raum gemacht und mir lachend von der Filmauswahl berichtet.

Ich kletterte also auf den OP-Stuhl, legte meine Beine auf die beiden Schienen und unterhielt mich noch kurz mit der Schwester und dem Anästhesisten. Obwohl mir ein OP natürlich nicht fremd ist, war ich durchaus etwas nervös – jetzt wo ich »auf der anderen Seite lag«. Aber da musste ich jetzt eben durch. Ich atmete noch einige Mal tief Sauerstoff ein und dann spürte ich langsam die wohlige Wärme in meinem Arm, bevor ich vollends durch die beginnende Propofol-Narkose wegdämmerte. Alles würde gut werden.

Moment mal, so hatten wir nicht gewettet ...

»Wir konnten bei Ihnen sechs Eizellen punktieren, Frau Plack«, gab mir die Ärztin auf meine diesbezügliche Frage zur Antwort. Schlagartig war meine – noch durch die Narkose befeuerte – gute Stimmung weg. Gerade hatte ich Markus noch völlig zugedröhnt wirres Zeug vorgebrabbelt. Er hatte das ganze Spektakel wie besprochen direkt für meinen YouTube-Vlog gefilmt. Aber nun war diese euphorische Stimmung auf einmal weg.

»Wie kann das sein? Warum sind es nur sechs Eizellen?«, fragte ich die Ärztin verwirrt. Vielleicht hatte sie sich getäuscht und mir die falschen Zahlen einer anderen Patientin genannt? Das konnten unmöglich »meine Ergebnisse« sein!

»Das ist eine ganz normale Anzahl ...«, versuchte die Ärztin anzusetzen, aber ich konterte: »Nein, das ist sie in meinem Alter nicht. Und am Montag hieß es noch, es würden zwölf bis dreizehn werden!« Mein Schreck war durch diese Aussage sofort in Ärger umgeschlagen. Ich kannte die Zahlen des deutschen IVF-Registers in- und auswendig. Sechs Eizellen waren an der Grenze zum »low responder« und statistisch gesehen keinesfalls »ganz normal« für eine Frau mit 32 Jahren und altersgerechtem AMH-Wert.

DEUTSCHES IVF-REGISTER

Nahezu alle Kinderwunschkliniken in Deutschland nehmen am deutschen IVF-Register teil und übermitteln diesem anonymisierte Daten zu ihren Behandlungsverläufen. So entsteht eine sehr gute Datenbasis, die Auskunft darüber gibt, welche Behandlungen welchen Erfolg bringen und welche Ergebnisse jeweils in Abhängigkeit

deutsches-ivf-register.de/jahrbuch.php

von verschiedenen Faktoren bei den Patient:innen zu erwarten sind. Jährlich werden diese Zahlen in einem frei zugänglichen Jahrbuch veröffentlicht – teilweise sogar in einer für Patient:innen gedachten und gut verständlichen Kurzfassung.

Die Ärztin merkte schnell, dass ich recht gut Bescheid wusste und begann daher, mir etwas detaillierter zu erklären, was sie im Ultraschall während der Punktion gesehen hatte. Scheinbar waren meine Eizellen sehr unterschiedlich gut gereift. Durch die unterschiedliche Reifung waren viele der Follikel zu klein gewesen, es hätte sich nicht gelohnt, diese zu punktieren. Sie hätte aber zehn angestochen und sei auch etwas verblüfft, dass davon nur sechs Eizellen enthalten hätten. Vermutlich wäre bei den anderen die Eizelle noch zu unreif gewesen und dadurch noch nicht frei in der Follikelflüssigkeit geschwommen, sondern noch am Rande des Follikels »festgeklebt«.

Die Ärztin schlug daher vor, dass wir bei einem eventuellen zweiten Versuch auf das lange Protokoll mit Vorbehandlung durch einen GnRH-Agonisten wechseln sollten, um meine Eizellen zu »synchronisieren«. Sie war aber recht optimistisch, dass das gar nicht nötig sein werde und wechselte das Thema: »Ich wollte aber noch über etwas anderes sprechen mit Ihnen. Sie haben auf dem Aufklärungsbogen angegeben, dass Sie zwei Embryonen haben möchten. Das ist nicht verantwortungsvoll, das Zwillingsrisiko ist zu hoch. Sollten wir nicht doch nur einen Embryo einsetzen?«

Mir schwirrte der Kopf. Die Narkose war noch nicht voll abgeklungen und ich hatte gerade die Hiobsbotschaft erhalten, dass meine Eizellfarm nicht gerade einen Traumertrag erwirtschaftet hatte. Das war gerade alles etwas viel für mich. Ich war niedergeschlagen und müde und mir war etwas schwindelig. Und nun fing diese Ärztin, die ich kaum kannte, an, meinen Behandlungsplan zu hinterfragen. Entsprechend verärgert blockte ich diese Diskussion ab und beharrte auf meiner Entscheidung für zwei Embryonen.

Die Ärztin war unzufrieden. Ich auch. Da hatten wir zumindest etwas gemeinsam. Die Ärztin verließ mein Zimmer wieder und jetzt überkam mich die Verzweiflung vollends. Wieso waren meine Ergebnisse so schlecht? Es war doch alles gut gelaufen! Ich hatte auf die Hormone reagiert und die beiden Follikelkontrollen hatten mir noch mehr Mut gemacht, dass ich in wenigen Tagen wieder schwanger sein würde. Markus versuchte, mich damit zu beruhigen, dass sechs Eizellen doch nicht bedeuteten, dass es nicht klappen würde. Und er hatte ja auch recht: Am Ende benötigt es nur EINE gute Eizelle und EIN Spermium, um schwanger zu werden. Aber auf der anderen Seite kannte ich viele Statistiken. All mein Wissen hatte mir jedoch nicht geholfen und so war ich jetzt unglücklich. Sehr unglücklich. Eine schlechte Stimulierbarkeit reduzierte statistisch unsere Chancen auf ein baldiges Wunschkind deutlich.

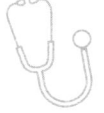

KIWU-KLINIK = BABY?
DIE ERFOLGSCHANCEN VON IVF UND ICSI

Die Chancen auf eine erfolgreiche Schwangerschaft durch eine künstliche Befruchtung sind höher als im natürlichen Zyklus (ca. 30 bis 35 % pro Embryotransfer). Dennoch sind sie recht weit von 100 % entfernt. Die jeweils individuelle Situation von Frau und Mann (Alter, Vorerkrankungen etc.) spielt eine große Rolle. Tatsächlich ist es so, dass es oft mehrere Versuche der künstlichen Befruchtung braucht, bis ein Paar erfolgreich schwanger ist. Das mag einerseits zunächst niederschmetternd sein – andererseits deuten die Zahlen auch klar darauf hin, dass es sich meist eine ganze Weile lohnt, »weiterzukämpfen«.[31]

- 1. Transfer: 1 von 3 Paaren ist schwanger.
- 2. Transfer: 1 von 2 Paaren ist schwanger.
- 4. Transfer: 2 von 3 Paaren sind schwanger.

Ein Teil der Patientinnen verlässt die Kinderwunschklinik schließlich jedoch ohne Baby. Dafür gibt es zahlreiche Gründe – von finanziellen Ursachen über Unzufriedenheit mit der behandelnden Klinik bis hin zu körperlicher und seelischer Erschöpfung und fortgeschrittenem Alter. Manche Paare entscheiden sich irgendwann dann doch gegen ein leibliches Kind oder gehen den Weg ins Ausland und versuchen es z. B. mit einer Eizellspende oder Leihmutterschaft – Verfahren, die in Deutschland nicht erlaubt sind. Oft müssen sie dafür gar nicht unbedingt weit gehen – denn seit 2015 ist die Eizellspende unter bestimmten Umständen etwa in Österreich erlaubt.

Noch war unsere Behandlung jedoch keinesfalls gescheitert. Mein Kreislauf war im Anschluss an das Gespräch so richtig in den Keller gesackt, hatte sich aber dank einer kurzen Liegepause wieder relativ schnell erholt. Ich hatte etwas gegessen und getrunken und so wir durften die Klinik bald verlassen. Den Rest des Tages verbrachte ich jedoch auf dem Sofa und war ziemlich niedergeschlagen. An Arbeiten war jedenfalls erst einmal nicht zu denken und so hatte ich mich zumindest für die drei Tage bis zum Wochenende krankschreiben lassen.

Rein körperlich gesehen ist eine Krankschreibung nach Eizellpunktion nicht notwendig – der Eingriff ist relativ unkompliziert und die Beschwerden danach halten sich meist in Grenzen. Manche Kliniken sprechen dennoch eine Krankschreibung aus – das hat allerdings dann eher mit der psychischen Belastung der Behandlung zu tun.

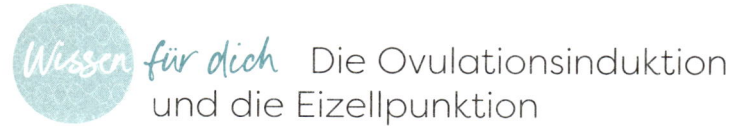

Wissen für dich Die Ovulationsinduktion und die Eizellpunktion

Sind bei der Ultraschallkontrolle genügend ausreichend große Follikel sichtbar, wird die Follikelpunktion geplant und die finale Eizellreifung mittels eines weiteren Medikamentes eingeleitet. Umgangssprachlich sagt man zu diesem Behandlungsschritt auch »Eisprung auslösen« (deshalb »Auslösespritze«). Man punktiert die Eizellen bei einer künstlichen Befruchtung jedoch ab, bevor sie »springen« – daher sollte man korrekterweise eher von der »Einleitung der finalen Eizellreifung« sprechen.

Als Grenzwert für diesen Schritt werden meist zwei Follikel von mindestens 19 mm Größe erwartet. Aber auch hier gibt es bei jeder Frau unterschiedliche Werte. Bei manchen Frauen findet der Eisprung natürlicherweise bei einer Follikelgröße von 22 bis 23 mm statt – bei anderen werden die Follikel bis zu 30 mm groß, bis es »losgeht«.

Als Medikament kommt dabei in den meisten Fällen das Hormon ß-hCG zum Einsatz (das »Schwangerschaftshormon«). Dieses ist chemisch eng mit LH verwandt, hat allerdings eine längere Halbwertszeit. Je nach Gewicht (und anderen Faktoren) kommen meist 5.000 oder 10.000 IE zum Einsatz. In seltenen Fällen wird die finale Eizellreifung auch mit rekombinantem LH eingeleitet. Im Antagonisten-Protokoll besteht außerdem die Möglichkeit, mittels eines GnRH-Agonisten den Körper dazu zu bewegen, selbst LH auszustoßen (genau wie bei der Downregulation im langen Protokoll). Allerdings ist die Anzahl der so gewonnenen Follikel und eventuell (!) auch die Qualität etwas reduziert. Dem steht bei Patientinnen mit PCO-Syndrom ein geringeres Risiko eines Überstimulationssyndroms gegenüber, wenn ein GnRH-Agonist anstelle von ß-hCG zur finalen Eizellreifung eingesetzt wird.

Dual Trigger – eine neue Hoffnung?

Teilweise wurde in Versuchen auch schon eine Kombination aus (niedrigdosiertem) ß-hCG und einem GnRH-Agonisten zur finalen Eizellreifung eingesetzt (»Dual Trigger«). Das Ziel dabei ist, die Vorteile der guten finalen Reifung durch das ß-hCG mit dem niedrigeren Überstimulationsrisiko durch den GnRH-Agonisten zu kombinieren.

In ersten Studien konnte aber auch bei Frauen mit einem »empty follicle syndrome« (geringer Eizellausbeute bei vielen Follikeln) ein besserer Erfolg durch den »Dual Trigger« gefunden werden.[32] Auch bei Low Respondern zeichnet sich ein positiver Effekt ab.[33] In letzter Zeit mehren sich auch die Studien, die einen generellen Vorteil des Dual Triggers bezüglich der Eizellausbeute[34], der Embryoqualität[35] und der Schwangerschafts- und Lebendgeburtenrate[36] nachweisen. Möglicherweise wird der Dual Trigger irgendwann zum Standard der finalen Eizellreifung werden.

Mein Tipp: Sprecht die Option gern mal in eurer Klinik an. Ich persönlich bin überzeugt, dass der Dual Trigger bei mir einen Unterschied gemacht hat!

Ablauf der Follikelpunktion

36 Stunden nach der »Auslösespritze« findet dann in der Regel die Eizellentnahme (Follikelpunktion) statt. In Ausnahmefällen kann dieser Eingriff auch schon nach 32 bzw. erst nach 40 Stunden stattfinden – hier hat jede Klinik ihre eigenen Präferenzen. Auf jeden Fall ist das Zeitfenster eng. Punktiert man zu früh, so kann es sein, dass sich in einigen Follikeln die Eizelle noch nicht von der

Follikelwand abgelöst hat und daher trotz Punktion vieler Follikel eventuell nur wenige Eizellen gewonnen werden können. Punktiert man dagegen zu spät, ist es im schlimmsten Fall schon auf natürliche Weise zu einem Eisprung gekommen und die Follikel können nicht mehr punktiert werden. Obwohl diese Komplikation in Kinderwunschforen oft gefürchtet ist (und auch ich immer davor Angst hatte), ist sie tatsächlich im hormonell gesteuerten Zyklus sehr selten und eher ein Problem der IVF Naturelle.

Am Tag der Punktion musst du nüchtern (»kein Essen für sechs Stunden)« zu deiner Klinik kommen – meist darfst du jedoch bis zu zwei Stunden vor der Punktion klare Flüssigkeiten (Wasser, schwarzer Kaffee ohne Milch, Tee) zu dir nehmen. Stell dich darauf ein, dass du mindestens eine, eher zwei Stunden vor der Punktion da sein solltest.

Der genaue Ablauf vor dem Eingriff ist je nach Klinik unterschiedlich. Häufig findet noch das Narkosegespräch statt, teilweise sprichst du noch einmal kurz mit der Ärztin, die die Punktion durchführen wird. Dann musst du dich umziehen – oft gibt's ein schickes OP-Hemdchen. Bei mir war es aber nur eine Art Wickelrock und so ein Einweg-Unterhöschen – ich durfte mein T-Shirt immer anbehalten.

> Mein Tipp: Nimm dir ein T-Shirt mit, das für dich eine Bedeutung hat und dir Mut macht. Oder besorge dir sogar extra eines für diesen Tag! Ich habe mir selbst diverse T-Shirts für den Tag der Eizellpunktion und des Embryotransfers entworfen und verkaufe diese aufgrund der Nachfrage auf Instagram und auf Amazon.

Nun ist dein Partner dran (sofern es sich nicht um eine Fremdsamenspende handelt) – er wird darum gebeten, Sperma abzugeben. Dafür gibt es fast immer einen speziellen Raum, in dem je nach Klinik Zeitschriften oder auch Videos zur Verfügung stehen. Vielen Männern ist dieser Schritt etwas unangenehm und sie machen sich Gedanken darüber, was alle um sie herum wohl denken – ich kann aber versichern: Dem Personal ist völlig egal, dass sie wissen, was in »dem Raum da« passiert!

Nachdem dein Partner von seiner »Probenentnahme« zurückgekehrt ist, wirst du abgeholt und in den OP-Bereich gebracht. Dort nimmst du auf einem gynäkologischen Stuhl Platz und der/die Anästhesist:in erklärt dir Schritt für Schritt, was jetzt geschieht: Meist findet die Follikelpunktion unter einer kurzen Vollnarkose statt. Falls du davor große Angst hast, gibt es aber Alternativen. Sprich in diesem Falle einfach mit deiner Klinik, ob eine Punktion bei Bewusstsein möglich ist. Wenn du dich für eine Vollnarkose entscheidest, atmest du zunächst kurz hochprozentigen Sauerstoff durch eine Maske ein. Du bekommst außerdem einen venösen Zugang – meist einen recht kleinen am Handrücken oder in der Ellenbeuge. Über diesen wird in der Regel das Narkosemittel gegeben. Bei solch kurzen Eingriff handelt es sich fast immer um Propofol – dieses Medikament verursacht nämlich nur selten Übelkeit, ist gut steuerbar und geht mit einem angenehmen Einschlafen und Aufwachen einher.

Mein Tipp: Denk einfach kurz an etwas Schönes wie einen Strand oder einen Sonnenuntergang, wenn es im Arm warm wird!

Die Punktion selbst läuft sehr schnell ab (10 bis 20 Minuten). Über die Vagina werden die Eierstöcke mit einer feinen Nadel punktiert und jeder einzelne, ausreichend große Follikel abgesaugt. Das passiert unter Ultraschallkontrolle und ist aufgrund der anatomischen Nähe recht einfach. Je nach Klinik werden die Follikel auch mit Flüssigkeit gespült. Ob durch dieses sogenannte Follikel-flushing die Eizellausbeute erhöht werden kann, ist unter Medizi-nern umstritten – Studien widersprechen dem eher. Je nach Stu-die erhöht sich zwar die Anzahl der gewonnenen Eizellen – diese sind jedoch meist unreif. Eine Erhöhung der kumulativen Schwan-gerschaftsrate nach Follikelflushing konnte nicht nachgewiesen werden – teilweise ist die Anzahl der gewonnenen Eizellen sogar geringer![37]

Natürlich hat jeder operative Eingriff Risiken – Komplikationen nach Follikelpunktion sind aber selten (< 1 %) und meist milde. Unter anderem kann es zu einer (geringen) vaginalen Blutung kommen.[38] Theoretisch sind zwar Verletzungen anderer Organe sowie Infektionen ebenfalls möglich – das sind aber wirklich Aus-nahmefälle!

Mein Tipp: Mich hat es beruhigt, mir vorzustellen, dass es im Grunde nichts anderes als eine Blutentnahme ist: Da ist kurz eine feine Nadel, die etwas absaugt. Und danach ist da auch kein riesiges Loch – das bekommt der Körper in der Regel ganz einfach und ohne Wundschmerz wieder hin!

Wenige Minuten nach der Punktion bist du bereits wieder wach und wirst in den Aufwachraum gebracht. Je nach Protokoll der Klinik liegst du in einem Bett, wirst in einem Rollstuhl geschoben oder darfst mit Unterstützung sogar selbst zurücklaufen. Ob du allein ein Zimmer hast oder in einem Aufwachraum (von Vorhän-gen getrennt) mit anderen Patientinnen liegst, hängt ebenfalls von deiner Klinik ab. Nun bleibst du noch einige Minuten in der Klinik und bekommst meist etwas zu trinken und danach eventu-ell auch zu essen.

> **Mein Tipp:** Pack dir deine Lieblingsschoki oder einen tollen Müsliriegel oder Kekse ein! Ich hatte nach der Punktion immer Hunger und fand es richtig klasse, etwas Leckeres da zu haben!

Während du dich von der Punktion erholst, kommen meist noch einmal der/die Anästhesist:in und der/die Gynäkolog:in vorbei, fragen, wie es dir geht, und geben dir kurz Auskunft darüber, wie der Eingriff abgelaufen ist. Solltest du Schmerzen haben (leichte Schmerzen können durchaus vorkommen), kannst du außerdem um ein mildes Schmerzmittel (z.B. Ibuprofen) bitten. Auch der/die Biolog:in kommt in der Regel noch einmal vorbei, sobald er/sie die gewonnene Follikelflüssigkeit untersucht und die gewonnenen Eizellen angesehen hat. Dann erfährst du auch, wie viele Eizellen es geworden sind! Sobald alle Gespräche stattgefunden haben und du dich wieder fit fühlst (und auf Toilette warst!), darfst du nach Hause gehen. Allerdings bist du aufgrund der Narkose und der möglichen Nachwirkungen rechtlich an diesem Tage weder verkehrs- noch geschäftsfähig. Du darfst also nicht allein nach Hause fahren – und streng genommen auch keine Geschäfte mehr an dem Tag machen.

Lutealphasenunterstützung

Da bei der Follikelpunktion auch Zellen entfernt werden, die für die Bildung des Gelbkörpers zuständig sind (die Granulosazellen), muss die zweite Zyklushälfte bei einer künstlichen Befruchtung ebenfalls medikamentös unterstützt werden. Dies geschieht meist mit Progesteron, zum Teil wird auch noch Östradiol gegeben. Progesteron kann sowohl oral als auch als Vaginaltablette eingenommen werden. Tendenziell sind die Nebenwirkungen bei einer vaginalen Einnahme etwas geringer, daher wird diese oft bevorzugt.

Anruf aus dem Eizelllabor

Am nächsten Tag saßen wir um kurz vor 12:30 Uhr wie auf glühenden Kohlen und starrten das Telefon an. Wir hatten die Nummer des Eizelllabors am Vortag bekommen und würden gleich den Erfolg der Befruchtung erfahren. Die Minuten verstrichen so langsam wie noch nie. Gleich würden wir wissen, wie unsere Chancen stünden. Ich wusste, dass statistisch eine Befruchtungsrate von etwa 70 % zu erwarten war, hoffte aber auf fünf befruchtete Eizellen. Vier wären auch okay gewesen, aber fünf wären natürlich besser, um die gewünschten zwei Blastozysten zu bekommen. Aufgrund der niedrigen Anzahl an gewonnenen Eizellen war nicht mehr sicher, dass so viele Embryonen die verlängerte Kultur überhaupt überstehen würden. Aber ich wollte nun einmal ZWEI Blastozysten. Würden die sechs Eizellen dafür reichen?

Ich fragte mich inzwischen auch, ob die Ärztin vielleicht absichtlich die anderen Follikel nicht punktiert hatte, weil sie der Meinung war, dass sechs Eizellen ausreichen und sowieso nicht wollte, dass wir zwei Embryos bekamen. War das ein fairer Vorwurf an sie? Nein, das war er nicht. Es war sicherlich nicht professionell von ihr gewesen, die Diskussion um die zwei Embryos mit mir direkt nach der Narkose zu führen – aber ihr zu unterstellen, sie hätte absichtlich nicht alles getan, damit wir viele Eizellen bekämen, war ein unfairer Vorwurf. Aber ich will ehrlich sein: Der Gedanke hing mir in diesem Moment im Kopf fest. Vielleicht auch, weil ich zur Abwechslung mal einen Schuldigen brauchte, der nicht mein eigener Körper war?

WAS IST EINE BLASTOZYSTE?

Nachdem der Embryo sich einige Male geteilt hat, entwickelt er sich an Tag 5 zu einer Blastozyste und teilt sich in den Embryoblast und den Trophoblast auf. Aus dem Embryoblast wird das Baby – aus dem Trophoblast die Plazenta und die Eihäute. Eine Blastozyste hat eine bessere Einnistungswahrscheinlichkeit als ein Embryo, der noch aus 4 oder 8 Zellen besteht (Tag-2- oder Tag-3-Embryo) – allerdings schafft es nur ein Teil aller befruchteten Eizellen in Kultur bis zu diesem Stadium.

Und dann war es 12:30 Uhr. Wir wählten die Nummer, die wir erhalten hatten, und erklärten, dass wir uns nach unseren Eizellen erkundigen wollten. Es dauerte nur einen kurzen Moment, bis die Biologin am Telefon war: »Guten Mittag Herr und Frau Plack. Also, wir hatten ja gestern die sechs Eizellen von Ihnen in die Behandlung gegeben ...«, hörte ich die Stimme sagen. Und in diesem Moment, noch bevor sie weitersprach, wusste ich bereits, dass schlechte Nachrichten kommen würden. Sie sprach ruhig und mit einem Unterton, der eindeutig nichts Gutes verhieß: »Leider sieht es aktuell so aus, als ob nur eine Eizelle erfolgreich befruchtet wurde. Es gibt noch eine zweite, die Anstalten macht, sich zu teilen, das bisher aber leider nicht getan hat.

Wir würden daher bitten, dass Sie direkt morgen zum Transfer vorbeikommen«, sprach die Stimme bedauernd.

In diesem Moment zerbrach all meine Hoffnung. Ich kann gar nicht wirklich sagen, welches Gefühl als erstes kam. War es Verzweiflung? Ungläubigkeit? Verwirrung? Auf jeden Fall war es furchtbar. Eine einzige Eizelle. Von sechs. Das war nahezu ein komplettes Befruchtungsversagen – weit ab von allem, was die statistische Norm hatte erwarten lassen. War die Anzahl an Eizellen schon schlecht gewesen für eine scheinbar gesunde Frau von 32 Jahren mit normalen Hormonwerten, so war diese Befruchtungsrate sogar unter dem, was bei schwergradig eingeschränkter Eizell- oder Spermienqualität zu erwarten war. Es war nicht nur relativ sicher das Ende unseres ersten Versuches einer künstlichen Befruchtung – es verhieß sogar, dass wir es möglicherweise nie schaffen würden. Dass wir zu den Paaren gehören könnten, die die Kinderwunschklinik irgendwann – körperlich und seelisch sowie finanziell ausgebrannt – ohne Kind verlassen würden. Dass wir niemals Eltern werden würden. All diese Gedanken rasten in den nächsten Minuten und Stunden durch meinen Kopf. Ich war völlig fertig. Ich weiß gar nicht mehr, ob ich direkt am Telefon zu weinen begann oder erst danach. Auch weiß ich nicht mehr, ob ich zu diesem Zeitpunkt nachfragte, wie in aller Welt das zu erklären war, oder ob ich das erst am nächsten Tag in der Klinik getan hatte. Ich stand in diesem Moment regelrecht unter Schock.

»Gib doch noch nicht gleich auf«, meinte Markus später zu mir: »Immerhin haben wir noch diese eine Eizelle. Und du sagst doch selbst, dass im Grunde eine einzige gute Eizelle reicht!« Tatsächlich war Markus während der ganzen Kinderwunschreise immer etwas optimistischer als ich gewesen. Immer wenn ich daran zweifelte, dass wir irgendwann Eltern werden würden, war es Markus, der mich aus dem Loch herausholte. Mein Fels in der Brandung. Er war überzeugt, dass wir es schaffen würden. Wir würden Eltern werden. Koste es, was es wolle – er hatte diese unerschütterliche Überzeugung, dass es irgendwann klappen würde. Woher er diese Überzeugung und Kraft nahm, kann ich dir nicht sagen. Nur, dass er sie hatte. Und ich nicht immer. Grundsätzlich war ich immer der Typ »Glas halb voll« und bezeichnete mich als »Berufsoptimistin«. Aber während der Kinderwunschzeit hatte selbst ich diese Momente, in denen ich nicht mehr positiv war. Nicht daran glaubte, dass wir es schaffen würden. In denen ich einfach nur noch verzweifelt war. Und dieser Tag war ein solcher pessimistischer Tiefpunkt.

Aber trotz all meiner Trauer fiel mir direkt eine Maßnahme ein, die uns bei einem erneuten Versuch möglicherweise bessere Ergebnisse bringen würde (mehr dazu im folgenden Kapitel »ICSI 2.0«).

Am nächsten Tag machte ich mich daher mittags zusammen mit Markus auf den Weg in die Kinderwunschklinik. Transfer bereits an Tag 2 statt Tag 3. Mir war völlig klar, warum die Klinik das tat: Die Gefahr war zu hoch, dass an Tag 3 kein Embryo mehr da sein würde. Gar keiner. Dummerweise fiel unser Embryotransfer somit auf den errechneten Entbindungstermin unseres ersten Sternchens.

Wegen der Pandemielage waren Partner:innen beim Embryotransfer eigentlich nicht zugelassen. Aber das war mir an diesem Tag egal. Ich brauchte meinen Mann und so fragte ich nicht einmal nach, ob er mitkommen dürfte, sondern stellte die Klinik direkt vor vollendete Tatsachen. Und tatsächlich widersprach niemand, als Markus mit mir an der Aufnahme stand und wir uns zum Embryotransfer anmeldeten.

Wir saßen einige Minuten im Wartebereich der Klinik, bis wir gebeten wurden, ins Sprechzimmer der Ärztin zu kommen. Die Biologin sei ebenfalls dabei. Das war gar kein gutes Zeichen. Normalerweise wären wir nicht ins Sprechzimmer gebeten worden, sondern direkt in den Raum, in dem die Transfers stattfanden. Und es wären auch nicht Ärztin und Biologin zum Gespräch anwesend. Diesmal erinnere ich mich, dass ich noch auf dem Gang anfing zu weinen.

»Der Embryo hat es nicht geschafft, oder?«, fragte ich mit Tränen in den Augen, gleich als wir das Zimmer betraten. Die Ärztin bat uns zunächst, Platz zu nehmen. Und dann bestätigten sie und die Biologin meinen gerade geäußerten Verdacht. Der Embryo hatte sich seit dem Vortag nicht weiterentwickelt und auch die andere Zelle hatte den Kampf um die Zellteilung verloren. Es gab keinen Embryo, der übertragen werden konnte. Unsere erste ICSI war offiziell gescheitert.

Ein Abbruch des Behandlungszyklus aufgrund des Fehlens eines transferfähigen Embryos ist ein eher ungewöhnlicher Ausgang. Laut deutschem IVF-Register kommt es nur in etwa 5 % aller ICSI-Behandlungszyklen zu keinerlei befruchteten Eizellen. Dabei sind jedoch meist Frauen mit einer eingeschränkten Eizellreserve und sehr wenigen Eizellen betroffen. Kommt es zur Befruchtung, so folgt in über 85 % aller Zyklen auch ein Transfer.

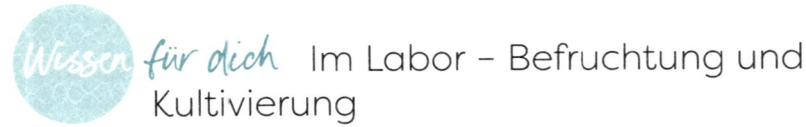 Im Labor – Befruchtung und Kultivierung

Nach Entnahme der Eizellen werden diese von dem/der Biolog:in auf ihren Reifezustand hin untersucht. Die Eizellen werden außerdem von umgebenden Zellen befreit und – außer im Fall von »Social Freezing« (dem vorsorglichen Einfrieren von unbefruchteten Eizellen) – ALLE befruchtet. Dass das nach Embryonenschutzgesetz überhaupt möglich ist, liegt an einem »kleinen Kniff«. Nach der aktuellen Gesetzeslage wird die Vereinigung der beiden Zellkerne (von Eizelle und Spermium) als Beginn des Lebens definiert. Ob die Befruchtung erfolgreich ist, kann man aber schon kurz zuvor sehen, wenn sich zwei Vorkerne bilden. Diese »Vorkernstadien« (Pronukleuszellen, PN-Zellen) dürfen in unbegrenzter Anzahl erzeugt werden und können dann kultiviert oder ebenfalls eingefroren werden.

IVF versus ICSI

Die Befruchtung kann in zwei unterschiedlichen Prozessen stattfinden: als klassische IVF oder mittels der ICSI-Technik, welche inzwischen immer häufiger angewandt wird. Bei der klassischen IVF werden die vorbereiteten Eizellen mit aufbereiteten Spermien im Reagenzglas vermischt und die Spermien müssen die Befruchtung selbst »ausfechten«. Bei der ICSI wählt der/die Biolog:in dagegen gezielt unter dem Mikroskop bestimmte Spermien aus und injiziert jedes separat mithilfe einer Mikropipette in jeweils eine Eizelle. Für dich als Patientin besteht hinsichtlich des Ablaufs der Behandlung keinerlei Unterschied zwischen einer IVF und einer ICSI!

Allerdings lassen sich fast nie alle reifen Eizellen befruchten. Die durchschnittliche Befruchtungsrate bei ICSI liegt in Deutschland bei etwa 65 % – bei der klassischen IVF sogar nur bei etwa 55 %.[39] Die höhere Befruchtungsrate ist auch einer der Gründe, warum inzwischen vor allem die ICSI durchgeführt wird – allerdings geht diese mit deutlich höheren Kosten einher. Man darf die Tendenz zur ICSI also durchaus auch kritisch hinterfragen, sofern das Spermiogramm normal ist und die Fruchtbarkeitsstörung auf Seiten der Frau liegt (z.B. aufgrund von verklebten Eileitern).

Artifizielle Eizellaktivierung (AOA)

Ein Sonderschritt, der bei stark eingeschränkten Spermiogrammen eingesetzt werden kann, ist die Eizellaktivierung. Hierbei werden bestimmte Substanzen zu der mittels ICSI behandelten Eizelle ins Medium gegeben – am häufigsten wird dafür Calcium Ionophor (*CultActive*) eingesetzt. Normalerweise befindet sich im Akrosom (dem vordersten Teil des Spermiums) eine Substanz (Phospholipase C), die bei Kontakt mit der Eizelle zu einer Calciumausschüttung in der Eizelle führt und diese »aktiviert«. Diese Aktivierung ermöglicht erst die Bildung der Vorkerne und so die Befruchtung. Fehlt den Spermien diese Substanz oder kann die Eizelle nicht auf diese reagieren, scheitert dieser kritische erste Schritt der Befruchtung. Durch die Zugabe von Calcium Ionophor wird die Eizelle quasi unabhängig vom Spermium »angeschubst«, da das intrazelluläre Calcium erhöht wird. Insbesondere bei Paaren mit schlechter Befruchtungsrate oder schlechter Embryoentwicklung in vorausgegangenen ICSI-Zyklen konnte in Studien eine deutliche Verbesserung der Befruchtungsrate und Embryonenqualität gezeigt werden. Und sogar noch mehr: In Studien konnte eine erhöhte Schwangerschafts- sowie Lebendgeburtenrate nachgewiesen werden.[40]

Folgende Indikationen können einen Einsatz der artifiziellen Eizellaktivierung sinnvoll machen:

- Niedrige Befruchtungsrate in vorausgegangener ICSI (< 30 % oder Nullbefruchtung)
- Schlechte Embryonenentwicklung trotz normaler Befruchtungsrate[41]
- Schwerstgradig eingeschränkte Spermiogramme (z.B. TESE-Spermien, Azoospermie, Kryptozoospermie)

Embryokultur

Sind die Eizellen entnommen und mit Spermien erfolgreich befruchtet worden, werden die befruchteten Eizellen entweder im Vorkernstadium eingefroren oder in Kultur gegeben. »In Kultur geben« heißt, dass sie in einem speziellen Nährmedium bei 37°C in einer Petrischale in einem Brutschrank aufbewahrt werden. In regelmäßigen Abständen nimmt der/die Biolog:in die Petrischale aus dem Brutschrank heraus und kontrolliert die Eizellen unter dem Mikroskop auf eine regelrechte Entwicklung.

In Deutschland darf man nur so viele Embryonen in Kultur geben, dass die für den Transfer gewünschte Anzahl an Embryonen gesichert ist. Dabei wird berücksichtigt, dass sich nicht alle Embryonen weiterentwickeln. Somit dürfen durchaus mehrere Vorkernstadien pro geplantem Embryo kultiviert werden. Die Auslegung dieser Regelung wird von den Kliniken oft großzügig gehandhabt – das bezeichnet man auch als »den deutschen Mittelweg«. Meist ist aber bei sechs bis acht Vorkernstadien Schluss – manche Kliniken kultivieren nur maximal vier Vorkernstadien, ganz wenige bis zu zehn.

Transfer an Tag 3 vs. Tag 5 (verlängerte Kultur)

Standardmäßig erfolgt eine Kultivierung bis Tag 2 oder 3. An Tag 2 sollte ein idealer Embryo aus vier Zellen bestehen, an Tag 3 aus acht. Alternativ zu einem Transfer an Tag 3 besteht die Option einer verlängerten Kultur (Blastozystenkultur). Hierbei findet der Transfer meist erst an Tag 5 statt, selten auch an Tag 4 oder 6. Viele Kliniken empfehlen die verlängerte Kultur, obwohl sie von den Krankenkassen nicht übernommen wird und privat bezahlt werden muss. Tatsächlich ist die Entscheidung aber nicht so einfach!

Was man dafür verstehen muss: Eine Blastozyste hat eine höhere Schwangerschaftswahrscheinlichkeit als ein Embryo, der an Tag 3 übertragen wird (ca. 35 % vs. 20 %).[42] Allerdings schaffen es nicht alle Embryonen von Tag 3 bis Tag 5 in der Kultur und so stehen weniger Embryonen zur Verfügung (die z.B. für einen Kryotransfer eingefroren werden könnten – Genaueres dazu im nachfolgenden Kapitel »Kryokonservierung«).[43] Und die große Frage ist, ob ein Teil der Embryonen, die es in Kultur nicht von Tag 3 bis Tag 5 geschafft haben, es in der Gebärmutter möglicherweise doch hinbekommen hätten. Denn auch wenn über die idealen Kulturbedingungen viel geforscht wird, so sind diese nicht so optimal wie die natürliche Umgebung der Gebärmutter.

Daher wird man mit Blastozystenkultur tendenziell schneller schwanger – die »kumulative Schwangerschaftsrate« ist allerdings eventuell nicht höher.[44] Im Klartext: Würde eine Frau alle aus einer Punktion gewonnenen Embryonen an Tag 3 übertragen bekommen (in mehreren Transfers inklusive Kryozyklen), so ist die Chance, dass sie von dieser einen Punktion schwanger wird, eventuell genauso hoch wie mit verlängerter Kultur.[45] Es dauert dann aber natürlich länger. Bei wenigen vorhandenen Embryonen wird oft zum Transfer an Tag 3 geraten – ob dies sinnvoll ist, wird derzeit in einer größeren Studie untersucht (PRECiSE Trial).[46] Berechnet man die

Kosten der Kryokonservierung und der Kryozyklen mit ein, so ist es fraglich, ob man tatsächlich Geld (und Nerven!) spart, wenn man auf die verlängerte Kultur verzichtet.

Mein Tipp: Habt ihr sehr wenige Embryonen, dann kann es sinnvoll sein, einen Transfer an Tag 3 anzustreben, um einen Zyklusabbruch zu verhindern. Habt ihr allerdings mehrere Embryonen, dann ist vermutlich die verlängerte Kultur der richtige Schritt.

Time Lapse/Embryoscope

Eine weitere private Zusatzleistung, die von manchen Kliniken angeboten wird, ist die Nutzung eines speziellen Inkubators (Brutschrankes). In diesem wird die Entwicklung des Embryos kontinuierlich mit einer Kamera aufgezeichnet (Embryoscope). Diese Videoaufnahme kann dann vom Biologen im Zeitraffer angesehen werden (Time Lapse). Man hofft, durch diese Aufnahme eine bessere Beurteilung der Entwicklung zu bekommen, als das mit den Momentaufnahmen bei konventioneller Kultur der Fall ist. Außerdem verspricht man sich vom Embryoscope eine bessere Umgebungsbedingung für die Embryonen, da die Petrischalen für die Begutachtung nicht aus dem Brutschrank entnommen werden müssen. Während der konventionellen Kontrolle herrschen keine 37°C wie im Brutschrank (oder im Körper!) und die Embryonen sind überdies Sauerstoff ausgesetzt. Ein Vorteil der Time-Lapse-Systeme gegenüber der konventionellen Begutachtung konnte in Studien bisher nicht konsequent nachgewiesen werden. Möglicherweise ist die Fehlgeburtsrate mit Time-Lapse-Systemen etwas niedriger und die Schwangerschaftsrate tendenziell erhöht – die Datenlage ist hier aber sehr dünn.[47]

Mein Tipp: Nutzt das Embryoscope, wenn es von eurer Klinik angeboten wird. Denn abgesehen von den möglichen Vorteilen für den Embryo bekommt ihr bei einem erfolgreichen Transfer das Video auf Rückfrage oft auch ausgehändigt. Und dann habt ihr eine Aufnahme des Momentes, in dem das Leben eures kleinen Wunders entstanden ist. Für mich ist diese Aufnahme unbezahlbar und etwas unfassbar Beeindruckendes!

EmbryoGen-/BlastGen-Spezialmedien

Eventuell bietet euch eure Klinik als private Zusatzleistung an, dass ihr ein Nährmedium namens EmbryoGen bzw. BlastGen für eure Embryonen nutzen könnt. Diese enthalten den Wachstumsfaktor GM-CSF (Granulozyten Makrophagen Colony Stimulating Factor). Man verspricht sich von diesen Spezialmedien, dass es zu einer besseren Embryonenqualität und folglich zu einer höheren Schwangerschaftsrate kommt. Laut Hersteller sollen die Medien insbesondere die Fehlgeburtenrate reduzieren. So wünschenswert das wäre – die Datenlage hier ist sehr uneindeutig.[48] Ein positiver Effekt ist möglich, die systematische Cochrane-Metaanalyse – die einen sehr hohen wissenschaftlichen Standard hat – kommt jedoch zum Ergebnis, dass der Vorteil dieser Medien uneindeutig ist.[49]

Kryokonservierung

Die Kryokonservierung wird verwendet, um »überzählige« Embryonen aufzuheben, da das Embryonenschutzgesetz in Deutschland einen Transfer von mehr als drei Embryonen verbietet. Diese »überzähligen Embryonen« können entstehen, wenn mehr Embryonen in Kultur überleben, als statistisch zu erwarten war. Diese dürfen dann als »Notfall« – um die Vernichtung von Embryonen zu umgehen – eingefroren werden. Ebenfalls eingefroren werden dürfen unbefruchtete Eizellen (z.B. im Rahmen von »Social Freezing« oder zur Fertilitätsprotektion bei Krebsbehandlungen) oder befruchtete Eizellen im Vorkernstadium, diese gelten noch nicht als Embryonen.

In Österreich ist die Gesetzeslage übrigens anders – hier dürfen alle befruchteten Eizellen bis zur Blastozyste kultiviert werden. Die bestentwickelten Embryonen werden dann ausgewählt und übertragen bzw. eingefroren (Embryoselektion). In der Schweiz ist die Kultivierung von bis zu 12 Embryonen gestattet – ausdrücklich auch bis ins Stadium der Blastozyste.

Die nicht für den Transfer benötigten Embryonen können in flüssigem Stickstoff bei –196°C unbegrenzt lange gelagert werden, sie befinden sich quasi im »Winterschlaf«. Dafür werden sie blitzschnell eingefroren – dieses Verfahren nennt man »Vitrifikation«. Nach dem aktuellen Wissensstand schadet der Prozess den Eizellen oder Embryonen nicht, die erfolgreichen Auftauraten liegen bei etwa 95 %.[50]

»Freeze All«-Zyklen

Unter bestimmten Umständen empfehlen Kliniken einen »Freeze All«-Zyklus – dabei werden alle Embryonen im Vorkernstadium eingefroren und es findet kein Transfer statt. Insbesondere bei einer hohen Anzahl gewonnener Eizellen (mehr als 15 Eizellen) wird dies oft empfohlen. Dafür gibt es zwei Gründe: Zum ersten ist das Risiko eines Überstimulationssyndroms in dieser Patientinnengruppe deutlich höher und kann durch »Freeze All« vermieden werden. Zum zweiten ist die Einnistungschance oft vermindert, da die extremen Hormonwerte, die bei solchen Zyklen entstehen, die Empfänglichkeit der Gebärmutterschleimhaut herabsetzen und eine

Einnistung erschweren. Das ist insbesondere bei erhöhten Proges-
teronwerten in der späten follikulären Phase interessant.[51]

In einer großen Studie konnte inzwischen gezeigt werden, dass
»Freeze All« sowohl bei Patientinnen mit einer normalen (10 bis 15)
als auch mit einer hohen Anzahl gewonnener Eizellen (mehr als 15)
einen Vorteil in der kumulativen Schwangerschaftsrate bringt. Bei
Patientinnen mit einer suboptimalen (4 bis 9 Eizellen) oder niedrigen Reaktion (1 bis 3 Eizellen) brachte »Freeze All« allerdings keinen Vorteil.[52] Das häufig diskutierte »Freeze All«-Protokoll für alle
Patientinnen ohne Selektion ist daher nicht sinnvoll.[53]

Kryozyklen

Die im Stickstoff gelagerten Embryonen können in einem sogenannten »Kryozyklus« wieder aufgetaut und eingesetzt werden.
Kryozyklen sind deutlich schonender für den weiblichen Körper
als neue Stimulationszyklen. Der Transfer eines aufgetauten Embryos kann sowohl im natürlichen als auch im hormonell unterstützten Zyklus übertragen werden. Wird die hormonell gestützte
Variante eingesetzt, sind aber deutlich niedrigere Medikamentendosen notwendig (da man ja nur einen Follikel zum Reifen bringen will). Oft wird auf Gonadotropine verzichtet, die Eizellreifung
mit Clomifen/Letrozol unterstützt und die finale Eizellreifung mit
ß-hCG eingeleitet, sobald ein ausreichend großer Leitfollikel im
Ultraschall sichtbar ist. Je nach Stadium des Embryos bzw. der
befruchteten Eizelle werden diese dann aufgetaut und kultiviert
(Vorkernstadien) oder direkt zum geeigneten Zeitpunkt übertragen (Blastozysten bzw. Vielzeller). Wurden unbefruchtete Eizellen
eingefroren, kann an diesen nach dem Auftauen eine ICSI mit an-
schließender Kultivierung durchgeführt werden.

*I*CSI 2.0 – kurz durchatmen und weiter geht's!

Der Schock über das unerwartete Ende unserer ersten ICSI saß tief – und dennoch fing ich mich nach anfänglichen Tränen der Verzweiflung relativ schnell und begann mit der Ärztin und der Biologin zu diskutieren. Wir überlegten gemeinsam, wie es zu diesem Ergebnis kommen konnte, was es für unsere weiteren Pläne bedeutete und wie es weitergehen konnte, um in Zukunft bessere Ergebnisse zu erzielen. Die Biologin erklärte mir, dass sie vermute, meine Eizellen seien »zytoplasmatisch unreif« gewesen. Sie hätten zwar unter dem Mikroskop alle reif ausgesehen, wären es aber wohl doch nicht gewesen. Tatsächlich konnte ich diesen Begriff später in keinem Fachbuch und keiner Publikation irgendwo finden. Ich bin mir nicht ganz sicher, ob es sich um absolutes Spezialwissen handelt oder ob es nur ein Erklärungsversuch war für etwas, für das es kaum eine Erklärung gab.

»Können wir dann nächstes Mal eine Behandlung mit Calcium Ionophor machen?«, fragte ich sie. Durch meine Recherchen wusste ich, dass dieser zusätzliche Schritt helfen könnte, unabhängig davon, ob die Ursache nun in den Spermien oder den Eizellen gelegen hatte.

Tatsächlich hatte ich die Option Calcium Ionophor schon vor der ersten ICSI angesprochen. Zu diesem Zeitpunkt gab es allerdings keine Indikation für diese Zusatzleistung, daher hatte meine Ärztin davon erst einmal abgeraten und ich hatte das akzeptiert. Jetzt fragte ich mich natürlich, ob diese unkomplizierte und günstige Behandlung unseren ersten Versuch hätte retten können. Aber im Grunde war das natürlich ein müßiger Gedanke – die erste ICSI war nun einmal gescheitert und ein »was wäre, wenn ...« brachte niemanden weiter.

Wir beschlossen also, diese Behandlung im nächsten Versuch zu probieren und außerdem auf das lange Stimulationsprotokoll zu wechseln, um die Eizellreifung zu synchronisieren und so hoffentlich mehr Eizellen gewinnen zu können. Erst einmal sollte ich jedoch das Ende dieses Zyklus abwarten, im nächsten Zyklus konnten wir dann mit der Vorbehandlung starten und im übernächsten bereits wieder die nächste ICSI durchführen. Medizinisch gab es keinen Grund, warum wir länger warten sollten, und ich war so ungeduldig, dass mich selbst der eine Zyklus Wartezeit störte. Diesen sollte ich meinen Eierstöcken allerdings gönnen, damit sie sich von den Strapazen der ersten Stimulationsbehandlung erholen konnten. Aufgrund des anderen (langen) Protokolls würde ich außerdem nun mit einer höheren Medikamentendosis stimuliert werden. Zusätzlich schlug meine Ärztin den Wechsel von einem reinen FSH-Präparat auf eines mit FSH und LH vor. Mir war alles recht – Hauptsache, es gab einen neuen Plan, der Aussicht auf Erfolg hatte und neue Hoffnung gab. Mir war klar, dass sich ein solch fataler Ausgang wie bei der ersten ICSI nicht wiederholen durfte, um weiterhin eine realistische Chance auf eine Schwangerschaft zu haben.

Dennoch verließ ich die Klinik mit Markus sehr niedergeschlagen. Wir hatten ja gewusst, dass eine ICSI allein kein Garant für ein Kind war. Aber dass wir sogar ohne Transfer, ohne Hoffnung auf ein Wunschbaby aus dem ersten Versuch gehen würden – damit hatten wir nicht gerechnet. Und das auch noch am 4. Juni, am errechneten Entbindungstermin unseres ersten Sternchens! An diesem Tag zerbrach meine Hoffnung auf ein schnelles Regenbogenwunder endgültig. Der Kreis würde sich also noch nicht schließen – das war jetzt jedenfalls sicher.

Karriere, Kontrolltermine und Kandidaturen

So langsam wurden die Termine in der Kinderwunschklinik auch ein Problem für mich in Bezug auf die Stelle, die ich im Januar erst angetreten hatte. Durch die Fehlgeburt war ich im April bereits zwei Wochen krankgeschrieben gewesen und jetzt war ich durch die Punktion erneut ein paar Tage ausgefallen. Hatte ich am Mittwoch noch gedacht, dass ich Donnerstag und Freitag vielleicht arbeiten könnte, so hatte sich das mit dem trostlosen Ergebnis der ICSI erledigt. Ich war überhaupt nicht in der Lage, klare Gedanken zu fassen.

Während ich die letzten Termine in Humangenetik, Gerinnungsambulanz und Kinderwunschklinik noch mehr oder weniger dank Homeoffice hatte verstecken können, so wusste ich, dass es nun immer komplizierter werden würde. Bald würde eine erneute ICSI anstehen, wieder mit Voruntersuchung, mehreren Follikelkontrollen und schließlich der Punktion. Diesmal war mir klar, dass ich mich nach der Punktion sofort für ein paar Tage würde krankschreiben lassen – zu tief saß die Angst, dass es erneut nicht gut laufen und ich somit einfach zu fertig sein würde, um arbeiten zu können. Und so machte ich mir während meiner zweiten ICSI langsam Gedanken, ob mir die ständige Arbeitsunfähigkeit möglicherweise noch in der Probezeit zum Verhängnis werden könnte. Aber welche Wahl hatte ich schon? Eines war für mich sicher: Unser Kinderwunsch stand an erster Stelle. Dennoch legte ich meine Arzttermine – soweit möglich – immer auf den frühen Morgen oder um die Zeit der Mittagspause herum.

So ein Termin war auch der Kontrolltermin in der 2. Zyklushälfte des Folgezyklus. Vor der Downregulation des langen Protokolls musste kontrolliert werden, dass ich keine Zysten von der vorherigen Stimulation zurückbehalten hatte. Tatsächlich hatte ich eine Woche nach meiner ersten Punktion ziemlich vergrößerte Eierstöcke und freie Flüssigkeit im Bauch gehabt. Eigentlich alles Zeichen einer milden Überstimulation – gemerkt hatte ich davon aber nichts.

Glücklicherweise bekam ich bei diesem Termin jedoch grünes Licht für die Downregulation. Keine Zysten in Sicht und auch die freie Flüssigkeit im Bauchraum war verschwunden – mein Körper hatte die gescheiterte ICSI gut überstanden. Zumindest etwas! Ich sprach mit dem Arzt (meine Ärztin war im Urlaub) kurz darüber, was wäre, wenn ich plötzlich natürlich schwanger geworden sei – ob die Medikamente dann einen negativen Einfluss haben würden. Natürlich hatten Markus und ich auch im Pausenzyklus nichts unversucht gelassen – ein Wunder war ja immer möglich, hatten wir gedacht. Tatsächlich war der Arzt nicht begeistert davon, dass wir nicht verhütet hatten. Ich hatte selbst vorher recherchiert und war zu dem Ergebnis gekommen, dass sogar in diesem unwahrscheinlichen Falle keine wirkliche Gefahr von dem Medikament, das ich nehmen sollte, ausging. Dennoch verunsicherte mich das Gespräch doch etwas. Ich bekam aber mein Rezept und stiefelte direkt in die nächste Apotheke, um das benötigte Medikament (ein Nasenspray mit einem GnRH-Agonisten) abzuholen.

Ich dachte mir nicht viel dabei, als ich kurz darauf meine E-Mails am Handy checkte. Doch bei einer E-Mail musste ich schlagartig stutzen: »Herzlichen Glückwunsch, du bist in der TOP 160 des diesjährigen Miss-Germany-Contests!«, las ich auf meinem Handydisplay. Mein erster Gedanke war, dass es vermutlich eine Spamnachricht durch meinen Filter geschafft haben musste. »Bitte gib uns spätestens bis Freitag Bescheid, ob du dabei bist, und sende uns den unterschriebenen Vertrag zu«, las ich weiter. Ich las die gesamte Nachricht sowie das angehängte PDF mit dem Vertrag mehrfach durch und suchte nach Hinweisen auf einen Betrugsversuch. Tatsächlich hatte ich mich Mitte Juni bei *Miss Germany 2021/2022* beworben. Dass ich allerdings tatsächlich in die engere Auswahl kommen würde, hatte ich mir im Leben nicht erträumt. Seit zwei Jahren war *Miss Germany* kein Schönheitswettbewerb mit Bikini und Abendkleid mehr — sondern es ging um »echte Frauen« mit einer Message und einer Mission in der Welt. »Be part of the movement« war das Motto der diesjährigen Staffel und die Werbevideos hatten verschiedenste Frauen unterschiedlicher Größe, Statur, Hautfarbe und Altersstufen gezeigt. In meinem Bewerbungsvideo hatte ich von meinen Fehlgeburten und meinem unerfüllten Kinderwunsch erzählt. Und davon, dass ich mit der Tabuisierung dieser Themen brechen und dafür sorgen wolle, dass wir in unserer Gesellschaft offener über diese Dinge sprechen. Insgeheim hatte ich aber erwartet, dass solch ein Thema vermutlich doch zu viel wäre und man eher Frauen suchte, die sich z.B. für Tierschutz einsetzten. Oder für Umweltschutz. Oder Body Positivity. Eben etwas, das näher am Puls der Zeit lag und vor allem »unverfänglicher« war. Unfruchtbarkeit war doch bestimmt eine Stufe zu heftig, hatte ich mir gedacht — und es dennoch versuchen wollen.

Nun aber saß ich da und konnte keinen Hinweis auf einen Betrug oder eine Spamnachricht finden. Langsam sickerte der Gedanke in meinen Kopf: »Sie haben sich echt für dich entschieden ...! Mit diesem Thema ...!« Damit hatte ich wirklich nicht gerechnet. Die Entscheidung, ob ich den Vertrag unterschreiben wollte, hatte ich innerhalb von Minuten getroffen: Wenn ich durch meine Teilnahme am Wettbewerb auch nur eine einzige Frau mehr mit meiner Message zu Fehlgeburten und Unfruchtbarkeit erreichen konnte, dann hätte ich mein Ziel erreicht! Ich wollte laut sein – und *Miss Germany* hatte sich entschieden, mir eine Bühne dafür zu geben. Diese Chance wollte genutzt werden.

Die nun folgende Downregulation vertrug ich glücklicherweise sehr gut. Da ich meinem Körper jedoch misstraute, überprüfte ich die LH-Ausschüttung mit Ovulationstests. Diese wurden nach sehr kurzer Zeit tatsächlich positiv – und das, obwohl mein Eisprung definitiv schon vorbei war. Wundersamerweise war ich also nicht immun gegen das Nasenspray! Leider waren das jedoch die einzigen Tests, die zwei Streifen zeigten. Obwohl ich hoffnungsvoll erneut Schwangerschaftstests verwendete, wollte sich hier kein Hauch zeigen. Noch einmal sollte mir ein solches Wunder also nicht kurz vor der ICSI gelingen. Mitte Juli stand fest: Es würde wie geplant eine zweite Stimulation geben.

Einmal ist keinmal – auf in Runde zwei!

»Nun, ich denke, es werden etwa acht Follikel werden, vielleicht zehn«, meinte meine Ärztin vorsichtig, nachdem sie den Schallkopf beiseitegelegt hatte. Die Enttäuschung beim Blick auf den Monitor war mir vermutlich vom Gesicht abzulesen. Definitiv waren da weniger Follikel als beim letzten Mal zu sehen – das war auch mir aufgefallen. Dabei hatte ich mir doch diesmal von dem langen Protokoll eine reichere Ausbeute erhofft. Schließlich wussten wir nicht sicher, ob die geplante Eizellaktivierung mit Calcium Ionophor die Befruchtungsrate retten würde. Die Hoffnung bestand, aber eine Garantie gab es nicht. Entsprechend niedergeschlagen war ich nach dem ersten Follikel-TV. Was war falsch mit meinem Körper? Wieso ließ er sich auch in diesem Protokoll nicht besser stimulieren? Meine Hormonwerte waren doch alle in Ordnung und das Problem lag bei den Spermien! War etwas übersehen worden? Hatten wir vielleicht zwei Baustellen?

Eine wirkliche Antwort auf diese Frage habe ich bis heute nicht bekommen. Vielleicht gibt es auch bei mir Ursachen, die unseren Kinderwunsch erschwert haben. Vielleicht auch nicht. Bei mir waren alle Labortests immer unauffällig – egal ob Hormonwerte oder Gerinnungsparameter. Gerade als Ärztin fiel es mir schwer zu akzeptieren, dass wir nicht alles messen und eindeutigen Ursachen zuordnen konnten. Aber damit musste ich leben – und so blieb mir nichts anderes übrig, als damit klarzukommen, dass wir auch aus unserer zweiten künstlichen Befruchtung nicht unbedingt mit ausreichend Eizellen für drei Kinder herausspazieren würden.

Dennoch hatte ich die Hoffnung, dass wir genug Embryonen bekommen würden, damit mir zwei Blastozysten eingesetzt werden konnten. Denn das war weiterhin mein »Masterplan« – zwei Blastozysten sollten es werden. Das Zwillingsrisiko war mir dabei egal – im Gegenteil, ein Teil von mir wünschte sich sogar Zwillinge. Wir waren beide überzeugt, dass wir auch mit Zwillingen zurechtkämen – und praktisch fand ich es auch. Quasi ein »Two-for-one«-Angebot – eine Schwangerschaft, zwei Babys! Und nebenbei würden wir die »verlorene Zeit« wieder aufholen.

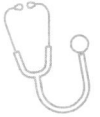

DAS ZWILLINGSRISIKO BEI KÜNSTLICHER BEFRUCHTUNG

Kinderwunschkliniken versuchen seit langem, die Zwillings- und Mehrlingsraten zu senken. Rechtlich ist in Deutschland, Österreich und der Schweiz der Transfer von bis zu drei Embryonen legal – das kommt aber nur noch selten vor. Eine Zwillingsschwangerschaft stellt immer eine Risikoschwangerschaft dar und geht mit deutlichen Gefahren für Mutter und Kinder einher. Insbesondere bei jungen Frauen mit guten Einnistungschancen wird daher heute oft nur ein Embryo übertragen – ein sogenannter »elective single embryo transfer« (eSET). Die Wahrscheinlichkeit einer Zwillingsschwangerschaft hängt vom Alter der Mutter sowie dem Stadium der übertragenen Embryonen ab. Bei einem Transfer von zwei Tag-3-Embryos liegt das Risiko bei rund 20 % – bei zwei Blastozysten eher bei 33 %.

Darüber sprach ich allerdings nicht besonders offen. Denn rein rational betrachtet war es nicht klug, sich eine Zwillingsschwangerschaft zu wünschen – und das war mir auch bewusst. Meine Botschaft an die Ärzte war also eher ein »Mir ist das Risiko bekannt – aber ich gehe es ein« als ein »Au ja, her mit dem Doppelpack!«

Nun aber mussten wir erst einmal genug Eizellen für zwei Blastozysten bekommen. Und an dieser Front sah es eben wieder nicht so gut aus. Ich erhielt noch ein Rezept für zusätzliche Hormonspritzen und sollte einige Tage weiter stimulieren. Dann würde eine erneute Kontrolle stattfinden und wir könnten den Zeitpunkt der Punktion festlegen.

Zwischenzeitlich hatte sich leider meine berufliche Situation etwas angespannt. Ich war ziemlich unglücklich damit, wie die Kommunikation in der Firma ablief. Ganz speziell die Kommunikation mit meinem Chef– den ich als »klassisches Alpha-Männchen« bezeichnen würde. Aber gerade, weil es bei mir privat nicht nach Plan lief, wollte ich unbedingt wenigstens beruflich Höchstleistungen vollbringen. Ich wollte Erfolge sehen – und dazu beitragen, die Firma wirklich weiterzubringen. Und so kämpfte ich trotz der ständigen Arzttermine und des Hormonchaos in meinem Körper darum, gute Arbeit zu leisten.

Einen Tag vor dem zweiten Follikel-TV stellte der CEO spontan einen weiteren Besprechungstermin zu wichtigen Kennzahlen ein. Das Gespräch begann gut. Mein Chef ließ mich ausreden und hörte scheinbar aufmerksam zu. Nach etwa 15 Minuten setzte er allerdings plötzlich an: »Ich denke, du passt nicht zu unserer Firma. Kannst du nächste Woche im Büro vorbeikommen, den Laptop abgeben und die notwendigen Dokumente unterschreiben? Dein Vertrag würde Ende August enden, aber wir würden dich direkt freistellen.«

Mir fehlen ja selten die Worte. Aber in diesem Moment wusste ich tatsächlich nicht mehr, was ich sagen sollte. Der Termin war anscheinend eine Farce gewesen. Er hatte vermutlich nie über die Zahlen sprechen wollen. In meinen Augen wäre es das Mindeste gewesen, ein richtiges Feedback-Gespräch aufzusetzen – aber das hatte er wohl nicht für nötig gehalten. Über seine Gründe für diese sehr plötzliche und überraschende Kündigung kann ich tatsächlich nur spekulieren. Wobei ich nie den Verdacht losgeworden bin, dass mein Kinderwunsch hier eine Rolle gespielt hat. Denn immerhin hatte er mir während des Gespräches bestätigt, dass er darüber im Bilde gewesen war. Vielleicht war es aber auch nur gekränkter männlicher Stolz gewesen, da ich seine Auffassung zum erwarteten Firmenwachstum nicht teilte und ihm das auch klar zu verstehen gegeben hatte.

Am nächsten Morgen verschlief ich glatt ein paar Minuten, verpasste die S-Bahn, weil ich wie eine Idiotin am falschen Gleis stand und kam zu spät zu meinem Termin in der Kinderwunschklinik. Meine Ärztin merkte sofort, dass etwas mit mir nicht stimmte. Unter Tränen berichtete ich ihr, was vorgefallen war. Sie war unfassbar verständnisvoll und bot mir gleich an, mich krankzuschreiben. Allerdings war dies gar nicht nötig, da mich mein Chef ohnehin sofort freistellen wollte. Als ich dann auf dem Stuhl Platz nahm, hatte sie leider ebenfalls keine Nachrichten, die mich aufmunterten – es sah weiterhin nicht nach mehr Follikeln aus und die vorhandenen waren auch nur zögerlich gewachsen. Also gab es leider keine Freigabe zur Punktion – stattdessen sollte ich über das Wochenende weiterhin stimulieren und am Montag erneut zur Kontrolle kommen. Aber zumindest gab es gewisse Fortschritte – und im langen Protokoll konnte die Stimulation durchaus mal etwas zäher sein und länger dauern.

Das Wochenende verstrich ohne große Ereignisse – und am Montag hatte ich außer dem KiWu-Termin bereits so gut wie gar nichts mehr in meinem Kalender stehen. Das erste Mal verspürte ich eine regelrechte Erleichterung über den Wegfall meiner »Jobpflichten« – kein Verstecken des KiWu-Termins mehr, kein Stress dabei, die Calls und die anstehenden Termine irgendwie unter einen Hut zu bringen. Die Kontrolle ergab dann keine großen Überraschungen – die Follikel waren langsam weitergewachsen und würden bald groß genug sein, um den Eisprung auszulösen. Und so ging ich ein zweites Mal mit einer Spritze Ovitrelle in der Tasche durch den Bahnhof an der Friedrichstraße und hoffte, dass es das letzte Mal sein würde. Mittwochabend sollte ich auslösen, die Punktion würde am Freitag erfolgen. Insgeheim hatte ich auf den Donnerstag gehofft – denn das war unser Hochzeitstag. Wie schön wäre es gewesen, wenn unser kleines Wunder an unserem Hochzeitstag entstehen würde! Leider waren die Follikel dafür aber noch ein bisschen zu klein – und das Ergebnis war nun einmal wichtiger als solche Wünsche. Irgendwann im Kinderwunsch werden solche romantischen Vorstellungen einfach weniger. Hatte ich ein Jahr zuvor noch auf eine Empfängnis während eines romantischen Picknicks in der Toskana gehofft, so war es für mich inzwischen wichtiger, dass wir die Anzahl an Eizellen maximierten, die das Labor zur Befruchtung verwenden könnte. Ich würde meinem Kind nie eine romantische Geschichte seiner Entstehung erzählen können. Aber vielleicht konnte ich ihm oder ihr dafür dann eines Tages berichten, wie sehr wir für sie oder ihn gekämpft hatten und wie sehr wir uns dieses Glück gewünscht hatten!

Stattdessen ging ich an unserem Hochzeitstag also im Büro vorbei, unterschrieb den Erhalt der Kündigung und gab meinen Laptop ab. Für mich gab es jetzt Wichtigeres in der Zukunft. Wie gut diese Entscheidung war, würde ich erst in den nächsten Wochen und Monaten erfahren. Am Freitagmorgen war es so weit: Meine zweite Follikelpunktion stand an. Wir fuhren in die Klinik und durchliefen dasselbe Prozedere wie auch schon in Runde eins. Das Aufwachen aus der Narkose war wie auch beim ersten Mal recht unterhaltsam, und Markus durfte sich erneut mein wirres Propofol-Gebrabbel anhören. Insgesamt war ich aber deutlich weniger nervös als bei der ersten Punktion – immerhin kannte ich alle Abläufe bereits. Und es konnte schließlich nicht erneut so schlecht laufen wie beim ersten Mal, oder?

»Wir konnten sechs Eizellen punktieren«, erklärte die Biologin wenige Minuten später. Ich blickte sie fassungslos an. War ich im falschen Film? Neuer Versuch, völlig unterschiedliches Protokoll, höhere Medikamentendosen und wieder »nur« sechs Eizellen? Zwar war ich diesmal nicht mehr so schockiert, da die Follikel-TVs ja bereits ein mäßiges Wachstum gezeigt hatten. Aber natürlich war ich dennoch enttäuscht. Wenigstens acht Eizellen hatte ich mir erhofft. Oder sieben. Einfach nur mehr als das letzte Mal. Ein Zeichen, dass es besser laufen würde. Die Punktion war dieses Mal von einer anderen Ärztin durchgeführt worden. Sie hatte – meinem Wunsch entsprechend – deutlich mehr Follikel punktiert und war auch etwas verblüfft gewesen, dass dabei mehrere der Follikel keine Eizellen enthalten hatten. Vermutlich waren diese noch nicht ganz reif und am Rande der Follikelwand festgeklebt. Wieder dasselbe »Szenario«. Erneut hatte ich den Begriff »Low Responder« im Kopf.

LOW RESPONDER

Als »Low Responder« bezeichnet man Frauen, die auf Stimulation nur mit der Produktion weniger Eizellen reagieren. Meist handelt es sich bei Low Respondern um Frauen mit einem niedrigen AMH-Wert kurz vor den Wechseljahren.

Es gibt diverse Stimulationsprotokolle und Medikamente, die bei Low Respondern ausprobiert werden, um die Eizellausbeute zu erhöhen. Ein Geheimrezept hat aber leider bisher niemand entdeckt.

Wirkliche »Low Responder« freuen sich oft schon über drei oder vier Eizellen – aber ich konnte mich einfach nicht über sechs Eizellen freuen. Ich hatte auf mehr gehofft und eigentlich auch damit gerechnet. Und so verließen wir die Klinik wieder recht niedergeschlagen – aber dennoch mit mehr Hoffnung als beim ersten Mal. Denn wir hatten ja noch die Calcium-Ionophor-Behandlung als Ass im Ärmel. Mit sechs Eizellen konnte man durchaus schwanger werden – wenn nur die Befruchtungsrate besser sein würde!

Wieder hatten wir eine Uhrzeit bekommen, zu der wir am nächsten Tag in der Klinik anrufen durften, um die Befruchtungsrate zu erfragen und das weitere Vorgehen zu besprechen. Und wieder verging die Zeit bis dahin quälend langsam. Am Samstagmorgen war ich nervlich ein absolutes Wrack. Ich war so hin- und hergerissen und voller Gedanken und Emotionen. Wer das noch nie erlebt hat, kann sich kaum vorstellen, wie man sich während der Behandlungszyklen von Termin zu Termin hangelt. Und immer mit im Gepäck: die Angst und die Hoffnung. Während der Kinderwunschbehandlung ist man permanent am Warten, am Hoffen, am Bangen oder am Trauern.

Als wir am Mittag des nächsten Tages dann tatsächlich im Eizelllabor anriefen, hörte ich bereits in der ersten Sekunde an der Stimme der Biologin, dass es diesmal gute Nachrichten gab: »Also das Calcium Ionophor scheint funktioniert zu haben! Vier der Eizellen sind befruchtet worden und haben Vorkerne ausgebildet. Eine weitere zuckt noch, eventuell teilt sie sich ebenfalls! Wir würden am Montag dann besprechen, wie es mit der Entwicklung der Embryonen aussieht und ob der Transfer am Montag oder Mittwoch stattfindet.«

Vier von sechs. Vielleicht sogar fünf von sechs. Das war komplett normal! Eine NORMALE Befruchtungsrate …! Natürlich fragte ich mich erneut, ob unsere erste ICSI vielleicht besser verlaufen wäre, hätte man damals schon meinem Wunsch nach

Eizellaktivierung nachgegeben. Aber ich verwarf den Gedanken recht schnell. Das war jetzt alles egal – im Labor lagen gerade vier Embryonen von uns. Vier Embryonen mit dem Potenzial, eines Tages unser Kind zu werden. Ich war überglücklich – es gab Hoffnung für uns! Wenn wir nur weiterkämpfen würden, dann würde es irgendwann funktionieren und wir würden Eltern werden. Und nun legte mir auch kein Job mehr Steine in den Weg zu unserem Wunschkind.

Leider sind Kinderwunsch und Karriere in Deutschland oft nur schwierig zu vereinbaren. Frauen im »gebärfähigen Alter« sowie junge Eltern sind einer systematischen Diskriminierung ausgesetzt. Und nicht selten wird Frauen direkt gekündigt, sobald ihr Kinderwunsch bekannt wird. Die aktuelle rechtliche Situation schützt Frauen im Kinderwunsch leider kaum.

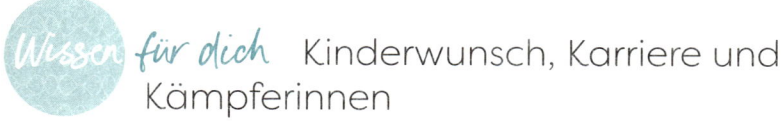

Wissen für dich Kinderwunsch, Karriere und Kämpferinnen

Als Frau in einem »bestimmten Alter« steht man oft unter dem Generalverdacht, sowieso bald schwanger werden zu wollen und damit eine Weile »auszufallen«. Viele Arbeitgeber fürchten den absoluten Kündigungsschutz von Schwangeren – da wird man die verdächtige Frau doch bitte lieber gleich los, solange sie noch nicht schwanger ist. Immer wieder berichten mir Frauen, wie unfassbar schwer es für sie ist, die Kinderwunschbehandlung vor dem Arbeitgeber geheim zu halten. Zwar öffnen viele Kinderwunschkliniken morgens schon sehr früh ihre Pforten und ermöglichen es berufstätigen Frauen so, Termine vor der Arbeitszeit wahrzunehmen – aber diese berufliche Problematik erhöht dennoch zusätzlich den psychischen Druck, der auf Frauen während der Kinderwunschzeit lastet.

Diskriminierungsschutz für (werdende) Eltern?

Diskriminierung von Frauen im gebärfähigen Alter bei Bewerbungsgesprächen und Einstellungen sind in Deutschland leider traurige Realität. Insbesondere bei der Bewerbung auf Teilzeitstellen werden verheiratete, kinderlose Frauen systematisch benachteiligt.[54] Und auch nach einer oder gar mehreren erfolgreichen Schwangerschaften sehen die Karriereaussichten oft ziemlich düster aus.

Sandra Runge und Karline Wenzel haben daher die Initiative #ProParents gegründet und eine entsprechende Petition gestartet, die sich gegen »Elterndiskriminierung« richtet. Sie fordern die Aufnahme des Diskriminierungsmerkmales »Elternschaft« in den §1 des Allgemeinen Gleichbehandlungsgesetzes (AGG) bzw. eine Ergänzung des AGG und konnten mit ihrer Petition bereits große mediale Aufmerksamkeit erringen.[55] In der Theorie ist eine Diskriminierung aufgrund eines Kinderwunsches übrigens bereits jetzt schon nicht legal (nach §3 Abs. 1 des AGG) und kann bei der Antidiskriminierungsstelle des Bundes gemeldet werden.[56] Auch eine Klage auf Schadensersatz bzw. Entschädigung in Form von Schmerzensgeld ist möglich. Wie hoch die tatsächlichen Chancen auf Erfolg sind, ist allerdings fraglich.

Kinderwunsch und Kündigungsschutz?

Aktuell gibt es leider keinen Kündigungsschutz oder andere Schutzmechanismen für Frauen bzw. Paare mit Kinderwunsch. Auch das ist ein Grund, warum viele nicht offen über einen unerfüllten Kinderwunsch und über Fehlgeburten sprechen.

Besonders schwierig ist die Situation im Falle von Fehlgeburten. Je nach Arbeitsplatz und Gefahrenlage müssen manche Frauen direkt mit Beginn der Schwangerschaft den Arbeitgeber informieren, damit dieser geeignete Maßnahmen treffen kann, um die werdende Mutter zu schützen. Ab Eintritt der Schwangerschaft genießt die Frau aufgrund der Schwangerschaft einen absoluten Kündigungsschutz. Sollte ihr gekündigt werden, bevor sie den Arbeitgeber informiert, hat sie zwei Wochen lang Zeit, diesen zu informieren und die Kündigung damit rückwirkend ungültig zu machen. Damit sind auch Frauen geschützt, die zum Zeitpunkt der Kündigung eventuell noch gar nicht wussten, dass sie ganz frisch schwanger sind.

Endet die Schwangerschaft allerdings vorzeitig mit einer Fehlgeburt vor der 12. Woche, so endet auch der Kündigungsschutz. Erst bei einer Fehlgeburt nach der 12. Woche gilt ein besonderer Kündigungsschutz für vier Monate.[57] Die Mehrheit aller Fehlgeburten findet allerdings vor der 12. Woche statt. Und dann ist dem bereits informierten Arbeitgeber klar: »Die Frau versucht es bestimmt bald wieder ...!«

Diese Situation bringt Frauen in der Frühschwangerschaft in die problematische Situation, dass sie sich entscheiden müssen, ob sie über ihre Schwangerschaft schweigen und potenziell gefährliche Aufgaben weiter ausführen – oder ob sie riskieren wollen, nach einer Fehlgeburt auch noch sofort gekündigt zu werden. Leider bekomme ich immer wieder Berichte von Frauen, denen genau das nach einer Fehlgeburt passiert ist. Es ist also leider nicht nur ein Gedankenspiel, sondern traurige Realität.

Mutterschutz nach Fehlgeburt? Fehlanzeige!

Von Fehlgeburten betroffene Frauen erhalten keinen Mutterschutz, sofern es sich nicht um eine Totgeburt (Baby mit einem Gewicht von mindestens 500 g oder älter als 24. SSW) handelt. Denn erst dann handelt es sich rechtlich um eine Entbindung, die entsprechende Schutzmechanismen verlangt. Im Grunde muss die Frau nach einer Fehlgeburt am nächsten Tag arbeiten gehen – es sei denn, eine Ärztin zeigt Mitleid und schreibt die Frau erst einmal krank.

Die Autorin und Kolumnistin Natascha Sagorski kämpft mit ihrer Petition »Gestaffelter Mutterschutz nach Fehlgeburt« genau gegen diese Problematik an. Sie hat zusammen mit drei anderen Frauen Verfassungsbeschwerde eingelegt. Insofern besteht Hoffnung, dass sich in Deutschland die Situation für Frauen nach einer Fehlgeburt in Zukunft bessert!

openpetition.de/
petition/stellung-
nahme/gestaffelter-
mutterschutz-nach-
fehlgeburten

5+6 Zellen Hoffnung

Die Zeit bis Montag verging erneut quälend langsam. Ich schwankte die ganze Zeit zwischen »Schwarzmalerei« und Euphorie. In einer Minute war ich überzeugt, dass da unser zukünftiges Kind im Labor auf uns wartete. Im nächsten Moment fürchtete ich wieder die ernste Stimme am Telefon. Die Stimme, die uns erklären würde, dass leider alle Embryonen in ihrer Entwicklung stehen geblieben wären und es erneut zu keinem Transfer kommen würde.

Ganz so schlimm kam es dann nicht. Allerdings waren die Nachrichten am Montag auch nicht wirklich berauschend. Von den vier Embryonen waren noch zwei vorhanden – ein regulärer Sechszeller sowie ein irregulär geteilter Fünfzeller. Die anderen beiden waren leider wirklich stehen geblieben. Optimal wären an Tag 3 Achtzeller gewesen – beide noch verbliebenen Embryonen waren also in der Entwicklung etwas verzögert. Der Fünfzeller war außerdem wirklich sehr irregulär – hätte es den Sechszeller nicht gegeben, hätten wir vermutlich erneut über einen Abbruch des Zyklus ohne Transfer nachdenken müssen. Die Frage einer Blastozystenkultur erübrigte sich damit ebenfalls – denn wir wollten ja sowieso zwei Embryonen zurückhaben. Und eine Selektion der besten zwei durch verlängerte Kultur war bei nur zwei verbliebenen Embryonen nun einmal nicht möglich. Im Gegenteil, es bestand das Risiko, dass beide Embryonen gleichfalls noch stehen bleiben würden – und dann hätten wir für weitere Versuche erhebliche Argumentationsprobleme gegenüber der Krankenkasse bekommen ...

Und so ging es gleich am Montag noch zum Transfer – zu meinem allerersten Transfer. Ich war unfassbar nervös und gleichzeitig sehr traurig über das Ergebnis. Ich hatte etwas recherchiert und war zum Ergebnis gekommen, dass die Chancen auf eine Schwangerschaft bei maximal 20 % lagen. In 80 % der Fälle würde mich am Ende des Zyklus mal wieder ein verdammter blütenweißer Test erwarten. Und mein Bauchgefühl tendierte zu den 80 %. Dennoch wollte ich die Hoffnung nicht aufgeben und versuchte mit aller Kraft, positiv auf den Transfer zu blicken.

In der Klinik angekommen, zeigte uns die Biologin die Fotos unserer beiden Embryonen. Der Fünfzeller sah wirklich ziemlich daneben aus – aber der Sechszeller machte mir etwas Hoffnung. Als ich auf dem Behandlungsstuhl saß, berührten Markus und ich uns an den Zeigefingern – so wie bei E.T. Wir scherzten, dass wir damit später unserem Kind erzählen konnten, dass Mama und Papa sich nur an den Fingerspitzen berührt hätten und wenige Minuten später sei Mama dann schwanger gewesen.

Der Transfer ging sehr schnell vonstatten und war komplett schmerzlos. Tatsächlich führte ihn dieses Mal auch »meine Ärztin« durch und niemand anderes – auch das wertete ich als ein gutes Zeichen. Im Rahmen eines Gespräches hatte sie irgendwann zu mir gesagt: »Sie kriege ich noch schwanger!« – und daher war ich froh, dass sie den Transfer durchführte. Nachdem ich meine Embryos zurückbekommen hatte, wechselte ich stolz mein T-Shirt und trug nun das selbstgemachte »PUPO«-T-Shirt. »PUPO« ist eine gern genutzte Abkürzung in der KiWu-Community und bedeutet auf Englisch: »pregnant until proven otherwise«. Sie wird für Frauen nach einem Embryo-transfer und vor dem Bluttest verwendet. Denn immerhin ist klar, dass sie einen lebendigen Embryo in sich haben und daher erst einmal als schwanger gelten sollten. Bis der Bluttest diesen Sachverhalt hoffentlich bestätigt, gilt quasi die »Schwanger-schaftsvermutung«.

Irgendwann hat sich auf Social Media auch der Trend der »PUPO-Pommes« entwickelt – man geht nach dem Embryo-transfer zu McDonald's und holt sich Pommes. Betroffene Frauen hoffen, dass die Pommes die Einnistung unterstützen – es gibt sogar ein paar Thesen, warum die stark salzhaltige Speise dabei hilfreich sein könnte. Einen Beweis dafür gibt es allerdings in keiner Weise – und höchstwahrscheinlich ist auch absolut nichts dran an der Idee. Nichtsdestotrotz finde ich solche Ritu-ale im Kinderwunsch irgendwie schön – und so war ein Stopp bei McDonald's auch für uns auf dem Rückweg absolute Pflicht. Na-türlich mit Foto für Instagram, wieder einmal die Passage am S-Bahnhof Friedrichstraße hinter mir. Ich wollte einfach mit aller Kraft daran glauben, dass ich jetzt PUPO war – und bald dann hoffentlich PUB (»pregnant until birth«).

Die nächsten Tage vergingen wieder deutlich zäher. Ich tes-tete jeden Tag morgens mit einem Schwangerschaftstest. Zu Be-ginn waren deutlich zwei Striche zu sehen – das war aber noch das Rest-ß-hCG von der Auslösespritze.

Die Striche wurden dünner und waren fünf Tage nach dem Transfer komplett verschwunden. Ich testete weiter – in der Hoffnung, der Strich würde wieder erscheinen. Es verging Tag um Tag – und mit jedem blütenweißen Test wurde meine Hoffnung ein Stückchen kleiner. Neun Tage nach dem Trans-fer kaufte ich mir dann aus Verzweiflung wieder einen teuren, hochsensitiven Schwangerschaftstest. »Vielleicht liegt es ja an den billigen Tests!«, versuchte ich mir einzureden. Auch online hatten mir mehrere Frauen geschrieben, dass ich mich an rechnerisch ES+12 nicht auf billige Tests verlassen dürfte. Allerdings wusste ich ja bereits von meinen beiden natürlichen Schwangerschaften, dass auch meine günstigen Tests an diesem Tag bereits definitiv positiv gewesen waren.

ß-HCG-ABBAU NACH AUSLÖSESPRITZE

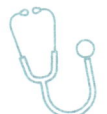

Das für die finale Eizellreifung eingesetzte ß-hCG ist nach der »Auslösespritze« mehrere Tage im Blut und Urin nachweisbar und führt so zu einem positiven Schwangerschaftstest. Je nach Dosis sowie Gewicht und Stoffwechsel der Frau dauert es fünf bis zehn Tage, bis das gespritzte ß-hCG komplett abgebaut ist. Daher empfehlen viele Kliniken auch, keine Schwangerschaftstests selbst durchzuführen. Gerade mit billigen Schwangerschaftstests lassen sich aber gut »Testreihen« anlegen. Wird der Strich zuerst dünner bzw. verschwindet, wird dann aber wieder dicker bzw. taucht erneut auf, kann sehr wohl von einer Schwangerschaft ausgegangen werden. Allerdings kann es natürlich noch zu einer sehr frühen Fehlgeburt kommen – es ist also ein Wissen, das auch Schmerz bereiten kann.

Leider bestätigte der teure Test am nächsten Morgen jedoch meine Einschätzung: Ich war nicht schwanger. Keiner der beiden Embryonen hatte es geschafft, sich einzunisten. Kurz darauf setzte auch bereits eine leichte Schmierblutung ein – eine Kontrolle in der KiWu-Klinik stand dennoch an. Ein niedriger, aber dennoch »schwangerer« ß-hCG-Wert (über 5 bzw. 10 mIU/ml) hätte zum Beispiel auf eine Eileiterschwangerschaft hinweisen können, und die leichte Blutung schloss diese ebenfalls nicht aus. Wir vereinbarten allerdings, dass sich die Klinik nur melden würde, falls der Bluttest überraschend doch nicht negativ sein sollte und eine Kontrolle erforderlich wäre.

Sie riefen nicht an.

Unsere zweite ICSI war ebenfalls offiziell gescheitert. Nun war der Zeitpunkt gekommen, an dem ich mich näher mit der Kostenfrage der Kinderwunschbehandlung beschäftigte. Bisher war ich sehr entspannt gewesen, da wir aufgrund der privaten Krankenversicherung glücklicherweise nahezu alle Kosten erstattet bekommen hatten. Aber die Kostenübernahme war für drei Versuche ausgestellt worden – danach hätten wir mit der Kasse diskutieren müssen, ob eventuell weitere Versuche erstattet werden. Und es bestand die Möglichkeit, dass die Kasse bei einem ähnlich schlechten Ergebnis wie bei den ersten Versuchen anzweifeln würde, dass ausreichend Erfolgsaussichten bestünden, und die Übernahme verweigern würde. Dann würden wir als Selbstzahler für jeden weiteren Versuch vermutlich zwischen 5.000 und 10.000 € bezahlen müssen. Zu Beginn unserer Behandlung hatte mich das gar nicht so groß interessiert. Ich war ja nie davon ausgegangen, dass wir überhaupt drei Versuche brauchen würden. Doch nun sah die Welt anders aus. Zwei Versuche waren gescheitert, einer lag noch vor uns. Wieder stieg in mir die Angst auf, dass wir niemals Kinder bekommen würden.

Natürlich haben Markus und ich während unserer Kinderwunschzeit irgendwann auch über das Thema Adoption gesprochen. Grundsätzlich war das nie etwas, das wir ausgeschlossen hatten. Aber für uns war die Zeit noch nicht reif dafür. Wir wollten ein leibliches Kind – und dafür waren wir bereit, noch einige Hürden zu nehmen.

Oft wird Paaren mit Kinderwunsch von Außenstehenden ohne Erfahrung geraten, »doch einfach zu adoptieren«. Auch wir haben das zu hören bekommen. Dabei ist Adoption vieles – aber ganz sicher nicht »einfach«. Die vielen Kinder, die nur darauf warten, adoptiert zu werden, gibt es nämlich gar nicht. Zumindest nicht in Deutschland – und auch eine Auslandsadoption ist ein komplexer und langwieriger Prozess.

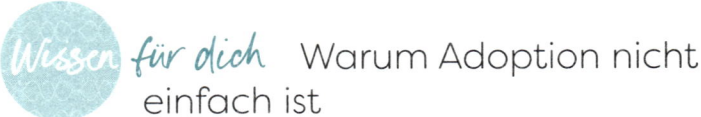 ## Wissen für dich Warum Adoption nicht einfach ist

Adoption ist vieles – aber ganz sicher nicht der einfache Weg zu einem Kind. Auf ein »adoptionsfähiges« Kind kommen derzeit ungefähr zehn adoptionswillige Paare. Und diese müssen zuerst einmal ein sehr rigoroses und komplexes Verfahren durchlaufen – das gilt sowohl für eine Inlands- als auch für eine Auslandsadoption. Die Erwartungen, die an adoptionswillige Paare gestellt werden, sind sehr hoch – das reicht von den Finanzen über den zur Verfügung stehenden Wohnraum bis hin zum Alter der Eltern.

Inlandsadoption

Das Mindestalter von adoptionswilligen Eltern liegt offiziell bei 25 Jahren, nach oben hin gibt es keine Altersgrenze. Allerdings spricht das BMFSFJ (Bundesministerium für Familie, Senioren, Frauen und Jugend) davon, dass »der Altersunterschied zum Kind dem natürlichen Altersabstand entsprechen sollte«.[58] Heißt im Klartext: Bei einem Alter von mehr als 40 Jahren wird das Amt hier schon strenger werden.

Beurteilt werden laut BMFSFJ bei der Eignungsprüfung folgende Faktoren:
- Persönlichkeit
- Stabilität der Partnerschaft
- Bereitschaft zum offenen Umgang mit der Adoption
- Erziehungsvorstellungen
- Gesundheit
- Wohnsituation
- Familiäre Verhältnisse

Haben sich Paare erfolgreich »qualifiziert« und alle Unterlagen zusammengetragen, können sie sich auf Wartelisten setzen lassen. Und dort machen sie das, was sie aus dem Kinderwunsch ja bereits bestens kennen: warten. In dieser Zeit werden sie von einer offiziellen Adoptionsvermittlungsstelle betreut.[59] Dieser Prozess kann sich über viele Jahre erstrecken. Die Eignungsprüfung allein benötigt laut BMFSFJ bereits neun Monate – erst danach beginnt die Wartezeit auf ein geeignetes Kind, das zur Adoption vorgeschlagen werden kann. Aktuell liegt die durchschnittliche Wartezeit in Deutschland bei 20 Monaten – es kann schneller gehen, aber auch deutlich länger dauern.

Ist es tatsächlich zu einer erfolgreichen Adoptionsvermittlung gekommen, ist aber noch lange nicht »alles in Butter«. Nun beginnt die sogenannte Adoptionspflege. Diese dauert normalerweise mindestens ein Jahr. Das Jugendamt bleibt in dieser Zeit in der Regel der Vormund des Kindes. Ist die Zeit der Adoptionspflege vorbei, muss noch ein Familiengericht der Adoption stattgeben. Erst wenn das Familiengericht diesen Antrag positiv entscheidet, ist das Kind wirklich adoptiert und es wird eine neue Geburtsurkunde beim Standesamt ausgestellt. Das Gerichtsverfahren dauert mehrere Monate – allerdings kann der

Antrag bereits während der Zeit der Adoptionspflege gestellt werden.

Die Kosten einer Inlandsadoption sind in der Regel erfreulicherweise kein begrenzender Faktor. Die Arbeit der Adoptionsvermittlungsstelle ist manchmal sogar kostenlos (bei Vermittlung durch das Jugendamt), nicht staatliche Träger erheben in der Regel eine erschwingliche Gebühr. Außerdem kommen Kosten durch benötigte Dokumente, Notargebühren, Untersuchungen, Vorbereitungsseminare und Gerichtskosten auf das adoptionswillige Paar zu. Meist muss in Summe aber nur mit einigen hundert Euro gerechnet werden – es ist also eine Frage der Geduld, nicht des Geldes (zumindest abgesehen von den Erwartungen an die familiären Verhältnisse und die Wohnsituation der Eltern bei der Eignungsprüfung!).

Auslandsadoption

Eine Auslandsadoption ist ebenfalls kein einfacher Weg in Deutschland. Hierbei müssen neben den Anforderungen im Heimatland des Kindes auch diverse Bedingungen in Deutschland berücksichtigt werden, damit die Adoption in Deutschland rechtlich anerkannt wird. Grundsätzlich sind die Erwartungen an das Elternpaar daher identisch mit denen bei einer Inlandsadoption – und eine Adoption ist auch nur aus Ländern möglich, in denen es eine Vermittlungsstelle gibt, die mit der deutschen Adoptionsvermittlungsstelle zusammenarbeitet (idealerweise ist das Land Teil des Haager Adoptionsübereinkommens).[60]

Der Prozess der Auslandsadoption beginnt ebenfalls mit der Eignungsprüfung in Deutschland, erst danach ist ein Kontakt mit der Vermittlungsstelle im Ausland sinnvoll. Diese führt dann wiederum eine »länderspezifische Eignungsprüfung« durch und prüft zusätzlich, ob das Paar für die Vermittlung im jeweiligen Land geeignet ist. Als nächstes beginnt wieder die Wartezeit auf ein »passendes Kind«. Danach folgen das Adoptionsverfahren im Ausland sowie schlussendlich die Anerkennung der Adoption in Deutschland.

Bei einer Auslandsadoption muss man sich auf deutlich höhere Kosten einstellen – neben der kostenpflichtigen Eignungsprüfung muss bei einer Auslandsadoption die Vermittlung durch die Landesjugendämter ebenfalls bezahlt werden. Die Vermittlung durch nicht staatliche Vermittlungsstellen ist in der Regel noch einmal erheblich teuer. Hinzu kommen selbstverständlich wieder dieselben Kosten für Dokumente, Notare und Gerichtsgebühren. Plus Reisekosten und teilweise längere Aufenthalte im Ausland. Hier muss also mit mehreren tausend Euro gerechnet werden – oft ist der Betrag eher fünfstellig als vierstellig.

Sieht man sich all diese Bedingungen, Schritte und Herausforderungen an, wird klar, dass Adoption vieles ist – aber ganz sicher nicht »einfach«.

»Wie schaffst du es, so positiv zu bleiben?«

Da war er also plötzlich wieder da, der September – der Monat, in dem ich ein Jahr zuvor positiv getestet hatte. Der Monat, der mir meine erste Schwangerschaft geschenkt und mich darin bestärkt hatte, dass ich bald Mama werden würde.

In diesem September war nun aber alles anders. Ich hatte bereits zwei Fehlgeburten und zwei gescheiterte ICSIs hinter mir – langsam, aber sicher kroch die Angst immer weiter in mir hoch. Die Angst, doch niemals Mama zu werden. Die Angst, dass auch der dritte Versuch scheitern und die Krankenkasse weitere Versuche mit dem Verweis auf zu geringe Erfolgsaussichten verweigern würde. Aber trotz all der Angst war auch die unerschütterliche Optimistin in mir weiterhin da. Die Stimme in meinem Kopf, die mir immer wieder sagte: »Du schaffst das! Ja, es dauert länger und dein Weg ist härter – aber am Ende wird es das alles wert gewesen sein.« An manchen Tagen war diese Stimme laut – und an anderen leise. Wann immer ich konnte, versuchte ich, die Stimme so kraftvoll wie möglich werden zu lassen.

Tatsächlich hat es mir immer sehr viel Mut gemacht, die Erfolgsgeschichten anderer Frauen zu verfolgen. Durch Social Media ist das heute sehr viel einfacher geworden – inzwischen hatte ich mir ein gutes Netzwerk an Accounts aufgebaut, bei deren Kinderwunschreise ich selbst genauso mitfieberte, wie andere meine eigene Geschichte verfolgten. Ich hoffte mit ihnen, wenn sie zur Punktion gingen, ich bibberte mit ihnen, bis der Anruf aus der KiWu-Klinik kam. Und ich wartete mit ihnen auf den Tag des Bluttestes und trauerte mit ihnen, wenn es mal wieder nicht geklappt hatte. Aber immer wieder kam dann für »eine von uns« DER Tag. Der Tag, an dem der Test plötzlich einen zweiten Strich anzeigte. Oder der Tag, an dem die KiWu-Klinik anrief und sagte »Herzlichen Glückwunsch, Frau XY, Sie sind schwanger ...! Ihr ß-hCG liegt bei ...«

Manchmal saß ich natürlich auch da und dachte mir: »Wieso nicht ich? Wann bin ich dran?« Aber egal, wie lang der Weg war – bisher waren sich alle Frauen, denen ich nach einem langen, endlich erfüllten Kinderwunsch begegnet bin, einig: Es war die Mühe, den Schmerz und das Geld wert. Ganz egal, wie lange es gedauert hatte. Am Ende zählte für sie alle nur das Wunder, das sie erst unter dem Herzen und später im Arm trugen. Ich weiß noch genau, dass Sina (@mindofsina) endlich schwanger wurde, als ich gerade mit den Vorbereitungen zu meinem zweiten Versuch beschäftigt war. Neun ICSIs hatte es bei ihr gedauert – und sie hatte dabei Kryozyklen sowie abgebrochene Stimulationsbehandlungen erlebt. Sie hatte nicht aufgegeben und sie hatte es geschafft! Gemeinsam feierten wir als KiWu-Community ihren Erfolg. Und ich stellte mir immer wieder vor, wie ich eines Tages an ihrer Stelle sein würde. Wie ich meiner Community verkünden würde, dass ich ebenfalls endlich schwanger war. Und wie Menschen, die ich persönlich gar nicht kannte, mit mir feiern würden. Wie ihnen mein Erfolg wiederum Mut machen würde.

> **Mein Tipp:** Ich kann dir nicht sagen, ob es für dich das Richtige ist, offen auf Social Media über deine Kinderwunschreise zu berichten. Ich habe viel dadurch gewonnen – aber wenn du das nicht willst, dann kannst du auch ein anonymes Profil anlegen. Oder du meldest dich in einem geeigneten Forum an (siehe Ressourcenteil). Hauptsache, du bist nicht allein und siehst, dass es selbst unter den schwierigsten Startbedingungen immer noch irgendwann klappen kann!

Außerdem versuchte ich, mir immer wieder die kleinen Erfolge in Erinnerung zu rufen. Immerhin war ich schon schwanger geworden! Und die zweite ICSI hatte zumindest bessere Ergebnisse geliefert als die erste! Es schien alles kompliziert zu sein – aber jeder Schritt, auch jeder Misserfolg, brachte uns schließlich Erkenntnisse. Auch die Suche nach der Nadel im Heuhaufen muss schließlich irgendwo beginnen!

Und so startete ich trotz schlechter statistischer Chancen positiv in den Pausenzyklus nach meiner zweiten ICSI. Denn wie auch schon bei Versuch eins musste ich zunächst eine »Ehrenrunde« drehen. Meine Eierstöcke sollten genug Zeit haben, um sich von der Stimulation zu erholen, bevor wir erneut loslegen konnten. Da das lange Protokoll ebenfalls nicht zu mehr Eizellen geführt hatte, würde der dritte Versuch wieder im kurzen Protokoll stattfinden, allerdings mit einer höheren Medikamentendosis. Aber vorher sollte eben dieser »Pausenzyklus« liegen. Allerdings dachten wir nicht im Geringsten daran, tatsächlich zu »pausieren«! Immerhin hatte es zwei Mal natürlich geklappt – und niemand konnte ausschließen, dass uns das noch ein weiteres Mal gelingen würde. Markus und ich waren uns ganz klar einig darüber: Lieber nahmen wir die wenigen Prozent Wahrscheinlichkeit in Kauf, als es gar nicht zu versuchen. Bis auf den einen

Monat nach meiner zweiten Fehlgeburt haben wir tatsächlich nie »eine Pause eingelegt« und in der fruchtbaren Zeit immer regelmäßig Sex gehabt.

Ich begann also wieder, meinen Zyklus zu tracken – nicht, dass wir noch das kostbare Fenster der fruchtbaren Tage verpassen würden! Relativ bald deutete sich allerdings an, dass Markus genau zu diesem Zeitpunkt eine Geschäftsreise nach London würde unternehmen müssen. Da ich allerdings inzwischen nicht mehr durch einen festen Job gebunden war, fiel die Entscheidung recht schnell: Ich würde mitreisen! Ja, ich würde nur aufgrund meiner fruchtbaren Tage einen Flug buchen und mich dort mit in sein von der Firma bezahltes Hotel schleichen ...! Wenn es klappen würde, dann würde unser Baby eben ein »London-Baby« werden und wir hätten eine coole Geschichte, die wir erzählen konnten. Natürlich berichtete ich auch meiner Community von diesem Plan. Und tatsächlich schrieben mir unglaublich viele Frauen, dass sie schon Ähnliches getan hätten. Auch sie waren schon ihrem Mann hinterhergereist, nur um ja nicht das fruchtbare Fenster zu verpassen. Manchmal war es auch andersherum gewesen: Der Mann war schnell für einen Abend zurückgekehrt und danach erneut verreist. Wer selbst keinen unerfüllten Kinderwunsch erlebt hat, hätte uns vermutlich alle für verrückt erklärt.

Als ich also Anfang September in den Flieger stieg und Markus nach London folgte, fühlte ich mich durch den Rückhalt meiner Community nur halb bescheuert. Und ich wollte mit aller Kraft daran glauben, dass ein »London-Baby« möglich wäre. Markus fand das alles auch ziemlich witzig – und als sich dann tatsächlich meine fruchtbaren Tage ankündigten, hatten wir wirklich jeden Tag Sex – denn wir wollten unsere Chancen schließlich maximieren! Nach ein paar Tagen traten wir den

Rückflug nach Deutschland an – und alles in mir hoffte, dass wir noch ein drittes Mal jeder Statistik getrotzt hatten und ich wieder schwanger wäre.

Inzwischen stand auch die »Live Experience« bei Miss Germany an. Für mich war die Teilnahme emotional sehr wichtig – zeigte sie doch, dass in allem, was uns passiert, etwas Schlechtes und auch etwas Gutes steckt. Wäre meine erste ICSI nicht gescheitert und hätte ich nicht bereits zwei Fehlgeburten erleben müssen, hätte ich mich gar nicht beworben. So aber war die Live Experience etwas, das mir zeigte, dass mein Leben weiterging. Dass es neben dem Kinderwunsch noch andere Dinge gab, die mir wichtig waren und die ich erreichen konnte. Meine Mission: Tabus brechen. Und tatsächlich war das Event eine wirklich bereichernde Erfahrung für mich! Ich lernte unglaublich interessante Frauen kennen und erfuhr deren Geschichten. Die allermeisten hatten tatsächlich eine klare Mission und einen Grund, warum sie sich beworben hatten. Da war Lisa, die um Aufmerksamkeit für Endometriosekranke kämpfte. Und Wencke, deren Vision eine grundsätzlich nachhaltigere Zukunft für unsere Welt war. Und natürlich Domitila, die unfassbar lebensfrohe Brasilianerin, die bereits als Kind mit der Armut in den Favelas konfrontiert gewesen war und dort von klein auf angefangen hatte, sich sozial zu engagieren. Später hat sie den »Millenium Dreamer Award« gewonnen und ist »Greenfluencerin« und Model geworden. Wir waren uns alle einig: Sie würde es weit bringen. Wie weit, das wussten wir zu diesem Zeitpunkt noch nicht ...

Zwei Tage nach dem Event war es dann so weit, dass meine Neugierde sich mal wieder nicht im Zaum halten ließ und ich mir zum gefühlt hunderttausendsten Mal einen Frühschwangerschaftstest schnappte. Aber obwohl wir alles versucht hatten und ich wirklich optimistisch gewesen war, stand nach fünf Minuten eindeutig fest, dass es kein »London-Baby« geben würde. Damit war auch klar, dass die dritte ICSI wie geplant stattfinden würde. Ich war ziemlich niedergeschlagen, obwohl ich eigentlich damit hätte rechnen müssen.

Tatsächlich verkörperte Markus einen der Hauptgründe, warum ich trotz allem so positiv geblieben bin. Wann immer ich zweifelte, dass wir es schaffen würden, war er da. Er hatte immer diese unerschütterliche Überzeugung, dass es nur eine Frage der Zeit sein würde. Als ich an diesem Abend weinend im Bett lag und ihn fragte, was wir nur machen sollten, wenn auch der dritte Versuch nicht funktionieren würde, sagte er einfach nur zu mir: »Wir werden Eltern werden. Das weiß ich einfach. Ich weiß noch nicht genau, wann und wie – aber wir werden Eltern werden.«

Als Paar an einem Strang zu ziehen und sich gegenseitig Mut zu machen, ist unglaublich wichtig im Kinderwunsch. Ein unerfüllter Kinderwunsch ist eine extreme Herausforderung für ein Paar – das sollte man nicht unterschätzen und bewusst Energie in die Paarbeziehung investieren!

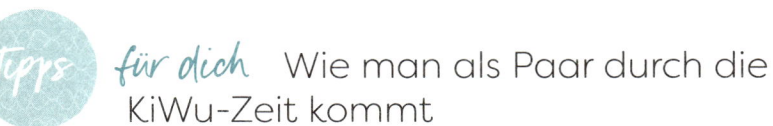 Tipps **für dich** Wie man als Paar durch die KiWu-Zeit kommt

Nicht im ersten Monat, nicht im zweiten und sicher auch noch nicht im dritten – aber irgendwann kommt der Moment, in dem der Kinderwunsch zur Belastungsprobe für die Paarbeziehung werden kann. Ist am Anfang noch alles spannend und beide genießen die (vermutlich neue) hohe Frequenz an körperlicher Zuwendung, so schleicht sich meist irgendwann die Ernüchterung ein. Aus Sex aus Spaß wird Sex nach Plan. Und aus der Aufregung über den ersten Schwangerschaftstest wird ein banges Warten darauf, ob dieses Mal endlich ein zweiter Strich auftaucht. Oft hat sich der Mann auch etwas weniger engagiert mit Leib und Seele dem Kinderwunsch verschrieben – und das führt dann wiederum bei vielen Frauen zu einer gewissen Unzufriedenheit (»Ihm ist es einfach nicht so wichtig wie mir ...«).

Kinderwunschpaare, die bereits eine gewisse Zeit des Wartens und Hoffens hinter sich haben, kann man fast klischeehaft in zwei Gruppen aufteilen: Einerseits die, die sich durch den Kinderwunsch immer weiter voneinander entfernen und den Partner kaum mehr als solchen wahrnehmen. Und andererseits die, die durch das gemeinsame Leid nur noch enger zusammengeschweißt werden. Tatsächlich habe ich auch schon erlebt, dass es in der ersten Gruppe wirklich mitten im Kinderwunsch zur Trennung gekommen ist. Glücklicherweise haben Markus und ich zur zweiten Gruppe gehört. Ich kann gar nicht sicher sagen, woran es liegt, ob ein Paar zur zweiten oder zur ersten Gruppe gehört. Ich kann nur Vermutungen anstellen, was uns beiden dabei geholfen hat, gemeinsam gut durch diese Zeit zu gehen. Vielleicht hilft dir der eine oder andere Denkansatz ebenso weiter!

Eines der Kernelemente war sicher, dass wir offen über alle Themen gesprochen haben. Es gab schlichtweg keine Tabus, wenn es um den Kinderwunsch ging. So haben wir etwa über die Problematik »Sex nach Plan« gesprochen und wie wir uns beide dabei fühlten.

»Du hast grade auch keine Lust auf Sex, oder?«

So ein Satz konnte bei uns durchaus einmal fallen, wenn wir beide müde waren. Wir haben uns deswegen aber keine Vorwürfe gemacht. Das hat emotional Druck aus den fruchtbaren Tagen genommen. War einer von uns oder auch wir beide müde oder hatten keine Lust, dann haben wir offen darüber geredet, geschmunzelt und uns einfach gesagt: »Ran ans Werk, die Aussicht auf Erfolg muss reichen.« Viele Ratgeber werden dir empfehlen »bloß keinen Sex nach Plan zu haben und es entspannt anzugehen«. Ich empfehle dir das nicht. Sex nach Plan ist okay – es kommt auf die Kommunikation an! Und tatsächlich darf man auch ruhig mal einen Tag auslassen – Hauptsache, es stauen sich keine unausgesprochenen Vorwürfe auf!

Generell sind Vorwürfe im Kinderwunsch sowieso ein ziemlich sicherer Garant für Stress in der Partnerschaft. Gerade wenn (z.B. dank der Krankenkasse) die »Schuldfrage« aufkommt, muss man wirklich vorsichtig sein als Paar. »Schuld« ist ein Begriff ist, der im Kinderwunsch einfach nichts zu suchen hat. Ja, die Ursache für einen unerfüllten Kinderwunsch KANN mehr auf der Seite des Mannes oder mehr auf der Seite der Frau liegen – aber mit Schuld hat das herzlich wenig zu tun. Egal ob die Frau an einer Gerinnungsstörung, an Endometriose oder einem PCO-Syndrom leidet oder der Mann ein schlechtes Spermiogramm vorzuweisen hat – in den wenigsten Fällen hat man darauf einen nennenswerten Einfluss. Markus und ich haben daher versucht, das Wort »Schuld« zu meiden »wie der Teufel das Weihwasser«.

Ein gemeinsamer Fahrplan

Stattdessen haben wir gemeinsam Pläne geschmiedet. Es gab immer einen »Stufenplan«, was wir als Nächstes probieren, sollte es wieder nicht klappen. Wir haben darüber gesprochen, wann wir welche Diagnostik machen, wie viele weitere Versuche der künstlichen Befruchtung wir uns vorstellen können und ab wann wir uns mit dem Thema Adoption näher auseinandersetzen möchten. Das Pläneschmieden war nicht nur beruhigend, weil es uns einen Fahrplan gegeben hat – es war auch etwas, das uns als Paar geholfen hat. Statt darüber nachzudenken, an wem es denn wohl zu wie viel Prozent liegt, dass es nicht klappt, haben wir es als gemeinsamen Kampf angesehen: »Wir gegen die Unfruchtbarkeit. Wir gegen den unerfüllten Kinderwunsch. Schritt für Schritt.« Dabei ist es eigentlich völlig egal, ob der Plan am Ende so umsetzbar ist oder doch wieder angepasst werden muss. Hauptsache, es gibt einen gemeinsamen Konsens über die nächsten Schritte!

Für viele Paare kann einer der Schritte auch sein, bewusst eine Pause einzulegen. Und damit meine ich nicht den medizinisch empfohlenen Pausenzyklus zwischen zwei Stimulationsbehandlungen. Sondern eher, sich bewusst eine »Auszeit vom Kinderwunsch« zu nehmen. Das Thermometer und die Ovulationstests mal einen oder mehrere Monate beiseitezulegen und den Zyklus einfach seinen natürlichen Gang gehen zu lassen. Nicht Sex nach Plan zu haben – sondern einfach mal wieder nur nach Lust und Laune. Eine Reise zu buchen oder ein anderes Ziel zu verfolgen und dabei NICHT an den Kinderwunsch zu denken.

Natürlich hat nicht jedes Paar den »Luxus«, sich eine solche Auszeit gönnen zu können. Gerade wenn die Frau schon deutlich näher an der 40 als an der 30 ist, ist die Zeitfrage leider oft ausschlaggebend und jeder einzelne Monat zählt. Da sollte man sich schon gut überlegen, wie viel Pause »man sich leisten kann«, egal wie hart und nüchtern das jetzt klingt. Dennoch kann eine Pause notwendig sein, um die geistige Gesundheit oder den Zusammenhalt als Paar zu pflegen und dadurch zu erhalten. Auch hier wieder: Sprich mit deinem Partner offen darüber, ob sich einer von euch beiden (oder sogar ihr beide!) eine solche Auszeit wünscht.

Markus und ich haben das immer wieder getan – auch wenn unser Ergebnis stets war: »Nein, wir brauchen keine Pause und wollen eigentlich lieber morgen als übermorgen weitermachen.« Wir sind extrem schnell durch die »Mühlen des Kinderwunsches« gegangen – von Fehlgeburt zu Fehlgeburt und von ICSI zu ICSI. Warum? Wir wollten nicht warten. Wir wollten JETZT eine Familie gründen und es gab medizinisch keinen Grund, warum wir warten sollten. Es gibt hier kein »Richtig oder Falsch« – jedes Paar muss für sich entscheiden, wie es mit dieser Situation umgehen möchte und ob es eine Pause machen will.

Es gibt ein Leben NEBEN dem Kinderwunsch ...!

Last but not least kann ich dir raten, dir neben dem Kinderwunsch bewusst auch andere Themen zu suchen. Wir hatten sowieso das Gefühl, permanent »auf der Stopptaste zu stehen« und immer wieder nur zu warten. Auf den nächsten Test, auf den nächsten Eisprung, auf die nächste Behandlung. Gerade da war es wichtig, dass wir versucht haben, nicht unser gesamtes Leben dem Kinderwunsch unterzuordnen. Irgendwann im September bekam Markus das Angebot, sich auf ein knapp einjähriges Projekt in Saudi-Arabien zu bewerben. Der Start sollte sehr zeitnah stattfinden – am besten schon im November. Viele Paare hätten das in unserer Situation vermutlich ausgeschlossen. Wir wussten nicht, wie viele

ICSIs unser Traum noch erfordern würde. Und eine Schwangerschaft würde mit dem Ortswechsel auch nicht leicht werden. Markus hat sich dennoch beworben, nachdem wir es gemeinsam diskutiert hatten. Würde er das Projekt gewinnen, so würden wir eben eine Lösung suchen. Aber wir waren uns einig, dass es nicht abzusehen war, wie lange diese Kinderwunschreise noch dauern würde. Zumindest das hatte uns die bittere Erfahrung der letzten eineinhalb Jahre gelehrt. Und gerade deswegen sollte er sich trotz unserer schwierigen Situation bewerben. Damit er nicht auch noch karrieretechnisch auf der Stopptaste stand. Es ist einfach unfassbar wichtig, dass man als Paar in allen Situationen an einem Strang zieht – denn nur so kann man gemeinsam lernen, mit Enttäuschungen und Frust in der Kinderwunschzeit umzugehen und kann sich gegenseitig stützen.

ICSI 3.0 – weil Aufgeben keine Option ist

»Dieses Mal wird es klappen. Schließlich sind aller guten Dinge drei. Es ist die dritte ICSI und es wäre meine dritte Schwangerschaft. Jetzt wird es klappen und dann auch gut ausgehen.« So oder zumindest so ähnlich sah es in meinem Kopf aus, als zwei Tage nach dem negativen Test am Geburtstag meines Bruders mein neuer Zyklus startete und ich in der Kinderwunschklinik angerufen und Termine vereinbart hatte. Mein Bruder war inzwischen Vater einer bezaubernden kleinen Tochter geworden und so wertete ich das als gutes Zeichen. Die Medikamente waren dieses Mal bereits in meinem Kühlschrank, ich hatte sie am Vortag in der Apotheke bestellt und noch am selben Abend abgeholt. Hatte ich zwei Tage zuvor abends noch im Bett geweint, während mich Markus nur mit Mühe davon überzeugen konnte, dass wir irgendwann Eltern werden würden, so war ich jetzt wieder optimistisch und voller Tatendrang. Es war mein fünfzehnter Zyklus seit Beginn des Kinderwunsches. Und ich war im fünften und zehnten Zyklus schwanger geworden. Folglich »passte« der fünfzehnte Zyklus doch ebenfalls wieder perfekt! Auch wenn es unlogisch war, gab mir dieser »Zahlenzauber« Kraft und Mut.

An Zyklustag zwei ging es diesmal mit der Stimulation los. Und zwar mit 300 Einheiten FSH + LH täglich. Eigentlich

werden solche Dosierungen bei jungen Frauen mit guter Eizellreserve eher selten verwendet, um das Risiko einer Überstimulation gering zu halten.[61] Allerdings hatte ich auf die beiden Dosierungen vorher nicht besonders stark reagiert, sodass
meine Ärztin und ich besprochen hatten, dass es ein vertretbares Risiko war, einen Versuch zu wagen. So richtig erklären
konnte mir nie jemand, warum ich so mäßig auf die Stimulation
reagierte. Der wichtigste Parameter, um das Ansprechen auf die
Stimulation vorherzusagen, ist der AMH-Wert. Und dieser lag
bei mir für mein Alter mit 3,0 ng/ml im guten bis sehr guten
Bereich. Aber gut, dann rein mit der Maximaldosis! Man darf
wirklich nicht unterschätzen, was das preislich bedeutet: Einer
der Medikamenten-Pens kostete knapp 550 € und reichte bei dieser Dosis gerade mal für drei Tage. Dazu kamen dann noch der
Ovulationshemmer sowie meine Gerinnungsmedikamente. Bis
heute habe ich kein normales Verhältnis mehr zu Preisen in der
Apotheke. Als ich in der Schwangerschaft einmal 50 Spritzen
Gerinnungshemmer abholte und der Apotheker meinte: »Das ist
aber teuer, es kostet 400 €«, guckte ich ihn nur verständnislos an.
400 € in der Apotheke waren in meiner Stimulationsbehandlung
leider völlig normal. Zum Glück übernahm unsere Krankenkasse
wie erwähnt auch die Kosten für diesen dritten Versuch.

Aber zurück zu meiner dritten ICSI: An Tag 8 stand die erste
Follikelkontrolle an. Unsicher betrat ich den Aufzug der Praxis
und sofort waren da wieder all die negativen Gedanken: Was,
wenn wieder nicht viele Follikel reifen würden? Wenn auch die
Maximaldosis nicht zu einer guten Ausbeute führen würde?
Würde die Kasse weitere Versuche bezahlen, wenn es erneut
zu einem Versagen käme? Bisher hatte ich die Praxis meist eher
mit schlechten Nachrichten verlassen. Außerdem spürte ich rein
gar nichts von der Stimulation. Ich hatte mir geradezu Bauch-

schmerzen oder andere Beschwerden gewünscht – in der Hoffnung, dass diese für viele, viele kleine Eizellen sprechen würden. »Das sieht doch aber sehr gut aus! Die Eizellen sind zwar etwas ungleich reif, aber wir sollten eine gute Anzahl bekommen können!«, sagte meine Ärztin beruhigenderweise nach kurzer Zeit. Sie legte sich auf keine genaue Anzahl fest, aber auch ich konnte sehen, dass da viele Follikel sichtbar waren. Etwa so viele wie beim ersten Versuch – aber da waren wir ja auch aufgrund des Ultraschalls von einer besseren Ausbeute ausgegangen. Daher war ich auch jetzt nur verhalten optimistisch. Dennoch: Es sah gut aus und wir hatten ja noch ein paar Tricks in petto. Ich hatte wieder einmal selbst recherchiert und war auf ein Verfahren zur finalen Eizellreifung namens »Dual Trigger« gestoßen (siehe das Kapitel »Wissen für dich: Die Ovulationsinduktion und die Eizellpunktion«). In einigen kleineren Studien hatten insbesondere Teilnehmerinnen mit einer überraschend geringen Eizellausbeute damit sehr gute Ergebnisse erzielt und so wollte ich das ebenfalls gern ausprobieren. Ich sprach meine Ärztin auf dieses Verfahren und die Studien an und fragte sie nach ihrer Meinung. Sie lachte und meinte: »Sie haben vermutlich mehr Zeit als ich, um Studien zu lesen! Wenn Sie der Meinung sind, dass Sie das ausprobieren möchten, dann können wir das machen.« Wieder einmal war ich dankbar dafür, dass ich eine Ärztin hatte, die nicht nur persönlich am Erfolg meiner Behandlung interessiert war – sondern die mich auch als Kollegin ernst nahm und mir zugestand, dass ich mich sicherlich gut informiert hatte. Und tatsächlich hatte ich das. Ich kannte die Dosen und die Verabreichungszeitpunkte von nahezu allen Studien gut und schlug daher einen Plan vor. Diesem beschlossen wir zu folgen – allerdings sollte ich noch ein paar Tage weiter stimulieren und zwei Tage später erneut zur Kontrolle kommen.

Doppelt hält besser

Auch diese Kontrolle verlief gut und so durfte ich in der Nacht von Samstag auf Sonntag meinen Versuch mit dem Dual Trigger starten und »den Eisprung auslösen«. Am Montagmittag würde dann meine dritte Punktion erfolgen und hoffentlich auch endlich die Befruchtung unseres Regenbogenbabys!

Das Wochenende verbrachten Markus und ich ganz entspannt daheim. Inzwischen spürte ich zumindest ein bisschen was von der Stimulation – aber Beschwerden waren es definitiv weiterhin nicht. Sonntag früh hatte ich jedoch kurz einen halben Panikanfall: Was, wenn ich durch den Dual Trigger einen Fehler gemacht hatte und die Eizellen schon gesprungen wären? Wenn all die kostbaren kleinen Follikel jetzt schon leer waren und das nur an mir und meiner eigenen Recherche lag? Das ist nämlich die Kehrseite, wenn man selbst in seine Behandlung eingreift: Man ist plötzlich auch für Fehler verantwortlich und kann nicht mehr darauf vertrauen, dass »die Ärzte schon wissen, was sie tun«.

Meine Basaltemperatur war über Nacht bereits leicht angestiegen und die Ovulationstests waren »fett positiv«. Und so hatte ich große Sorge, dass ich meinen Versuch selbst zerstört hatte. Zwar hatte meine Temperaturkurve schon bei den letzten beiden Versuchen am Tag der Punktion einen Anstieg gezeigt – aber das konnte mich dieses Mal nicht beruhigen. Das Timing der Ovulationsinduktion ist nun einmal sehr wichtig – und ich hatte das erste Medikament bereits 40 Stunden vor Punktion gespritzt und nicht 36 Stunden wie üblich. In diesem Punkt waren sich nämlich die Studien uneins gewesen und hatten unterschiedliche Zeiträume angegeben. Da ich aber insgeheim vermutete, dass das Versagen im ersten Versuch auf eine unvollständige finale Eizellreifung zurückzuführen war, wollte ich unbedingt den

Maximalzeitraum ausnutzen. Genau diese Entscheidung machte mir nun jedoch Panik und ich konnte gar nicht schnell genug in die Klinik kommen: Bloß los jetzt, meine Eizellen sind sprungbereit und jede Sekunde stellt ein Risiko dar!

Montag früh war ich seltsamerweise wieder ruhiger. Ich hatte mir ein neues T-Shirt bedruckt, auf dem das Wort »Angst« durchgestrichen und durch »Hoffnung« ersetzt war. Denn ich wollte hoffen. Ich wollte positiv sein und daran glauben, dass heute unser Baby gezeugt werden würde. In der Klinik packte mich dann aber doch wieder die Nervosität und so war ich wirklich erleichtert, als ich endlich auf dem Stuhl lag, tief in die Sauerstoffmaske atmete und spürte, wie das Propofol langsam aber sicher das bekannte, wohlig warme Gefühl in meiner Vene auslöste. Und dann wurde es endlich dunkel um mich herum und meine Sorgen waren verschwunden. Jetzt lag es in den Händen der jungen Ärztin, die meine Punktion durchführen würde.

»Ich glaube ... ich habe schon gefragt. Ich glaube, sie sind nicht vorzeitig gesprungen. Heute machen wir unser Baby ...«, lallte ich Markus fröhlich in die Kamera entgegen, als ich wieder in unserem kleinen Zimmer war. Wie üblich lagen für mich die ersten Minuten nach der Narkose noch in einem dunklen Nebel. Ich hatte Markus instruiert, mich für meinen YouTube-Kanal zu filmen, sobald ich sicher auf dem Stuhl im Aufwachraum saß. Und so filmte er fröhlich, während ich voller Optimismus in die Kamera brabbelte, dass es dieses Mal klappen würde und die Biologin jetzt das Spermium auswählen würde, das später unser Baby werden würde. Und dass damit der 4. Oktober zum Tag der Einheit erklärt werden solle, anstelle des 3. Oktobers. Weil sich heute Markus' Spermium und meine Eizelle zu unserem Baby vereinigen würden. Ich sagte ja bereits, Propofol und ich sind eine interessante Kombination!

Und zum allerersten Mal wurde meine Laune nach dem Besuch der Biologin tatsächlich sogar noch besser. Bei den ersten beiden ICSIs war mein High zu diesem Zeitpunkt immer vorbei gewesen und die erste Unsicherheit über den Erfolg der Behandlung hatte eingesetzt. Aber dieses Mal teilte uns die Biologin mit, dass sie zwölf Eizellen gewinnen konnten. ZWÖLF. Das waren doppelt so viele wie beim ersten und beim zweiten Versuch! Mehr noch, es waren endlich normale Ergebnisse – und die Chancen standen gut, dass es mit einer dieser Eizellen wirklich klappen würde. Möglicherweise würde heute endlich unser Baby entstehen! Wir konnten unser Glück kaum fassen, als wir uns knapp eine Stunde später auf den Weg nach Hause machten!

Daheim angekommen spürte ich diesmal tatsächlich recht eindrucksvoll, dass in meinen Eierstöcken viel herumgestochert worden war. Die Schmerzen waren nicht schlimm, aber dennoch durchaus unangenehm genug, sodass ich mir zwei Mal eine Tablette Ibuprofen holte. Aber egal, es war alles so gut gelaufen – das durfte ich spüren!

Entsprechend weniger angespannt war ich dieses Mal auch vor dem Anruf aus dem Eizelllabor am nächsten Tag. Die Behandlung mit Calcium Ionophor hatte schließlich bereits letztes Mal Erfolg gehabt und war auch dieses Mal durchgeführt worden. Zudem hatte ich auch in Studien zum Dual Trigger von einer verbesserten Befruchtungsrate gelesen – mit dieser Kombination MUSSTE diesmal einfach etwas dabei sein!

Und dann kam der Moment des Anrufes.

Inzwischen wusste ich auch, dass ich anhand der Stimme sofort wissen würde, ob es gute Nachrichten waren. Und tatsächlich sprach eine merklich gut gelaunte Stimme ins Telefon: »Von den zwölf Eizellen waren neun reif – sieben davon ließen sich befruchten! Wir geben sie jetzt alle in Kultur und werden dann in fünf Tagen die besten zwei zum Transfer auswählen.«

Da war sie. Die Nachricht, die ich eigentlich so ähnlich schon bei meiner ersten ICSI erwartet hatte. Wir hatten ein absolut durchschnittliches Ergebnis erzielt – sogar leicht überdurchschnittlich, wenn man die Befruchtungsrate betrachtet. Wir. Das Paar mit dem abgebrochenen Transfer in der ersten ICSI. Mit dem Embryotransfer an Tag 3 beim nächsten Versuch, weil eine Blastozystenkultur uns eventuell wieder den Transfer gekostet hätte. Und nun sprach niemand mehr darüber, an Tag 3 auch nur anzurufen und das weitere Verfahren zu besprechen. Bei sieben befruchteten Eizellen waren unsere Chancen auf mindestens eine Blastozyste sehr hoch, vielleicht würden es sogar mehrere werden. Vier wäre perfekt, drei sehr gut, eine oder zwei allerdings auch ausreichend. Den Rest des Tages feierten wir einfach nur noch unser Glück. Ich trank sogar ein Glas Sekt – das hatte ich mir dieses Mal in der Stimulation nicht mehr gegönnt und würde es auch nach dem Transfer nicht mehr tun. Aber nun waren die Eizellen raus und die Embryonen lagen sicher im Labor. Da konnte ich eine Ausnahme machen.

»Stick, Baby(s), stick«

Es war Freitagnachmittag, bisher hatte das Telefon nicht geklingelt, um schlechte Nachrichten von der Kinderwunschklinik zu überbringen. Genauso an den zwei Tagen zuvor: kein Anruf, keine Hiobsbotschaft. Ich atmete tief durch. Mein Transfer würde also höchstwahrscheinlich morgen, am Samstag, den 9.10.2021, stattfinden. Gleich morgens sollte ich in der Klinik anrufen, um die Uhrzeit für den Eingriff zu erfahren. Markus konnte allerdings nicht dabei sein. Er war seit Donnerstag nicht in Berlin, da er an einem Seminar teilnahm, auf das er seit Monaten gewartet hatte. Natürlich hatte er angeboten, alles abzusagen, um bei mir sein zu können. Aber nachdem wir dienstags die guten Ergebnisse erfahren hatten, sagte ich ihm, dass ich diesen Schritt auch ohne ihn schaffen würde.

Und so kam es, dass ich am Samstag allein in die Klinik fuhr, um meine Babys abzuholen. Richtig gelesen: Babys! Der Anruf in der Klinik am Samstagmorgen hatte nämlich ergeben, dass es ganze vier Embryonen bis zur Blastozyste geschafft hatten. Eine davon war leider von sehr niedriger Qualität, eine andere sah zwar gut aus, hatte sich aber etwas langsam entwickelt und zwei weitere waren zeitgerecht entwickelt und unauffällig. Somit würde ich wie gewünscht zwei Blastozysten übertragen bekommen und sah mit einer etwa 45- bis 50-prozentigen Wahrscheinlichkeit einer Schwangerschaft entgegen. Allerdings auch mit einem ca. 30- bis 35-prozentigen Risiko, Zwillinge zu bekommen. Aber das war mir weiterhin egal. Wir hatten es zum ersten Mal bis zu Blastozysten geschafft. Und dann auch noch zu vier Stück, drei davon mit realen Erfolgsaussichten! Gut, bei der dritten stand noch zur Diskussion, ob sie sich bis zum Abend weit genug entwickeln würde, dass sie eingefroren werden konnte – aber die zwei tadellosen Embryos bekäme ich an diesem Tag übertragen. Und dann müssten es sich diese nur noch bei mir gemütlich machen und sich einnisten!

»Also, ich habe mir die Embryos gerade alle noch mal angesehen. Wir frieren die dritte Blastozyste jetzt direkt ein. Sie hat sich seit heute Morgen nämlich prächtig weiterentwickelt!«, hörte ich die junge Biologin sagen, nachdem ich einige Zeit auf sie gewartet hatte. Als ich diese Worte hörte, fiel mir ein unglaublich großer Stein vom Herzen. In der Klinik angekommen, war ich nämlich schnell in das Behandlungszimmer gebeten worden und hatte mich dann aber mit jeder Minute Wartezeit mehr und mehr gewundert: Warum kam niemand? War vielleicht doch noch etwas schiefgegangen? Besprachen die Ärztin und die Biologin vielleicht gerade noch, wie sie mir die schlechte Nachricht schonend beibringen konnten? Doch nun stand fest, dass alles in Ordnung war. Die dritte ICSI war von Anfang an gut gelaufen und der Erfolg schien anzuhalten. Die Biologin überreichte mir ein Blatt Papier mit Fotos von zwei Blastozysten. UNSEREN Blastozysten. Im Time-Lapse-Inkubator gerade fotografiert und ausgedruckt. Auf Nachfrage erfuhr ich, dass es sich um eine etwas kleinere 3BB und eine etwas größere 4BB Blastozyste handelte. Das Grading von Blastozysten ist nicht gerade einfach – aber diese beiden waren damit von guter Qualität und gaben wirklich guten Grund zur Hoffnung. Ich diskutierte mit der Biologin noch, ob die 4BB vielleicht männlich und die 3BB weiblich sei, da ich gelesen hatte, dass sich männliche Embryonen wohl einen Hauch schneller entwickeln (das ist aber umstritten).[62] Die Biologin war aber der Meinung, dass die größere 4BB-Blastozyste eher ein Mädchen sei, weil sie immer so ruhig gewesen sei. Vermutlich gehört beides ins Reich der Mythen – aber es tat gut, über etwas so Unwichtiges wie das Geschlecht der Embryos zu diskutieren.

Kurz darauf betrat auch die Ärztin, die den Transfer durchführen sollte, das Zimmer. Da meine eigene Ärztin leider gerade im Urlaub war, sollte stattdessen ausgerechnet die Ärztin, die mich bei meiner ersten Punktion so verärgert hatte, den Transfer durchführen. Zuerst hatte ich das für ein schlechtes Omen gehalten. Aber nun wollte ich daran glauben, dass sich ein Kreis schließen würde. Solange sie jetzt nicht erneut anfinge, meinen Wunsch nach zwei Blastozysten zu diskutieren, wollte ich daran glauben, dass ich ihr nach diesem Tag für immer dankbar sein würde. Weil sie mein(e) Baby(s) an den richtigen Punkt gebracht haben würde. Heim zu Mama.

Und glücklicherweise versuchte die Ärztin nicht, irgendeine Diskussion zu starten. Im Gegenteil – sie war sehr freundlich und erklärte mir jeden Schritt des Transfers ganz genau. Der Transfer wurde dieses Mal ultraschallgestützt durchgeführt und so konnte ich selbst zusehen, wie zwei Mal ein kleiner weißer Punkt in meiner Gebärmutter abgesetzt wurde. Meine Babys. Zwei winzige Punkte. So unscheinbar und doch bereits so wertvoll für mich. Es dauerte nur wenige Minuten, bis der Eingriff vorbei war. Ein paar Minuten sollte ich noch liegen bleiben, dann durfte ich nach Hause gehen. Und nun war ich endlich wieder offiziell PUPO. Schwanger bis zum Beweis des Gegenteils. In mir drin waren zwei winzig kleine Embryonen. Ich schrieb Markus eine Nachricht und schickte ihm ein Bild von unseren zwei kleinen Babys. Alles in mir hoffte, dass sich diese kleinen Wunder richtig schön einnisten würden.

Da körperliche Schonung nach dem Transfer weder notwendig noch einem positiven Ausgang irgendwie förderlich ist, ging ich nicht direkt nach Hause. Im Gegenteil, ich war noch viele Stunden unterwegs und machte nahe des Potsdamer Platzes Fotos und Videos mit den anderen Berliner Miss-Germany-Kandidatinnen. Irgendwann während des Fotoshootings kam mir der Gedanke: »Wenn alles so läuft, wie ich es mir wünsche, dann ist das jetzt mein erstes Foto als Schwangere!« Und dieser Gedanke war unfassbar schön.

Als wir mit allen Fotos fertig waren, fuhr ich nach Hause. Ich machte schnell noch einen Stopp bei McDonald's – denn ich musste ja noch meine PUPO-Pommes essen! Immerhin wollte ich mir später nicht vorwerfen müssen, ausgerechnet im erfolgreichen Zyklus dieses Ritual ignoriert zu haben. Die Quittung der Pommes hob ich vorsorglich auf. Denn schließlich wollte ich fest daran glauben, dass diese noch eine ganz wichtige Bedeutung haben würde, ebenso wie die Bilder von der Time-Lapse-Kamera, die ich in meiner Tasche trug.

Der Embryotransfer ist ein sehr einfacher Eingriff, nach dem keine besondere körperliche Schonung notwendig ist. Viele Frauen fragen sich allerdings, ob sie die Einnistung in der nun folgenden Wartezeit unterstützen können.

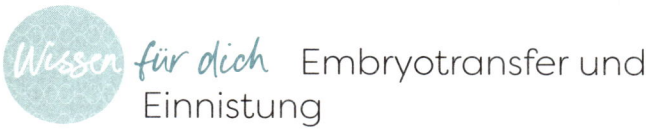 ## Embryotransfer und Einnistung

Der Embryotransfer ist ein unkomplizierter Eingriff. Mithilfe eines dünnen Katheters wird der Embryo (oder die Embryonen) über die Vagina durch die Zervix direkt in die Gebärmutter gegeben. Der Eingriff selbst ist schmerzfrei und dauert keine fünf Minuten.

Ablauf des Embryotransfers

Der/die Biolog:in nimmt erst eine kleine Luftblase auf, dann den Embryo im Nährmedium und dann noch etwas Luft. Heutzutage finden viele Transfers unter Ultraschallkontrolle statt – aber auch dieser Schritt ist nicht unbedingt notwendig. Im Ultraschall ist die Luft als weiße Punkte zu sehen – man erkennt auf den Bildern also eigentlich nicht den Embryo, sondern nur die Luft. Anschließend wird der Katheter noch auf vollständige Entleerung geprüft (damit der Embryo nicht noch drinsteckt!). Meist bleiben die Patientinnen danach noch kurz liegen, erforderlich ist das allerdings nicht.

EmbryoGlue

Bei »EmbryoGlue« handelt es sich um ein spezielles Transfermedium mit einem erhöhten Gehalt an Hyaluronan (Hyaluronsäure). Dieses soll die Wahrscheinlichkeit einer Schwangerschaft erhöhen und die Fehlgeburtsrate senken. Auch wenn die Datenlage eher dünn ist, sieht es so aus, als wäre eine leichte Erhöhung der Schwangerschafts- und Lebendgeburtenrate mit EmbryoGlue tatsächlich erreichbar. Vermutlich ist die Fehlgeburtsrate ebenfalls leicht reduziert.[63] Die Rate an Zwillingsschwangerschaften ist beim Transfer von mehr als einem Embryo ebenfalls erhöht. Auch das spricht dafür, dass Hyaluronan tatsächlich einen Effekt hat – und dafür, dass man bei Verwendung des Mediums idealerweise nur einen Embryo übertragen sollte.[64]

Endometrium-Scratching

Zusätzlich wird manchmal noch ein sogenanntes Endometrium-Scratching in der ersten Zyklushälfte angeboten. Man verspricht sich davon eine erhöhte Einnistungschance durch eine verbesserte Empfänglichkeit des Endometriums. In zahlreichen Studien ist dies jedoch inzwischen widerlegt und viele Kliniken bieten diese Technik daher inzwischen nicht mehr an.[65]

»Einnistung unterstützen«

Ganz viele Frauen fragen sich, was sie nach dem Embryotransfer tun können, um die Einnistung zu unterstützen und die Chancen einer Schwangerschaft positiv zu beeinflussen. Leider ist die ganz ehrliche

Antwort: So gut wie gar nichts. Du wirst immer wieder von irgendwelchen Mythen und Geheimrezepten lesen oder hören – aber die knallharte Wahrheit ist: Du hast auf das, was nun kommt (oder nicht kommt), nur sehr wenig Einfluss. Mir ging es nicht anders! Mich hat es total frustriert, dass ich trotz langer Recherche einfach nichts tun konnte. Deswegen will ich auch auf ein paar Punkte hier eingehen – denn genau wie ich wirst du früher oder später auf sie stoßen!

Verhalten nach Embryotransfer

Zuallererst noch einmal klar und deutlich: Du musst dich nach einem Embryotransfer nicht schonen. Es fördert die Einnistung nicht, wenn du dich ins Bett legst und nichts tust. Weder am Tag des Embryotransfers noch in den folgenden Tagen bis zum Bluttest. Wenn es dir gut geht, darfst du Sport machen – Vorsicht ist hier nur wegen der angeschwollenen Eierstöcke empfohlen. Ob es Yoga ist oder ob du nur spazieren gehst, ist egal. Es gibt keinerlei Beweise dafür, dass Meditationen oder Yoga irgendwie die Einnistung unterstützen.

Akupunktur nach Transfer

Eines der wenigen Dinge, für die es gewisse Anhaltspunkte in mehreren Studien gibt, ist die positive Wirkung von Akupunktur nach bzw. um den Zeitpunkt des Transfers herum.[66] Aaaaaber (!) – und hier wird es leider auch wieder ernüchternd: Schaut man sich nur die Studien an, die Akupunktur mit Placebo-Akupunktur (Sham-Akupunktur) vergleichen, so verschwindet dieser positive Effekt in hochwertigen Meta-Reviews und randomisierten Studien leider wieder komplett.[67] Man kann also so argumentieren: Es scheint etwas zu bringen, solange du daran glaubst und es dir guttut. Eventuell spielt hier wirklich die Psyche eine kleine Rolle.

Mein Tipp: Wenn du tendenziell ein Fan der Alternativmedizin bist, dann bist du mit Akupunktur nach dem Transfer auf jeden Fall deutlich besser beraten als mit Globuli und Konsorten. Falls du das Bedürfnis hast, »irgendetwas tun zu müssen« – dann ist Akupunktur vielleicht eine Option für dich!

Ananas und Granatapfel

Einen regelrechten Hype gibt es auf Social Media um Ananas und Granatapfelsaft (Mutterkornsaft) nach dem Transfer. Bei Ananas bezieht sich dies auf den Stoff Bromelain, der in Ananaspflanzen enthalten ist und dem verschiedene Wirkungen zugeschrieben werden (u.a. anti-inflammatorisch, antiviral, kardioprotektiv und anti-koagulativ). Es gibt keinerlei Studien, die eine Wirkung im Zusammenhang mit IVF untersucht haben – und es ist auch fraglich, wie viel Ananas man für eine relevante Menge an Bromelain essen müsste. Vor allem, da nur der Ananasstamm höhere Konzentrationen an Bromelain enthält – fast alle Studien zu Bromelain verwenden ein Extrakt aus dem Stamm der Ananas.[68]

Bei Granatapfelsaft dreht sich die Diskussion um die hohen antioxidativen Effekte der enthaltenen Polyphenole. Auch hier gibt es keine Studie, die irgendeinen Zusammenhang mit den Erfolgschancen einer künstlichen Befruchtung auch nur untersucht hätte.

Leider muss man also sagen: Beide Pflanzen bzw. ihre Produkte haben keine nachgewiesene Wirkung im Zusammenhang mit einer künstlichen Befruchtung.

Mein Tipp: Willst du dennoch etwas davon zu dir nehmen, dann ist frische Ananas sicher die bessere Wahl – diese enthält im Gegensatz zu Granatapfelsaft wenig Zucker und Kalorien. Ich habe das auch getan. Manchmal braucht man solche Rituale einfach!

Viele Striche, ein Plus und ein Bluttest

»Lass uns das machen. Lass uns einen spontanen Urlaub buchen«, stimmte Markus mir nach einer kurzen Weile zu. Er war am Sonntag nach Berlin zurückgekehrt und wir hatten schon während seiner Heimfahrt in der Bahn am Telefon darüber diskutiert, wie wir die Wartezeit bis zum Test überbrücken konnten. Irgendwann hatte ich den Vorschlag gemacht, einfach last minute einen Urlaub zu buchen und am besten direkt am nächsten Tag irgendwohin ins Warme zu fliegen. Also buchten wir noch am selben Tag einen Flug nach Zypern sowie ein Hotel. Bereits am Dienstag sollte es losgehen – drei Tage nach dem Transfer, also viel zu früh zum Testen. Erst in Zypern würde ich rausfinden können, ob ich schwanger war oder nicht. Wir buchten all-inclusive – sollte ich nach ein paar Tagen mal wieder auf einen negativen Test starren müssen, dann würde ich mich wenigstens mit Cocktails trösten können. Vorher galt allerdings selbstverständlich Enthaltsamkeit – und so lehnte ich auch den Begrüßungssekt im Hotel ab, als wir am Dienstagnachmittag wirklich in Zypern angekommen waren. Das Hotel und der Strand waren wunderschön – hier würde ich die Tage gut abwarten und meine Gedanken im Zaum halten können, davon war ich überzeugt.

Erste Schwangerschaftsanzeichen oder Wunschdenken?

Natürlich war das nicht der Fall. Direkt am nächsten Morgen musste ich dem Drang widerstehen, einen Schwangerschaftstest zu machen. Ich war nun bei »TF+4« – also vier Tage nach meinem Tag-5-Transfer, entsprechend also ES+9. Das ist der früheste Tag, an dem sehr gute Ultrafrühtests eine Schwangerschaft erkennen können. Und natürlich hatte ich eine halbe Kosmetiktasche voller verschiedener Schwangerschaftstests eingepackt. Nur für den Fall, versteht sich ...

Allerdings wollte ich mir nicht den ersten Morgen im Hotel durch einen negativen Test »versauen« und widerstand dem Wunsch, zu testen, gerade noch einmal. Wir verbrachten einen wirklich tollen Tag an Pool und Strand und schmiedeten Pläne für Unternehmungen in den nächsten Tagen. Nach dem Dinner gingen wir zurück aufs Zimmer und ich sprang unter die Dusche.

»Sag mal, sind deine Nippel eigentlich immer so dunkel?«, fragte mich Markus, als ich gerade aus der Dusche kam. Ich sah ihn verunsichert an. Wusste er, dass Brustveränderungen eines der frühesten Schwangerschaftsanzeichen waren und wollte er genauso wie ich unbedingt etwas sehen? Ich selbst hatte mir tatsächlich nämlich auch gerade wenige Minuten zuvor dieselbe Frage gestellt. Allerdings hatte ich die Beobachtung schnell beiseite gewischt. Bestimmt war es nur das Licht. Und mein Wunsch, irgendwelche Anzeichen zu bemerken. Im Grunde war es doch eigentlich viel zu früh für Schwangerschaftsanzeichen. Und bei meinen Schwangerschaften zuvor waren die zugehörigen Symptome erst Tage nach dem positiven Test aufgetreten. Es KONNTE also eigentlich gar nicht sein, dass meine Nippel bereits ein erstes Zeichen waren. Oder etwa doch ...?

Am nächsten Morgen wachte ich um kurz nach sechs Uhr auf. Ich hatte schlecht geschlafen und war kaum zur Ruhe gekommen. Markus schlief noch seelenruhig neben mir und so beschloss ich, ins Bad zu gehen und heimlich zu testen. Ich hatte mich vorher noch nicht entschieden, ab wann ich testen wollte. Aber seit der Unsicherheit über die Farbe meiner Nippel am Vorabend war ich noch ungeduldiger. Je nach Ergebnis des Tests würde ich Markus entweder davon berichten oder einfach nichts sagen und am nächsten Tag erneut testen. Ich nahm auch keinen meiner guten Ultrafrühtests, sondern nur einen billigen Test. Dieselben, die ich auch schon für die Testreihe vorher verwendet hatte, um den ß-hCG-Abfall nach der Auslösespritze zu beobachten. Diese Tests waren seit Montag bereits wieder blütenweiß gewesen (eine Woche nach Punktion). Wenn der Test noch negativ war, konnte ich mich damit trösten, dass er einfach nicht empfindlich genug war, und noch Hoffnung bewahren.

Und so saß ich fünf Minuten auf der Toilette und zwang mich, nicht auf den Test zu schauen. Ich lenkte mich mit meinem Handy ab und wartete. Unendlich lange. Und dann wickelte ich den kleinen Streifen aus dem Toilettenpapier aus und starrte ihn an. Da sah ich ihn. Einen Schatten. Wirklich nur den absoluten Hauch einer zweiten Linie. Aber er war da. Auf dem billigen Test. Und es konnte kein Rest-ß-hCG mehr sein. Ich hatte frisches ß-hCG im Urin!

Ich verließ die Toilette, wusch mir die Hände und wollte ins Bett zurückschleichen. Ich würde Markus noch nichts berichten, hatte ich gerade beschlossen. Ich würde noch warten und am nächsten Tag noch einmal testen, um zu sehen, ob der Schatten dicker geworden wäre. Markus schlief ja noch, also würde er nichts mitbekommen.

»Und, hast du getestet???«, fragte Markus sofort, als ich durch die Tür ins Schlafzimmer schlüpfte. Er schlief nämlich mitnichten noch und saß aufrecht und mit großen, erwartungsvollen Augen im Bett. Natürlich hatte er geahnt, dass ich niemals länger warten würde. Und er war wach geworden und hatte bemerkt, dass ich länger im Bad geblieben war. Mein Mann kannte mich einfach zu gut. Ich versuchte gar nicht erst, es abzustreiten. »Ja, habe ich. Und da ist ein Schatten. Er ist superfein, aber ich glaube, ich sehe ihn wirklich. Es hat geklappt«, antwortete ich ihm mit einer Mischung aus Freude und Unsicherheit. Ein Teil von mir hatte es von Anfang dieses Zyklus an geglaubt – ein anderer jedoch zweifelte mal wieder an meinem Verstand. Der Strich ließ sich jedoch sogar bereits fotografieren – und das, obwohl es sich um einen Test mit einer relativ geringen Sensitivität handelte. Aktuell war ich definitiv schwanger. Ob es so bleiben würde, würden die nächsten Tage zeigen.

Hallo Welt – ich bin eine Juni-Mama!

Auch am nächsten Tag war der Strich auf dem billigen Schwangerschaftstest sichtbar. Er war sogar definitiv deutlicher geworden. Das war gut. Sehr gut sogar. Mein ß-hCG-Wert stieg also.

Dennoch wollte ich nicht an diesem Tag meinen »guten« digitalen Ultrafrühtest mit dem Plus verwenden. Das Ergebnis war zwar höchstwahrscheinlich ebenfalls positiv. Aber es war der 15. Oktober. Der Tag der Sternenkinder. Und so wollte ich nicht, dass der Test meines Regenbogenbabys an diesem Tag lag. Nein, ich würde noch einen weiteren Tag warten und dann den Test machen. Würde er wirklich wie erwartet ein Plus anzeigen, dann würde ich es auch allen verraten. Bisher hatte ich auf Social Media nichts zum Schatten gesagt. Und auch sonst wusste es niemand außer Markus und mir. Am Donnerstag war mir alles noch zu irreal erschienen – und nun, an diesem für Sternenmamas traurigen Tag, wollte ich es ebenfalls nicht verkünden. Das hätte es sicher für einige noch schwerer gemacht und das wollte ich auf keinen Fall.

So wartete ich bis Samstagmorgen, bis ich den digitalen Test verwendete. Und obwohl ich auf ein positives Ergebnis hoffen durfte, zitterten meine Hände wie Espenlaub, als ich den Test schließlich umdrehte und ansah. Als ich das Plus dann wirklich sah, musste ich weinen. Ein Teil von mir hatte trotz allem geglaubt, dass der Test möglicherweise ein negatives Ergebnis zeigen könnte. Dass meine dritte Schwangerschaft bereits wieder vorbei war und mein Regenbogenbaby mich verlassen hatte. Aber dem war nicht so. Das Plus strahlte mich geradezu an. Es versprach, dass nun endlich alles gut sein würde. Dass unser Kampf um unser Wunschbaby ein Happy End haben und wir in etwas mehr als acht Monaten Eltern sein würden. Erst jetzt rechnete ich den erwarteten Entbindungstermin aus: Der 27. Juni 2022 sollte es sein. Ein Juni-Baby also. Ein Jahr nach meinem verlorenen Juni-Baby würde mein Regenbogenbaby demnach auf die Welt kommen. Zumindest, wenn dieses Mal alles gut verlaufen würde.

Aber wir wollten daran glauben. Und so schnitt ich ein Video und machte Fotos von dem Test. Wir teilten das Foto mit Freunden und Familie. Und wenig später lud ich auch das Video meines Schwangerschaftstests auf Instagram hoch. Am Ende sollte es über 4 Millionen Mal angesehen werden – aber das ahnte ich zu diesem Zeitpunkt noch nicht. Wir waren einfach nur glücklich. So unfassbar glücklich. Natürlich war da auch viel Angst. Sehr viel sogar. Aber eben auch viel Glück. Denn es zeigte, dass wir mit einer ICSI zu einem Erfolg kommen konnten. Wir hatten ein Protokoll gefunden, das funktionierte. Und das mich schwanger werden ließ.

Die Reaktionen auf den Test fielen sehr unterschiedlich aus. Ausgerechnet Freunde und Familie reagierten teilweise sehr verhalten. Natürlich kamen von meinen Eltern, Geschwistern und engeren Verwandten auch viele Glückwünsche – aber manche Freunde und Familienmitglieder antworteten tatsächlich einfach gar nicht oder sehr zurückhaltend. Auf Social Media war dagegen ein regelrechter Begeisterungssturm losgebrochen. Mein Postfach quoll vor Glückwünschen über und mein Reel wurde von anderen KiWu-Mädels geteilt. Sie freuten sich mit mir – und viele berichteten mir auch, wie sehr es ihnen selbst Mut machte, weiterzukämpfen. Genau so war es mir ja auch immer gegangen, wenn eine von uns positiv getestet hatte. Wie konnte es sein, dass Fremde sich so für mich freuten, ja, sogar mit mir weinten – meine eigene Familie und Freunde aber teilweise nicht einmal antworteten? Vermutlich wussten sie nur nicht genau, wie sie reagieren sollten. Aber jede fehlende Antwort verletzte mich dennoch. Nach einer Weile beschlossen wir, die Handys erst einmal beiseitezulegen und den Rest des Tages für uns zu sein und zu genießen. Ohne Nachrichten, ohne Meinungen und Kommentare von anderen. Einfach nur Zeit für uns. Uns und unser kleines Wunder in meinem Bauch.

Unser Regenbogenwunder

Am Dienstagnachmittag ging es wieder zurück nach Berlin. Das war auch gut so – denn am Donnerstag stand mein Bluttest in der Kinderwunschklinik an. Dort sollte das ß-hCG noch einmal genau bestimmt und anhand des Ergebnisses der Termin für den ersten Ultraschall festgelegt werden.

Als ich am Donnerstag früh die Kinderwunschklinik betrat, grinste mich die Schwester am Tresen bereits wie ein Honigkuchenpferd an. Bis vor kurzem war mir nicht bewusst gewesen, dass auch der Kinderwunschklinik meine Social-Media-Kanäle bekannt waren. Und die Schwester hatte mein Reel bereits gesehen und wusste, dass mich gute Ergebnisse erwarteten. Ich freute mich ebenfalls sehr auf das »offizielle« Ergebnis – und hatte gleichzeitig auch Angst. Würde der ß-hCG-Wert hoch genug sein? Die Höhe des Wertes sagt viel über den Verlauf der Frühschwangerschaft aus. Mindestens bei 100 mIU/ml sollte der Wert liegen für »meinen Tag«, besser noch höher. Es gab zwar auch noch gute Verläufe mit initial niedrigem ß-hCG – aber das waren Ausnahmen. Wäre der Wert zu niedrig, musste ich mit einer nicht intakten Schwangerschaft und einer baldigen Fehlgeburt rechnen.

Die Blutentnahme ging schnell und unkompliziert. Nun ging es nach Hause und es hieß wieder warten. Abends würde die Klinik anrufen und mir das Ergebnis mitteilen. Die Stunden bis dahin würden sich unendlich lang hinziehen. Diese Tage gehören leider einfach zu einer Kinderwunschbehandlung dazu. Tage, an denen man angstvoll auf einen Anruf wartet. Oder darauf, dass KEIN Anruf kommt.

Irgendwann am Nachmittag sah ich nach draußen und bemerkte, dass es regnete. Und dass die Sonne gleichzeitig schien. Sofort war ich auf dem Balkon. Und dann sah ich, was ich gesucht hatte: »Schatz, komm schnell! Da ist ein Regenbogen! Da ist WIRKLICH ein Regenbogen. HEUTE!«, rief ich geradezu hysterisch zu Markus ins Wohnzimmer hinein. Und natürlich machte ich ein Foto und postete es in meiner Story auf Instagram. Ein Regenbogen. Am Tag des Bluttestes. Wenn das nicht ein Zeichen war, dass unser Regenbogenbaby sich gerade auf den Weg gemacht hatte ...! Eigentlich glaube ich ja überhaupt nicht an solche Dinge. Aber in diesem Moment WOLLTE ich es einfach glauben. Ich wollte glauben, dass es Zeichen gab und dass der Regenbogen wirklich etwas bedeutete. Immerhin deutete bisher alles darauf hin, dass es dieses Mal besser laufen würde.

Und kurz darauf kam auch der Anruf, der es bestätigte. Mein ß-hCG lag bei 372 mIU/ml, zwölf Tage nach dem Transfer, 17 Tage nach der Punktion. Das war mehr als gut – es war geradezu perfekt. Nicht unbedingt zwillingsverdächtig, aber sehr gut für eine intakte Frühschwangerschaft. Eine Woche später, bei 6+4 (7. SSW), sollte ich zum ersten Ultraschall erscheinen.

Manche Kinderwunschkliniken nehmen den ß-hCG-Wert als Indikator, wann der erste Ultraschall erfolgt. Es gibt Grenzwerte, ab denen im Ultraschall zwingend embryonale Strukturen darstellbar sein müssen und Berechnungen, wie schnell der ß-hCG-Wert in der Frühschwangerschaft steigt. Auch gibt es Tabellen, wann der ß-hCG-Wert nach einer ICSI wie hoch liegen sollte und Studien, wie hoch bzw. niedrig das Fehlgeburtsrisiko anhand des ß-hCG-Wertes statistisch ist.[69] Das sind aber immer nur Zahlen – man darf das nie (!) überbewerten!

Was nach dem positiven Test geschieht

Nach dem positiven Bluttest wirst du in der Regel von der Kinderwunschklinik noch eine Weile weiter betreut. Wie lange das genau der Fall ist, hängt von eurer Klinik ab – manche Kliniken entlassen mit dem ersten Ultraschall, andere betreuen bis zum Nachweis der Herzaktion oder bis zur 12. Schwan-

babybauchblog.de/
fruehschwanger-
schaft

gerschaftswoche. Die weitere Vorsorge übernimmt dann wie üblich der/die Gynäkolog:in.

ß-hCG-Kontrollen

Oft erwarten dich mehrere Kontrollen des Schwangerschaftshormones ß-hCG. Dieses sollte sich in der Frühschwangerschaft alle 2 bis 3 Tage etwa verdoppeln. Anhand des ersten ß-hCG-Wertes wird manchmal entschieden, wann eine erste Ultraschallkontrolle erfolgt. Denn es gibt bestimmte Grenzwerte, ab denen unbedingt embryonale Strukturen wie ein Dottersack sichtbar sein müssen. Die ß-hCG-Werte nach künstlicher Befruchtung unterscheiden sich im Grunde nicht von denen natürlicher Schwangerschaften – nur, dass man sehr genau weiß, wann die Befruchtung erfolgt ist.

Online gibt es einen sehr hilfreichen Rechner, bei dem du angeben kannst, wann du einen Embryo zurückbekommen hast, wie weit dieser bereits war (z.B. Tag-3-Embryo, Morula oder Blastozyste) und welcher ß-hCG-Wert gemessen wurde. Du siehst

wantbaby.info/
calculators/beta-
hcg-levels

dann, wo sich dein ß-hCG-Wert im Vergleich zum »Normalbereich« befindet und ob er sich zeitgerecht entwickelt.

Sehr niedrige oder zu langsam steigende ß-hCG-Werte sind ein Indikator dafür, dass möglicherweise etwas mit der Schwangerschaft nicht okay ist. Besonders hohe Werte dagegen können auf eine Zwillingsschwangerschaft hinweisen.[70] Man darf einen einzelnen Wert niemals überinterpretieren – aber ignorieren sollte man ihn auch nicht.

Ultraschalluntersuchungen

Meist wird deine Kinderwunschklinik auch noch zumindest einen Ultraschall durchführen, bevor du zu deine:r Gynäkolog:in überwiesen wirst – oft jedoch auch mehrere. Hierbei geht es darum, die regelrechte Entwicklung des Embryos zu beobachten. Und im Falle eines Transfers von zwei oder drei Embryonen auch die Frage zu beantworten, ob möglicherweise eine Mehrlingsschwangerschaft vorliegt. Als grobe Orientierung, wann du mit welchen Strukturen rechnen darfst, hier ein kleiner Überblick:

- Fruchthöhle: 4./5. SSW
- Dottersack: 5./6. SSW
- Embryo mit Herzschlag: 7./8. SSW

Erneut schwanger als »ICSI-Mom«

»Ich sehe ihn, ich sehe ihn!«, quietschte ich fassungslos. »Da ist ein Dottersack, oder???«, fragte ich zur Vergewisserung meine Ärztin.

»Ja, da ist der Dottersack zu sehen«, bestätigte sie mir schmunzelnd und zeigte auf dem Monitor auf die feine Ringstruktur. Einen Embryo konnte ich beim besten Willen noch nicht erkennen. Und doch bedeutete dieser Ring alles für mich. Denn er war genau das, was ich bei meiner ersten und meiner zweiten Schwangerschaft niemals hatte sehen dürfen: das erste sichtbare Anzeichen, dass da tatsächlich ein Baby in meinem Bauch wuchs. In mein Journal schrieb ich an dem Tag: »Es gibt einen Dottersack! Noch keinen Herzschlag, dafür wäre es noch zu früh, meinte die Ärztin. Aber es ist KEIN Windei. Ich bin weiter als je zuvor!«

Die Angst – mein ständiger Begleiter

Insgeheim hatte ich wieder befürchtet, nur eine schwarze Höhle zu sehen – ohne Inhalt, ohne Hoffnung. Und diese Sorgen und Ängste sollten mich auch in den nächsten Wochen und Monaten meiner Schwangerschaft weiterhin begleiten. Aber in dem Moment, als wir die Praxis mit guten Nachrichten verließen, war ich schlicht die glücklichste Person auf dem Planeten. Und schon am nächsten Tag zählte ich wieder die Tage bis zum nächsten Ultraschalltermin. Sie vergingen so unfassbar langsam! Hatte ich ein Jahr zuvor noch völlig entspannt einen Termin in der 9. SSW als allerersten Termin akzeptiert, wäre ich nun am liebsten jeden Morgen in die Praxis spaziert, um erneut nach dem Embryo zu gucken. Gleichzeitig fürchtete ich mich jedoch auch – denn in der 8. SSW sollte man definitiv einen Herzschlag sehen können. Wäre bei meinem nächsten Termin alles in Ordnung, fiel das Risiko einer Fehlgeburt statistisch deutlich ab. Außerdem würde meine Ärztin noch ein zweites Mal kontrollieren, dass ich keine Zwillinge erwartete. Bisher hatte sie nur eine Fruchthöhle finden können – es schien also so, als ob sich nur eine Blastozyste eingenistet hatte. So früh kann dies aber durchaus noch übersehen werden, weshalb nach einem Transfer von zwei Embryonen im ersten Trimester immer weiterhin nach einer zweiten Fruchthöhle gesucht werden sollte.

DIE ZWÖLFTE WOCHE ALS ENDE DES RISIKOS?

Tatsächlich ist die vielbeschworene 12. Woche als »Ende der kritischen Phase« sehr künstlich gewählt. Das Risiko einer Fehlgeburt ist in den ersten Wochen der Schwangerschaft hoch und fällt dann ab. Ein wirklicher »Sprung nach unten« findet dabei nicht in der 12. SSW, sondern eher in der 7./8. SSW mit dem Nachweis der Herzaktion und der zeitgerechten Entwicklung des Embryos statt.[71] Ein Restrisiko besteht allerdings weiterhin während der gesamten Schwangerschaft – auch das ist wichtig zu verstehen.

Am 10. November war es endlich soweit: Mein nächster Ultraschalltermin stand an. Am Morgen kam ich jedoch kaum aus dem Bett. Zu groß war die Angst, dass ich keinen Herzschlag sehen würde. Als ich die Praxis mit Markus betrat, zitterte ich am ganzen Körper. Im Wartezimmer betrachtete ich die Fische im Aquarium und fragte mich, warum ich nicht auch einfach so gedankenlos existieren konnte. Und warum mir das Universum solche furchtbaren Qualen dabei bereitete, ein Baby zu bekommen.

»Das sieht nicht gut aus, oder? Da ist nichts, oder?«, fragte ich panisch, nachdem ich auf dem Untersuchungsstuhl saß und meine Ärztin den Embryo im Ultraschall eingestellt hatte. Ich war den Tränen nahe und spürte, wie mir das Herz in die (nicht vorhandene) Hose rutschte.

Doch dann zeigte meine Ärztin auf den Bildschirm und meinte:»Doch, sehen Sie, hier. Dort sieht man den Herzschlag.« Und dann sah ich es auch. Ein Flimmern. Ganz schnell und blau. Hell-Dunkel-Hell-Dunkel. Mit hoher Frequenz. Unser Baby. Unser Baby mit einem Herzschlag.

Und auch Markus sah es. Wir beide konnten unser Glück kaum fassen. Markus drückte meine Hand und wir sahen uns an. In meinem Bauch war unser kleines Baby. Und es lebte. Es war so unfassbar winzig – und doch hatte es bereits ein schlagendes Herz. Es war ein langer Weg hierhin gewesen – länger, schmerzhafter und teurer, als wir je für möglich gehalten hatten. Aber nun sah es so aus, als hätte das Warten ein Ende. Oder zumindest ein Enddatum. Und zwar den 27.06.2022, meinen errechneten Entbindungstermin. Und es gab weiterhin keine Anzeichen für eine zweite Fruchthöhle – ich erwartete also keine Zwillinge.

»Haben Sie schon einen Termin bei Ihrer Frauenärztin für die weitere Betreuung ausgemacht?«, fragte meine Ärztin uns, nachdem wir uns wieder gefasst hatten und vor ihr auf den Stühlen saßen. Ich berichtete, dass ich das bereits getan hätte und der Termin in zweieinhalb Wochen wäre. Ich wusste ja, dass die Elternpaare normalerweise mit dem Nachweis des Herzschlags offiziell aus unserer KiWu-Klinik entlassen wurden und hatte optimistisch sein wollen. Meine Ärztin reagierte wundervoll und bot uns an, dass ich in der Zwischenzeit noch zu einem weiteren Termin vorbeikommen könne, da mir die Wartezeit dazwischen vermutlich zu lang sei. Dankbar nahm ich dieses Angebot an – noch war ich einfach zu unsicher und diese Termine halfen mir, mit der Angst ein wenig besser umzugehen.

Auf dem Weg nach Hause heulte ich Rotz und Wasser vor Freude über den Herzschlag. Ich berichtete noch im Auto meiner Mutter und meinen engsten Freunden davon. Und dann natürlich auch meiner KiWu-Community auf Instagram. Seit dem positiven Schwangerschaftstest war diese geradezu explodiert und so folgten inzwischen über zehntausend Menschen meinem Weg zu unserem Wunschbaby. Gerade diese Community war in den nächsten Wochen eine unfassbare Stütze für mich. Auch wenn jetzt alle Zeichen auf Grün standen – die Angst packte mich dennoch regelmäßig zwischen und vor den Kontrollterminen. Es waren keine leichten Wochen – und ironischerweise war es für mich noch schwieriger dadurch, dass ich keinerlei Übelkeit verspürte. Ich wünschte mir geradezu Schwangerschaftsbeschwerden herbei!

Die Sache mit der Risikoschwangerschaft ...

»Wundern Sie sich nicht, ich mache da das Kreuz bei Risikoschwangerschaft«, sagte meine Frauenärztin bei unserem zweiten Termin. Inzwischen war ich in der 12. SSW und meine Frauenärztin stellte endlich meinen Mutterpass aus. Ich hatte auf diesen Moment fanatisch gewartet und schon beim allerersten Termin eine Mutterpasshülle in meiner Tasche gehabt. »Kleines Wunder« stand dort unter einem Regenbogen gestickt auf einer weißen Filzhülle. Sie erklärte mir, dass ich mir wegen des Kreuzes jedoch keine Sorgen zu machen brauche – das sei nach einer künstlichen Befruchtung Standard und schließlich hätte ich ja auch bereits zwei Fehlgeburten erlebt. Obwohl keine Gerinnungsstörung bei mir nachgewiesen werden konnte, spritzte ich auf Empfehlung der Gerinnungsambulanz jeden Tag einen Gerinnungshemmer. Dazu kamen noch meine Hashimoto und eine Neigung zu Diabetes in der Familie.

Und so saß ich da – fit, kreuzfidel und ohne jegliche Schwangerschaftsbeschwerden – und galt als Risikoschwangere. Eine Stimme in meinem Kopf wollte direkt widersprechen. Wollte einfach nur als »ganz normale Schwangere« gelten und nicht als »Risikofall«. Gleichzeitig war mir jedoch auch bewusst, dass dieses kleine Kreuzchen Vorteile mit sich brachte. So würde es zum Beispiel mit der Krankenkasse keine Diskussion darüber geben, ob ein Ersttrimester-Screening und die Feindiagnostik bezahlt werden würden. Auch ein zusätzlicher NIPT (nicht invasiver Pränataltest) sowie eine größere Anzahl an Ultraschalluntersuchungen ließen sich so deutlich einfacher begründen. Und so wehrte ich mich nicht gegen die Einstufung als Risikoschwangere.

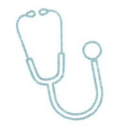

ZUSÄTZLICHE SCHWANGERSCHAFTS-VORSORGE

Neben den regulären Vorsorgeterminen bei der Frauen-ärztin gibt es noch weitere Spezialuntersuchungen, die bei einer/m speziell geschulten Pränataldiagnostiker:in durch-geführt werden können. Ob diese Untersuchungen bzw. Tests von der Krankenkasse übernommen werden, hängt von den Umständen der Schwangerschaft ab.

Ersttrimester-Screening (12.–14. SSW): Beim Ersttrimester-Screening wird ein erweiterter Ultraschall auf Fehlbildungen durchgeführt und die Nackenfalte sowie das Nasenbein des Babys vermessen. Diese Untersuchung kann Hinweise auf eine schwere Entwicklungsstörung liefern. Basierend auf den Messwerten sowie dem Alter der Mutter lässt sich auch die Wahrscheinlichkeit für eine Chromosomenstörung (z.B. Triso-mie 13, 18 oder 21) berechnen. Auffällige Ergebnisse sollten unbedingt abgeklärt werden – einen Beweis für oder gegen eine solche Problematik kann die Untersuchung aber nicht liefern.

NIPT (Nicht invasiver Pränataltest): Sehr viele Frauen lassen inzwischen einen nicht invasiven Pränataltest (z.B. Harmony-Test oder Praena-Test) durchführen. Hierbei wird der Mutter Blut entnommen – in diesem befinden sich nämlich auch fetale DNA-Fragmente. Anhand dieser lässt sich das Ge-schlecht des Kindes bereits früh mit sehr hoher Wahrschein-lichkeit vorhersagen. Ebenso liefert der Test wichtige Hinweise auf eine eventuelle Chromosomenstörung. Hierbei ist wich-tig zu verstehen, dass ein unauffälliger NIPT eine Chromosomenstörung extrem unwahrscheinlich macht. Ein auffälliger NIPT dagegen kann insbesondere bei den Trisomien 13 und 18 sehr oft falsch positiv sein – das heißt, der Test ist auffällig, obwohl gar keine Trisomie vorliegt und das Baby gesund ist. Leider klären nicht alle Frauenärzt:innen korrekt über diesen Sachverhalt auf!

Feindiagnostik (20.–24. SSW): Auch bei der Feindiagnostik handelt es sich um eine erweiterte Ultraschalluntersuchung. Hierbei werden alle Organsysteme des Kindes genau begutachtet, um auch kleinere Fehlbildungen bereits vor der Geburt zu bemerken und ggf. bereits mit einer Therapie oder deren Planung zu beginnen.

Und obwohl es durchaus Anhaltspunkte dafür gibt, dass eine Schwangerschaft nach IVF/ICSI ein etwas höheres Komplikationspotenzial aufweist, so ist sie damit nicht gleich eine Hochrisikoschwangerschaft (siehe folgendes Wissenskapitel). Die Risikoerhöhung ist eher moderat – es gibt also keinen Grund, plötzlich nur noch auf dem Sofa zu liegen und nichts mehr zu tun. Aufgrund der vergrößerten Eierstöcke nach der Stimulationsbehandlung sollte man zwar tatsächlich in den ersten Wochen etwas vorsichtiger beim Sport sein – aber eine übertriebene Schonung ist medizinisch nicht notwendig. Im Gegenteil, sportliche Aktivität in der Schwangerschaft reduziert das Risiko für bestimmte Schwangerschaftserkrankungen wie z.B. Diabetes.

»Also nach deinem Weg würde ich das ja nicht tun ...«

Und so versuchte auch ich, meinen Alltag, so gut es ging, ganz normal weiterzuleben. Ich war inzwischen bei Miss Germany in die Top 40 gewählt worden und Markus hatte sein Projekt in Saudi-Arabien begonnen. Sogar ich war zwischen der 10. und 12. SSW bereits dorthin geflogen und hatte Wanderungen und Ausflüge unternommen. Leider musste ich mir deswegen zunehmend Anfeindungen anhören oder diese in den sozialen Netzwerken lesen. Gerade meine Mittelstreckenflüge schienen einige selbsternannte und von Fakten nicht zu beirrende »Kinderwunschexpertinnen« auf den Plan zu rufen. Immer wieder durfte ich mir sagen lassen, dass ich dieses oder jenes »nach meiner Vorgeschichte« doch bitte zu tun oder zu lassen habe. Sicherlich bekommen viele Schwangere diese »gut gemeinten« Ratschläge – aber scheinbar haben ICSI-Moms in den Augen mancher ein ganz besonders strenges Regelwerk zu befolgen. Gleichzeitig wird ihnen auch teilweise das Recht abgesprochen, sich im Falle von Schwangerschaftsbeschwerden darüber negativ zu äußern, da sie »es sich ja so ausgesucht haben«.

Vielleicht hast du ebenfalls schon solche Sätze gehört. Oder sogar den Vorwurf, dass »deine Gene wohl einfach zu schlecht seien«. Dass »dein Kind vermutlich nicht gesund sei« oder dass deine Schwangerschaft »wider die Natur sei«. Zu Beginn haben mich diese Kommentare in meiner Schwangerschaft oft verletzt und verunsichert. Egal wie sicher ich war, dass diese Vorwürfe, Vorschläge oder Kommentare wissenschaftlicher Blödsinn waren, so gingen sie doch nicht spurlos an mir vorüber. Nun war ich endlich schwanger und hatte nach einer Weile langsam auch die Angst im Griff – nur um dann von außen versichert zu bekommen, dass meine Schwangerschaft eben anders sei.

Je weiter meine Schwangerschaft jedoch fortschritt, desto mehr lernte ich, diese Stimmen zu ignorieren und mich von ihnen nicht verunsichern zu lassen. Ich wollte weder mit Samthandschuhen angefasst werden, noch wollte ich auf Dinge verzichten, auf die ich nicht verzichten musste. Ich hatte für diese Schwangerschaft hart kämpfen müssen und wollte mir nicht von anderen die Freude daran verderben lassen. Niemand hatte mir zu sagen, wann es richtig war, das Kinderzimmer einzurichten oder ob ich einen Fetaldoppler verwenden durfte, um die Herztöne meines Kindes hören zu können (ein Gerät, das meine Nerven mindestens bis zur Mitte meiner Schwangerschaft immer wieder beruhigt hat!). Und so verbrachte ich mit Markus einen guten Teil meiner Schwangerschaft in Saudi-Arabien, machte einen wunderschönen »Babymoon« in Jordanien und reiste kurz vor Beginn des dritten Trimesters sogar noch einmal allein nach Mallorca, um eine Freundin zu besuchen.

Auch ins Miss-Germany-Camp wäre ich ohne mit der Wimper zu zucken gefahren. Allerdings endete meine Reise mit Miss Germany im Januar 2022 – denn leider schaffte ich es nicht in die Top 20. Tatsächlich war ich darüber sehr traurig – denn nur allzu gern wäre ich diesen Weg auch schwanger weitergegangen. Doch obwohl das nicht möglich war, habe ich meine Bewerbung nie bereut. Auch heute habe ich noch regelmäßig Kontakt zu anderen Kandidatinnen und bin dankbar für diese Reise und die tollen Erfahrungen. Sie werden immer untrennbar mit meiner Reise zu meinem Wunschbaby verbunden sein. Als ich im Februar beim Finale dabei war und Domitila gewann, freute sie sich mit mir darüber, dass ich nun ein Baby unter dem Herzen trug. Und ich musste schmunzelnd an das Fotoshooting denken, das am Tag des Embryotransfers stattgefunden hatte. Dort stand ich neben Domitila – und wir beide hatten noch keine Ahnung, was 2022 tatsächlich für uns bringen würde.

Was ich dir damit sagen möchte: Lass dich nicht verunsichern. Auch als ICSI-Mom (oder IVF-Mom!) darfst du deine Schwangerschaft genießen und musst dir nicht alles gefallen lassen!

Tatsächlich sind die meisten Vorurteile gegenüber ICSI-Moms bzw. ihren Babys auch exakt nur das: Vorurteile. Im Grunde unterscheiden sich weder Schwangerschaft noch Kind noch Mutter maßgeblich von natürlich entstandenen Schwangerschaften. Ein paar Fragen sind es aber wert, im Detail beleuchtet zu werden.

Wissen für dich Was ist anders nach einer KiWu-Behandlung?

Obwohl Schwangerschaften nach Kinderwunschbehandlung als Risikoschwangerschaften gewertet und die Kinder mit Ersttrimester-Screening, NIPT und Feindiagnostik oft sehr genau überwacht werden, kann man glücklicherweise sagen: Nach allem, was wir bisher wissen, sind die Unterschiede gering und Kinder nach künstlicher Befruchtung annähernd genauso gesund wie andere Babys!

Welche Risiken gibt es für IVF-/ICSI-Babys?

Es gibt ein leicht erhöhtes Risiko für eine Frühgeburtlichkeit sowie ein niedriges Geburtsgewicht (LBW = low birth weight) bzw. ein etwas kleines Kind (SGA = small for gestational age) bei IVF-/

ICSI-Babys.[72] Nach Kryokonservierung ist dagegen das Risiko für ein besonders großes Kind (LGA = large for gestational age) etwas erhöht. Darüber hinaus gibt es leider tatsächlich ein geringfügig erhöhtes Risiko für Fehlbildungen[73] sowie Krebserkrankungen im Kindesalter[74]. Allerdings ist die Risikoerhöhung nicht extrem und daher sind sowohl Fehlbildungen als auch Krebserkrankungen bei Kindern nach künstlicher Befruchtung insgesamt sehr selten. Noch unklar ist, welche Rolle die Technik (IVF/ICSI/Kryokonservierung) dabei spielt – und was möglicherweise zulasten elterlicher Faktoren (genetisch und erworben) geht. Es ist aber bekannt, dass bei einer ICSI das Risiko höher ist als bei einer IVF – und dass eine männliche Indikation dieses Risiko darüber hinaus erhöht. Vermutlich spielen also beide Faktoren eine Rolle.[75] Allerdings leiden Kinder, die durch künstliche Befruchtung geboren wurden, etwas häufiger an Stoffwechsel- und Herzkreislauferkrankungen und haben selbst häufiger Fortpflanzungsprobleme.[76]

Möglicherweise erhöht auch die Kryokonservierung von Embryonen das kindliche Krebsrisiko zusätzlich zur künstlichen Befruchtung. Allerdings sind auch hier die Fallzahlen sehr gering. Man darf diese neuen Forschungsergebnisse nicht ignorieren, sollte sie aber auch nicht überinterpretieren.[77]

Die neurologische und geistige Entwicklung von Kindern, die mithilfe der künstlichen Befruchtung gezeugt wurden, scheint dagegen identisch mit der anderer Kinder zu sein. Im Gegenteil – in einigen neueren Studien wurde beobachtet, dass Kinder, die durch künstliche Befruchtung entstanden sind, häufiger einen höheren Schulabschluss erwerben[78] und als Jugendliche sogar insgesamt eine höhere »Quality of Life« angeben (verglichen mit Jugendlichen, die spontan empfangen wurden).[79]

Risikoschwangerschaft durch ICSI?

Tatsächlich gibt es ein paar Schwangerschaftskomplikationen, die bei Frauen nach einer Kinderwunschbehandlung etwas häufiger auftreten. Vor allem sind da Blutungen, Bluthochdruck, Schwangerschaftsdiabetes und Präeklampsie zu nennen.[80] Auch kommt es häufiger zu geburtshilflichen Komplikationen. Die Rate an Kaiserschnitten ist bei Patientinnen nach künstlicher Befruchtung erhöht, ebenso das Risiko für postpartale Blutungen (Blutungen nach der Entbindung) und Plazentalösungsstörungen (Plazenta accreta).[81]

Allerdings sind all diese Risikoerhöhungen moderat. Und es ist auch nicht geklärt, zu welchem Teil sie an der Behandlung liegen – oder an den Patientinnen selbst (sie also bei derselben Frau auch bei einer natürlichen Befruchtung vorgekommen wären).

Mein Tipp: Lass dich von diesen moderaten Risikoerhöhungen nicht verunsichern und genieße deine Schwangerschaft möglichst entspannt! Ein gesunder Lebensstil vor und während der Schwangerschaft ist das Wichtigste, das du selbst für eine unkomplizierte Schwangerschaft und Entbindung tun kannst – egal ob es sich um eine natürliche Schwangerschaft oder eine durch künstliche Befruchtung entstandene handelt!

Krebsrisiko nach Stimulationsbehandlung?

Die Sorge, ob die hormonelle Stimulation möglicherweise das eigene Krebsrisiko erhöht hat, beschäftigt nach einer Kinderwunschbehandlung etwa drei Viertel aller betroffenen Frauen.[82] Tatsächlich sieht es aber glücklicherweise so aus, als ob diese

Sorge weitestgehend unberechtigt wäre! In mehreren Studien wurde untersucht, ob die hormonelle Stimulation das Risiko für gynäkologische Tumore vergrößert. Insbesondere für Brustkrebs ist dieses Risiko widerlegt – es gibt KEIN erhöhtes Auftreten von Brustkrebs bei Frauen, die eine hormonelle Stimulationsbehandlung hinter sich haben![83] Auch für ein erhöhtes Risiko auf Gebärmutter- und Gebärmutterhalskrebs gibt es derzeit keine Anhaltspunkte.[84] Lediglich für Eierstockkrebs ist möglicherweise ein geringfügig erhöhtes Risiko vorhanden.[85]

Vorzeitige Wechseljahre durch Stimulationsbehandlung?

Eine weitere Sorge, die manche Frauen beschäftigt, ist die Angst, dass die Wechseljahre durch die Stimulationsbehandlungen früher beginnen könnten, da mehr Eizellen »verbraucht« worden seien. Dies ist aber in Studien klar widerlegt – die Hormonbehandlung hat KEINEN Einfluss auf den Beginn der Wechseljahre.[86] In jedem Zyklus sind sowieso mehrere Eizellen für diesen Zyklus »reserviert« – diese sind auch als »antrale Follikel« im Ultraschall erkennbar. Unter normalen Bedingungen reift davon nur einer zur sprungreifen Eizelle, die anderen verkümmern. Durch die Hormongabe bei der Stimulation werden lediglich diese anderen Follikel (die sonst zugrunde gegangen wären) für diesen Zyklus ebenfalls »rekrutiert« und genutzt!

Einmal ICSI = immer ICSI?

Nach einer erfolgreichen künstlichen Befruchtung fragen sich viele Paare (oder werden gefragt), ob sie diesen Weg eventuell auch für ein weiteres Kind werden gehen müssen. Manchmal sind nach einer erfolgreichen Behandlung noch kryokonservierte Embryonen vorhanden, die relativ einfach übertragen werden können – oft ist aber für einen »weiteren Versuch« auch eine erneute Stimulationsbehandlung erforderlich.

Leider gibt es entgegen landläufiger Meinungen keine erhöhte Rate an natürlichen Schwangerschaften nach einer erfolgreichen Schwangerschaft aufgrund einer künstlichen Befruchtung. Der Körper »lernt nicht dazu« durch die erfolgreiche Schwangerschaft. Dennoch ist eine natürliche Empfängnis selbstverständlich weiterhin nicht ausgeschlossen – eine »Restchance« besteht sowieso bei den meisten Paaren. Aktuelle Studiendaten legen nahe, dass nach einer erfolgreichen künstlichen Befruchtung eine Spontanschwangerschaftsrate von etwa 15 bis 20 % existiert – allerdings über mehrere Jahre hinweg betrachtet![87] Die Mehrheit der spontanen Schwangerschaften fand dabei innerhalb der ersten zwei Jahre nach Geburt eines ICSI-Kindes statt (ca. 75 %).[88] Folglich sollte also auch verhütet werden, falls KEIN weiterer Kinderwunsch besteht!

Eine berühmte
Kriegerin ...

»Schatz, ich glaube, es geht los. Heute kommt unsere Tochter
auf die Welt«, sagte ich leise zu Markus, als er endlich auch wach
war. Es war inzwischen Ende Juni, ich hatte die 40. SSW erreicht und mein Bauch war zu einer kleinen Kugel von immerhin
97 cm Bauchumfang geworden. Unzählige Ultraschalluntersuchungen, CTGs und Blutentnahmen hatte ich inzwischen hinter
mir – doch alles hatte immer gut ausgesehen. Seit den Ergebnis-
sen des Pränataltests in der 14. SSW wussten wir auch, dass da
ein kleines Mädchen in meinem Bauch heranwuchs. Die gerinnungshemmenden Spritzen hatte ich in Absprache mit der Gerinnungsambulanz vor knapp vier Wochen abgesetzt und mich,
so gut es ging, auf eine natürliche Geburt vorbereitet.

Und nun war ich in der Nacht um kurz nach vier wach geworden. Zuerst dachte ich, ich hätte von den Wehen nur geträumt.
Aber dann spürte ich immer wieder ein ganz leichtes, sachtes
Ziehen. Zu Beginn hatte ich mich noch konzentrieren müssen.
Aber nach einer Weile war klar: Das Gefühl kam etwa alle 12 bis
15 Minuten wieder und dauerte 30 bis 60 Sekunden an. An Schlaf
war nicht mehr zu denken – dafür war ich zu aufgeregt. Aber
zumindest Markus wollte ich vor dem, was nun kommen würde,
noch etwas Ruhe gönnen und so hatte ich ihn schlafen lassen.

Nun aber war mein Mann natürlich hellwach. Nachdem ich ihm versichert hatte, dass es mir noch blendend ging, standen wir in aller Ruhe auf und beschlossen, uns noch ein richtig schönes Frühstück mit Brötchen vom Bäcker zu holen. Auch belegte Brötchen für die Kliniktasche wollte ich noch haben. Die Tasche stand sowieso schon seit Wochen fertig gepackt in unserem Flur, inklusive einer genauen Liste, was an dem großen Tag noch alles zu erledigen sei.

Wir hatten uns in zwei Kliniken angemeldet, dabei aber einen klaren Favoriten und eine »Fallback-Option«, falls es schnell gehen musste. Das musste es jedoch nicht und so verbrachten wir tatsächlich einen sehr ruhigen Vormittag. Am Tag zuvor waren wir noch im Strandbad gewesen und hatten auf dem Rückweg im Zug gescherzt, dass es wohl jederzeit losgehen könnte. Schon seit Wochen war ich mir sicher, dass unser Mädchen nicht bis zu ihrem Entbindungstermin warten würde. Auch wenn Erstgebärende statistisch leicht »über Termin gehen«, spürte ich, dass unsere Maus zu ungeduldig war. Und nun sah es so aus, als würde ich recht behalten – denn es war Samstagmorgen und mein errechneter Entbindungstermin war erst am Montag.

Gegen Mittag wurden die Wehen etwas stärker, waren aber noch sehr gut auszuhalten und vom Abstand her auch definitiv noch zu weit auseinander, um bereits in die Klinik zu fahren. Zwischen uns und unserer Wunschklinik lag eine Fahrstrecke von 30 bis 45 Minuten. Da wir kein Auto besaßen, würden wir ein Taxi nehmen. Ungern wollten wir also zu früh auftauchen und wieder nach Hause geschickt werden. Allerdings bemerkte ich nun eine schwache Blutung. Und obwohl mir bewusst war, dass es sich sehr gut um die berühmte »Zeichnungsblutung« (ein unsicheres Anzeichen des Geburtsbeginnes) handeln konnte, war es mit meiner Ruhe sofort dahin. Ich schaffte es zwar, nicht panisch zu werden, hielt es allerdings dann doch nicht mehr daheim aus. Nach kurzer Rücksprache mit meiner Hebamme fuhren Markus und ich also mit einem Taxi zu unserer Wunschklinik. Dort angekommen, wurde ich nach einer kurzen Wartezeit leider erst einmal von Markus getrennt und musste für 30 Minuten ans CTG. Auch hier waren die Wehen noch aushaltbar, allerdings bereits deutlich unangenehmer und kamen etwa alle 8 bis 10 Minuten. Mir schwante bereits, dass wir wieder nach Hause geschickt werden würden, als gegen Ende der Messung eine stärkere Wehe kam. Und dann war plötzlich alles nass. Ich rief die Schwester und fragte sie, ob ich mir gerade in die Hose gemacht hatte, meine Fruchtblase geplatzt war oder ob da alles voller Blut sei. »Ein bisschen von allem, denke ich«, meinte sie unsicher. »Ich rufe erst mal die Hebamme.« In diesem Moment wurde ich dann doch noch einmal ziemlich unruhig. Vor meinem geistigen Auge entwickelten sich sofort diverse Horrorszenarien, was alles passiert sein konnte. Denn auch wenn ich die Angst während der Schwangerschaft ganz gut in den Griff bekommen hatte, so war sie nie ganz verschwunden.

Die Hebamme erschien glücklicherweise recht schnell und stellte binnen Sekunden fest, dass ich tatsächlich einen Blasensprung hatte und somit in der Klinik bleiben würde. »Also keine Sturzblutung. Alles gut. Wir können bleiben, gut gemacht, Kleine!«, schoss es mir durch den Kopf. Leider stellte die Hebamme jedoch auch fest, dass mein Muttermund noch komplett verschlossen war. Das CTG sollte aufgrund des Blasensprungs weitere 30 Minuten geschrieben werden, Markus durfte allerdings nun zu mir. Und das war dann auch gut – denn nach dem Blasensprung wurden meine Wehen schnell deutlich stärker und auch ziemlich schmerzhaft. Nach dem CTG mussten wir eine Weile warten, ehe noch eine Ärztin mich und das Baby untersuchte. Sie schätzte unser kleines Mädchen auf 3.300 g und sah keinerlei beunruhigende Anzeichen. Aufgrund des noch komplett verschlossenen Muttermundes wurde uns empfohlen, noch eine Stunde spazieren zu gehen.

Und obwohl es draußen über 30°C hatte, folgten wir der Aufforderung. Der Spaziergang war anstrengend. Verdammt anstrengend. Alle paar Meter musste ich stehenbleiben, weil mich eine Wehe überrollte. Und nun tat es wirklich verdammt weh. Die Zeit verging zäh wie Kaugummi und nach etwa 45 Minuten gab ich auf. Ich wollte nicht mehr laufen. Ich wollte in den Kreißsaal und liegen. Und am liebsten wollte ich direkt jetzt auch die PDA. Ich hielt nichts von einer interventionsfreien Geburt und hatte keinerlei Angst vor der rückenmarksnahen Anästhesie. Und so schleppte ich mich an Markus' Arm stückweise zurück zum Kreißsaal. Schritt für Schritt, Wehe für Wehe. Vorwärts zur PDA, zur Rettung.

»Der Muttermund ist leider weiterhin noch komplett verschlossen. Jetzt eine PDA zu setzen, ist keine gute Idee«, hörte ich die Hebamme sagen, nachdem sie mich erneut untersucht hatte und ich offiziell im Kreißsaal aufgenommen war. »Weiterhin KOMPLETT geschlossen??? Wie kann das sein?«, schoss es mir durch den Kopf. Sollten all diese Wehen gar keinen Effekt gehabt haben? Würde ich jetzt möglicherweise eine dieser Horrorgeburten erleben? Eine dieser Frauen sein, die tagelang unter Wehen in der Klinik lagen und bei denen nichts voranging? Hatte ich nicht schon genug durchgemacht? »Ich schaffe das nicht. Ich glaube, ich will doch lieber einen Kaiserschnitt«, schluchzte ich auf und begann zu weinen. Ich hatte Schmerzen und mein geplanter Ausweg, die PDA, war noch in unklarer Ferne. So hatte ich mir das nicht vorgestellt. Sollten doch die Frauen Schmerzen haben, die eine Geburt als ein einmaliges und überwältigendes Erlebnis beschrieben. Ich wollte das nicht. Ich wollte nur mein Baby. Auf dem sichersten und schmerzärmsten Weg wie möglich. Ich brauchte keine Katharsis, kein erleuchtendes Geburtserlebnis.

Ich hatte das Glück, eine wirklich tolle Hebamme zu haben. Irgendwie schafften sie und Markus es, mich wieder zu beruhigen. Sie bot mir erst einmal Meptid (ein Opiat) an. Eigentlich hatte ich das zuvor abgelehnt, aber nun war mir alles recht. Mit Meptid war es etwas erträglicher. Jede Wehe war zwar weiterhin ein Kampf, aber ich gewann wieder Vertrauen: Irgendwie würde ich das schon schaffen. An die belegten Brote in meiner Tasche wollte ich jedoch nicht mehr denken. Und auch an keines der Aromaöle oder Badezusätze in meiner Tasche. Oder Geburtspositionen, Bälle, Massagen oder Ähnliches. Jede Geburt ist anders – meine war von null auf hundert gestartet und hatte dabei diese Phase einfach übersprungen. Die Hebamme verließ noch einmal das Zimmer und ich veratmete mit Markus' Unterstützung Wehe um Wehe, so gut es eben ging. Ein bisschen noch durchhalten, dann würde ich meine PDA bekommen und dann würde es besser werden.

»Seit wann atmet Ihre Frau so?«, fragte die Hebamme Markus sofort, als sie nach einer Weile wieder den Raum betrat. Möglicherweise war sie auch zwischendrin noch einmal erschienen, das kann ich nicht mehr wirklich sagen. Markus berichtete ihr, dass ich damit vor etwa zehn Minuten begonnen hätte. »Sie presst nämlich«, hörte ich meine Hebamme sagen. Nun erkundigte sie sich, ob sie mich noch einmal untersuchen dürfe. Und kurz darauf hörte ich etwas, womit ich nach nicht einmal zwei Stunden im Kreißsaal niemals gerechnet hätte: »Muttermund ist vollständig offen. Ich kann den Kopf spüren.« Für eine PDA war es damit allerdings zu spät. Ich würde mein Mädchen so bekommen – ausgerechnet ich, der vermutlich größte Fan der Periduralanästhesie.

Es dauerte dann noch etwa eine Stunde. Keine leichte Stunde, beileibe nicht. Aber irgendwann ließ die Hebamme Markus den Knopf drücken, der die Ärztin dazurief. Nun dauerte es noch zwei, drei Presswehen. Und dann sah ich sie zum allerersten Mal in Farbe und 3D. Unsere Tochter. Die befruchtete Eizelle, die es geschafft hatte. Die zur Blastozyste geworden war. Der es gelungen war, sich festzubeißen.

Die »berühmte Kriegerin«, die »Siegerin«. Luisa Victoria.

In diesem Moment wusste ich endlich: Wir haben es geschafft. Wir haben gewonnen. Es war kein leichter Weg. Aber er war es wert und wir würden ihn jederzeit wieder gehen – für dieses Wunder, das nun in unseren Armen lag.

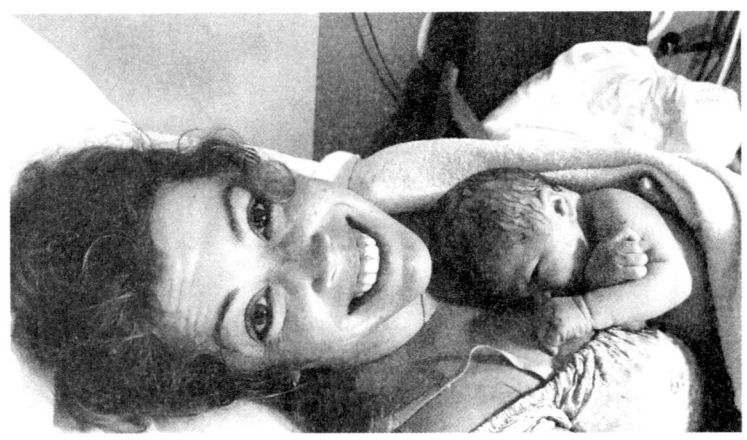

Anhang

Ressourcen
für dich

Vernetze dich im KiWu

Da ich selbst sehr viel Zeit in Online-Communities, Foren und auf Websites zum Kinderwunsch verbracht habe, möchte ich dir hier gern ein paar Quellen an die Hand geben, die dir ebenfalls helfen könnten. Betrachte diese Listen einfach als einen kleinen Tipp – was genau für dich das richtige Medium ist, kannst du nur durch Ausprobieren herausfinden.

Tolle Blogs, Foren und Websites

www.babybauchblog.de

Auf meinem eigenen Blog findest du zahlreiche Artikel zu weiblicher Fruchtbarkeit, NFP, Kinderwunsch, Kinderwunschbehandlung, gesunder Schwangerschaft und Babyzeit. Alle meine Artikel sind wissenschaftlich fundiert, gründlich recherchiert und enthalten Quellenangaben zu wissenschaftlichen Publikationen. Darüber hinaus findest du viele Tipps und Rezensionen zu Produkten, die ich selbst während meines Kinderwunsches getestet habe.

www.storchgeflüster.de

Deutschlands Nr. 1-Kursplattform für Frauen mit Kinderwunsch oder Schwangere. Die Kurse sind von Deutschlands führenden Kinderwunschexpert:innen gemeinsam erarbeitet worden – hier arbeiten Ärztinnen, Reproduktionsbiologen, Naturheilkundlerinnen, Psychologen und Psychotherapeutinnen sowie Ernährungswissenschaftler, Yoga- und Meditationslehrerinnen zusammen daran, den Kinderwunsch zu erleichtern und dich auf deiner Reise zu unterstützen. Ich bin selbst inzwischen Expertin bei Storchgeflüster und habe dort zahlreiche Kursinhalte für Frauen im Kinderwunsch sowie für Schwangere aufgenommen.

www.myNFP.de

Kostenpflichtige NFP-App mit toller Forumscommunity. Im Forum findest du viele Frauen, die dir helfen, NFP zu erlernen und deine Kurven auszuwerten. Im Kinderwunsch-Unterforum gibt es außerdem sehr aktive und herzliche Hibbelmädels!

www.urbia.de

Informative Webseite der Zeitschrift *Eltern* mit großem Forum für Frauen im Kinderwunsch sowie Schwangere. Teils etwas mit Werbung überladen und altbacken im Design – aber voller wertvoller Informationen.

www.dasendevomanfang.de

Liebevolle Website einer Journalistin mit Erfahrungsberichten verschiedener Frauen mit Fehlgeburten. Falls du auch betroffen bist, kann die Website dir helfen, dich nicht allein mit dem Thema zu fühlen!

www.wegweiser-kinderwunsch.de

Claudia Remsing bloggt seit über 10 Jahren zu den Themen Kinderwunsch und künstliche Befruchtung und hat mit der Bewegung #1von7 auf das Thema unerfüllter Kinderwunsch aufmerksam gemacht.

Podcasts

Falls du auf Podcasts stehst, findest du auch zum Thema Kinderwunsch gute Angebote – und natürlich sind all diese Podcasts kostenlos!

Der Babybauch-Podcast – dein Podcast für Kinderwunsch und Schwangerschaft

Auf meinem Podcast findest du zu einem großen Teil dieselben Inhalte wie auf meinem YouTube-Kanal. Darüber hinaus führe ich in den »Babybauch-Talks«-Folgen aber auch Interviews mit inspirierenden Frauen zu Kinderwunsch- und Schwangerschaftsthemen.

Ein bisschen schwanger

Katharina Jozefa hatte selbst jahrelang einen unerfüllten Kinderwunsch und erklärt dir in ihrem Podcast sehr ausführlich und weitgehend wissenschaftlich zahlreiche Themen rund um Kinderwunsch und Kinderwunschbehandlung. Keine neuen Folgen mehr, aber viel bestehender Inhalt mit Wert.

Love Grows Inside You

Sandy Urban unterstützt dich mit ihrem Podcast in deinem Kinderwunsch vor allem mental.

Zukunftsglück

Ein Podcast über unerfüllten Kinderwunsch und den Umgang damit. Mit Interviews von betroffenen Männern und Frauen.

Wunschbaby Podcast

Von zwei Medizinern einer Kinderwunschklinik aufgenommener Podcast mit Folgen zu Fruchtbarkeit, Kinderwunsch und Schwangerschaft.

YouTube-Channels

Auf YouTube gibt es eine Handvoll Accounts, die sich mit Kinderwunsch und Schwangerschaft beschäftigen. Die Qualität der Videos variiert etwas – und du wirst auch viel Unfug auf YouTube finden. Daher habe ich hier eine kleine Liste von Accounts zusammengestellt, die für dich interessant sein könnten!

Babybauchblog | Kinderwunsch und Schwangerschaft mit Sarah

Mein eigener YouTube Kanal – hier findet ihr sowohl Wissensvideos von mir als auch meine persönliche Kinderwunschreise – inklusive aller Höhen und Tiefen.

Richtigschwanger | Dr. med. Konstantin Wagner

Gynäkologe mit eigener Praxis – berichtet auf seinem Kanal über alle möglichen Themen von weiblichem Zyklus über Kinderwunsch bis hin zu Schwangerschaft.

Dein spätes Mutterglück | Dr. med. Heidi Gößlinghoff

Reproduktionsmedizinerin, berät und coacht Frauen online.

Live Love Baby | Kinderwunsch-Coach Melissa

Gut recherchierter YouTube-Kanal.

Facebook Communities

Auch auf Facebook gibt es einige sehr aktive KiWu-Gruppen, in denen du dich mit gleichgesinnten Frauen im Kinderwunsch austauschen kannst und gegenseitige Unterstützung erfährst. Um die Gruppen auf Facebook zu finden, hänge einfach den Namen an *https://facebook.com/groups/* an!

Babybauchblog
Die Babybauch-Community ist meine eigene Facebook-Gruppe – mit super herzlichen Mädels während des Kinderwunsches und der Schwangerschaft.

Kinderwunsch.Schwangerschaft.Baby
Sehr große Facebook-Community, scharf moderiert im Hinblick auf das, was erlaubt ist.

Kinderwunschladies
Riesige Facebook-Gruppe, allerdings eher niedrige Aktivität. Dennoch ein guter Ort, um Fragen zu stellen!

Instagram

Instagram hat eine superaktive und herzliche Kinderwunsch-Community! Hier wirst du zahlreiche Frauen finden, die ebenfalls mitten im Kinderwunsch stehen. Ich selbst erlebe die Community auf Instagram dabei als wahnsinnig lieb, positiv und unterstützend. Egal, ob es um traurige Themen wie Fehlgeburten oder um Tipps zum Zyklustracking geht – auf Instagram findest du wirklich tiefgründige Infos zum Kinderwunsch!

Du kannst auch Hashtags folgen und auf diese Weise andere tolle KiWu-Accounts finden. Ein Vorteil ist, dass deine Freund:innen nicht sehen können, welche Hashtags du abonniert hast (falls dein Kinderwunsch noch privat ist und du daher keinen KiWu-Accounts folgen willst!). Im Übrigen habe ich dir hier vor allem deutsche Hashtags rausgesucht – die englischsprachigen sind oft natürlich noch viel größer!

Kinderwunsch allgemein

#kiwu #kinderwunsch #kiwuverbindet #kiwuschwestern #kiwucommunity #kiwumädels #kinderwunschverbindet #hibbelmädels #kiwukriegerin #hibbeln #hibbelnundwarten #hibbeltanten #schwangerwerden #kinderwunschtagebuch #kiwuistkeintabu #kiwukämpfer #kiwublog #kiwubuddys #kinderwunschcommunity #schwangerwerden #babywunsch #wunschbaby

Unerfüllter Kinderwunsch/Unfruchtbarkeit

#1von7 #unfruchtbar #unerfüllterkinderwunsch #ungewolltkinderlos #unfruchtbarkeit #schwangerwerdenistsoschwer #unerfüllterkiwu

Kinderwunschbehandlung

#icsimädels #icsicommunity #icsijourney #ivfmädels #icsikämpfer #icsitagebuch #künstlichebefruchtung #kiwuklinik #kinderwunschbehandlung #kinderwunschklinik #kinderwunschzentrum

Fehlgeburten

#fehlgeburt #fehlgeburten #fehlgeburtverbindet #fehlgeburtmeinegeschichte #fehlgeburtdarfkeintabuthemasein #sternchenmama #sternchenmami #sternenmama #sternenmami #schwangerbleibenistsoschwer

Endometriose

#endometriose #endometriosekämpferinnen #endobelly #endo-community #adenomyose #inderregelbinichstark #1von10 #endowarrior

PCO

#pcosyndrom #schwangerwerdenmitpco #kiwumitpco #insulinresistenz

Buchtipps

Es gibt auch einige tolle Bücher, die ich selbst gelesen habe und dir von Herzen empfehlen kann. Manche Autorinnen schreiben über Fehlgeburten, andere über den unerfüllten Kinderwunsch und wieder andere von ihrem Weg zum Mamaglück!

Anna Wilken, Na, wann ist es denn so weit? (ZS, 2021)

In ihrem Buch berichtet Anna von ihrer Kinderwunschreise mit Endometriose und teilt wertvolles Wissen zur Kinderwunschbehandlung sowie Geschichten aus ihrer KiWu-Community.

Natascha Sagorski, Jede 3. Frau (Komplett Media, 2022)

In diesem Buch berichten Natascha und 24 andere Frauen von ihren Fehlgeburten und wie sie mit dem Verlust ihres ungeborenen Kindes jeweils umgegangen sind.

Tanja Szewczenko, Durch die Hölle zum Glück (Eden Books, 2022)

Sehr eindrucksvoll berichtet Tanja von ihrem sehr schweren Weg zu ihren Wunschkindern – inklusive Fehlgeburten, künstlicher Befruchtung und schwerer Rückschläge.

Corinna Hansen-Krewer, Stille Geburten sind auch Geburten und Sterneneltern sind auch Eltern (BoD, 2021)

Corinna hat mehrere Fehlgeburten erleben müssen und als Doula selbst kleine Geburten betreut. Sie beschreibt, welche Möglichkeiten es gibt, und gibt Paaren in dieser schweren Zeit wertvollen Rat.

Christina Diehl, Netter Versuch, Schicksal (mvg Verlag, 2021)

Christina ist nach langem Kinderwunsch und zahlreichen Fehlgeburten kinderlos geblieben und hilft mit diesem Buch Paaren, mit dem Kinderwunsch abzuschließen und das Glück dennoch zu finden.

Annemarie Schweizer-Arau, Der sanfte Weg zum Wunschkind (Kösel, 2015)

Annemarie ist selbst Ärztin und Expertin für die sanfte IVF und TCM. Sie hat persönlich Erfahrung mit IVF gemacht und teilt auch die Erfahrungen ihrer Patientinnen.

Hanna Schiller, Warum nicht solo?! (Topicus, 2022)

In diesem Buch erzählt Hanna, wie sie allein Mutter geworden ist und erklärt viel Wissenswertes zu Samenspende, Solo-Mama-Sein und Co-Parenting

Tipps zur Kostenübernahme der künstlichen Befruchtung

Seit 2004 ist Unfruchtbarkeit offiziell keine Erkrankung mehr, daher müssen die Krankenkassen in Deutschland nicht mehr die vollen Kosten einer Behandlung erstatten. Manche Paare müssen die Kinderwunschbehandlung irgendwann aufgeben – nicht aus medizinischen Gründen, sondern aufgrund des Kostendrucks. Daher möchte ich dir hier ein paar Hinweise geben, wie die Kostenübernahme aktuell geregelt ist.

Grundsätzlich hängt die Kostenübernahme von Kinderwunschbehandlungen erst einmal davon ab, wo die jeweiligen Partner versichert sind: GKV (gesetzlich) oder PKV (privat). Im Jahr 2020 waren knapp 89 % aller Menschen in Deutschland gesetzlich versichert[89] – damit ist dieser Fall für die allermeisten Paare relevant.

Kostenübernahme durch die GKV

Für Paare, bei denen beide Partner gesetzlich versichert sind, ist die Kostenübernahme durch die gesetzliche Krankenversicherung im SGB V §27a geregelt.

Vor Beginn der Kinderwunschbehandlung muss ein Antrag auf Kostenübernahme gestellt werden. Liegt ein Kostenplan vor, so werden 50 % der Kosten von drei Versuchen der künstlichen Befruchtung übernommen. Die anderen 50 % muss das Paar selbst tragen – ebenso wie Kosten für weitere Versuche und Methoden wie die Kryokonservierung. Ebenfalls übernommen werden die (anteiligen) Kosten für bis zu acht Inseminationen (IUI) ohne hormonelle Stimulation bzw. drei Inseminationen mit hormoneller Vorbehandlung.

Folgende Bedingungen gelten für eine anteilige Kostenübernahme durch die GKV:

- Die Maßnahme ist medizinisch erforderlich.
- Es bestehen ausreichend Erfolgsaussichten.
- Alter der Frau: 25 bis 40 Jahre.
- Alter des Mannes: 25 bis 50 Jahre.
- Das Paar ist verheiratet.
- Es werden ausschließlich Samen- und Eizellen der beiden Partner verwendet.

Einzelne gesetzliche Krankenkassen übernehmen freiwillig einen höheren Anteil der Kosten sowie teilweise auch noch einen vierten Versuch. Es sind zwar eher Einzelfälle als die Regel – aber ein Vergleich der Versicherungsbedingungen und ggf. ein Wechsel der Krankenkasse kann eventuell hilfreich sein!

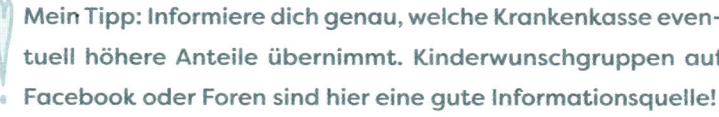 **Mein Tipp: Informiere dich genau, welche Krankenkasse eventuell höhere Anteile übernimmt. Kinderwunschgruppen auf Facebook oder Foren sind hier eine gute Informationsquelle!**

Kostenübernahme durch die PKV

Ob die Kosten einer Kinderwunschbehandlung von einer privaten Krankenversicherung übernommen werden, kommt auf die einzelnen Versicherungsbedingungen an. Manche Kassen übernehmen nahezu die kompletten Kosten – andere gar keine. Oft sind private Krankenversicherungen flexibler bei der Frage, ob ein Paar verheiratet sein muss – aber auch das ist individuell verschieden.

Spannend wird es auch, wenn einer der beiden Partner privat und der/die andere gesetzlich versichert ist oder das Paar bei unterschiedlichen privaten Krankenversicherungen versichert ist. Dann kommt das »Verursacherprinzip« zum Tragen – es zahlt die Versicherung des Partners, bei dem die Hauptursache der Fruchtbarkeitsproblematik liegt. Und zwar zahlt sie dann die Kosten BEIDER Partner.

Haarig wird es, wenn nicht klar ist, wer der Verursacher ist. Das kann teilweise recht hässliche Diskussionen mit der Versicherung nach sich ziehen, wenn beide Versicherungen versuchen, »den Hals aus der Schlinge zu ziehen«.

Länderspezifische Finanzierungsmöglichkeiten

Eine weitere Option, um die finanzielle Situation etwas zu entlasten, sind Programme der Bundesländer. Je nach Bundesland werden noch einmal ca. 50 % des Eigenanteils übernommen – teilweise auch für homosexuelle Paare bzw. für einen vierten Versuch.

Die Regelungen sind allerdings je nach Bundesland sehr unterschiedlich. Teilweise ist in den »Ländertöpfen« einfach nicht genug Geld vorhanden und das Budget ist vor Ende des Jahres bereits ausgeschöpft.

Online gibt es auf dem Informationsportal Kinderwunsch des Familienministeriums einen »Förder-Check« – damit könnt ihr unkompliziert herausfinden, ob und in welcher Höhe ihr gegebenenfalls eine Förderung eures Bundeslandes erhalten könnt![90]

www.informations-
portal-kinder-
wunsch.de/kiwu/
finanzielle-foer-
derung/foerder-
check

#KiWuFürAlle

Die aktuelle Situation zur Kostenübernahme bei gesetzlich versicherten Paaren ist in meinen Augen unfair, diskriminierend und medizinisch nicht gerechtfertigt. Wenn ich die Regeln lese, dann weiß ich gar nicht so recht, wo ich anfangen soll mit meiner Kritik.

Bei der Limitierung auf drei Versuche, obwohl eindeutig nachgewiesen ist, dass die Chancen auch bei der vierten und weiteren Behandlungen nicht reduziert sind?[91] Oder bei dem Punkt, dass homosexuelle sowie unverheiratete Paare und Single Moms einfach generell ausgenommen werden – und das im 21. Jahrhundert? Oder bei der Beschränkung auf Keimzellen des Paares (manche Männer haben nun einmal GAR KEINE Spermien)? Oder bei den Altersgrenzen? Die Fruchtbarkeit ist nicht nur rein vom Alter abhängig, es spielen viele Faktoren eine Rolle und es existieren mehrere Untersuchungen, die uns einen viel besseren Aufschluss über die Fruchtbarkeit geben als eine rein kalendarische Altersangabe (Stichwort AMH-Wert!). Ist mit dem Punkt der »ausreichenden Erfolgsaussichten« eigentlich das wichtigste Element nicht sowieso schon definiert? Und warum sollten beide Partner unbedingt 25 Jahre alt sein? Traut es der Gesetzgeber einem jüngeren Paar nicht zu, sich für eine Familie entscheiden zu können?

Und dann bleibt die Limitierung auf drei Versuche, von denen auch nur die Hälfte der Kosten übernommen werden. Gesetzliche Versicherte müssen sich auf Selbstkosten in Höhe von etwa 1.500 € (IVF) bzw. 1.800 € (ICSI) einstellen[92] – pro Versuch, versteht sich. Dazu kämen außerdem die Kosten für die (sehr sinnvolle!) Kryokonservierung von überzähligen Eizellen bzw. Embryonen.

https://change.org/
kiwufueralle

Aus diesem Grund haben die Autorin und Influencerin Anna Adamyan (@annaadamyan) und ich im Frühjahr 2022 unter dem Namen #KiWuFürAlle gemeinsam eine Petition zur vollen Kostenübernahme der Kinderwunschbehandlung gestartet.

Binnen weniger Tage hatte die Petition 75.000 Unterschriften gesammelt, inzwischen sind es schon über 100.000. Wir hoffen beide sehr, dass unsere Petition dabei helfen wird, die Situation für viele Paare mit Kinderwunsch in Deutschland zu verbessern. Die aktuelle Bundesregierung hat in ihrem Koalitionsvertrag ausgelobt, an diesem Thema zu arbeiten. Ob das allerdings zu wirklich nennenswerten Veränderungen führen wird, bleibt abzuwarten. Wir kämpfen jedenfalls dafür!

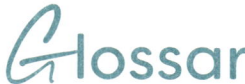lossar

Fachbegriffe

Oft können die vielen medizinischen Fachbegriffe ordentlich irritieren – daher will ich dir hier einen kurzen Überblick über wichtige medizinische Fachbegriffe und ihre »deutsche Übersetzung« geben:

Adnex	Eierstock (auch: Ovar)
Agonist	»Handelnder« (in die gleiche Richtung wirkendes Medikament)
Amenorrhoe	Keine Regelblutung (bzw. seltener als alle 90 Tage)
Antagonist	»Gegenspieler« (entgegen etwas wirkendes Medikament)
Asthenozoospermie	zu wenige bewegliche Spermien
Blastozyste	Stadium der Embryoentwicklung, meist an Tag 5 nach der Befruchtung erreicht
Corpus Luteum	Gelbkörper
Dysmenorrhoe	schmerzhafte Regelblutung
Dyspareunie	Schmerzen beim Geschlechtsverkehr
Endometrium	Gebärmutterschleimhaut
Follikel	Eibläschen (enthält die reifende Eizelle)
Gravida	Schwangere (z.B. Primigravida = Frau während ihrer ersten Schwangerschaft)

Gravidität	Schwangerschaft
Hypophyse	Hirnanhangsdrüse
Hysteroskopie	Gebärmutterspiegelung
Klimakterium	Wechseljahre
Kryokonservierung	wird verwendet, um »überzählige« Embryonen in Stickstoff eingefroren aufzuheben
Kryptozoospermie	extreme Form der Oligozoospermie
Laparoskopie	Bauchspiegelung
Lutealphase	zweite Zyklushälfte (nach Eisprung)
Menarche	allererste Regelblutung im Leben einer Frau
Menopause	letzte Regelblutung im Leben einer Frau
Menstruation	Regelblutung
Myometrium	Muskelschicht der Gebärmutter
Oligomenorrhoe	zu seltene Regelblutung (= zu lange Zyklen), alle 36 bis 90 Tage
Oligozoospermie	zu wenige Spermien
Ovar	Eierstock
Ovulation	Eisprung
Parität (oder: Para)	Anzahl der Geburten (z.B. Nullipara = Frau, die noch keine Geburt > 24. SSW erlebt hat)
Perimenopause	Phase vor der Menopause
Plazenta	Mutterkuchen
Progesteron	Gelbkörperhormon
Sectio	Kaiserschnitt
Teratozoospermie	zu viele abnormal geformte Spermien
Tube	Eileiter
Uterus	Gebärmutter
Vagina	Scheide
Virilisierung	Vermännlichung
Zervix	Gebärmutterhals

»KiWu-Sprache«

Neben den medizinischen Fachbegriffen gibt es auch eine eigene »KiWu-Sprache«, die sich in der Kinderwunsch-Community etabliert hat und die am Anfang ganz schön verwirrend sein kann!

Babymoon	Urlaub während der Schwangerschaft (wie Honeymoon, meist zweites Trimester)
Busse	monatliche Schwangerschaftsthreads in Foren (z.B. »September-Bus«)
Drachenlandung	Beginn der Periode
Eisbärchen	eingefrorene Embryonen
Faden	monatliche Schwangerschaftsthreads in Foren (z.B. »Juli-Mama-Faden«)
Follikel-TV	Ultraschallkontrolle während der Stimulationsphase der Kinderwunschbehandlung
Herzeln/ein Herz setzen	Sex haben (»Herz setzen« bezieht sich dabei auf Zyklusapps – in ihnen kann man den erfolgten Geschlechtsverkehr mit einem Herz eintragen)
Hibbeln	ungeduldig darauf warten, endlich schwanger zu werden
Kugelzeit	Zeit der Schwangerschaft
Regenbogenbaby	das Kind nach einer Fehlgeburt (Achtung: Doppelbedeutung! Der Begriff wird manchmal auch für Babys aus queeren Familien verwendet)
Sternchen	ein Kind, das leider zu einer Fehl- oder Totgeburt geworden ist
Tempi	die gemessene Basaltemperatur (NFP)

Abkürzungen

Neben medizinischen Fachbegriffen und »KiWu-Sprache« gibt es noch Abkürzungen. Manche davon sind in der Medizin gebräuchlich – andere dagegen sind »KiWu-Community-Abkürzungen«.

AMH	Anti-Müller-Hormon
AS	Ausschabung/Abschabung (Kürettage)
ASA	Anti-Spermien-Antikörper
ASS	Aspirin
ß-hCG	humanes Choriongonadotropin (»Schwangerschaftshormon«)
BMI	Body-Mass-Index
CB	Clearblue (Markenname)
CTG	Kardiotokografie (Verfahren zur Aufzeichnung der Herzschlagfrequenz des ungeborenen Kindes)
DHA	Docosahexaensäure (Omega-3-Fettsäure)
DHEA	Dehydroepiandrosteron (Steroidhormon)
ehM	»erste höhere Messung« – Temperaturanstieg nach Eisprung
ERA	Endometrial Receptivity Array (Test)
ES	Eisprung
eSET	Elektiver-Single-Embryo-Transfer (Übertragung eines einzelnen Embryos)
ET	Entbindungstermin, ODER: Embryotransfer
EUG	Extrauteringravidität (Schwangerschaft außerhalb der Gebärmutter, meist im Eileiter)
FA	Frauenarzt/Frauenärztin
FG	Fehlgeburt
FSH	Follikel-stimulierendes Hormon
GMSH	Gebärmutterschleimhaut
GV	Geschlechtsverkehr
ICSI	Intrazytoplasmatische Spermieninjektion

IUI	Intrauterin-Insemination
IVF	In-vitro-Fertilisation
LH	Luteinisierendes Hormon
MA	Missed Abortion (verhaltene Fehlgeburt)
MESA	Mikrochirurgische epididymale Spermienaspiration
MU	Morgenurin (bei Schwangerschaftstests)
MuMu	Muttermund
NEM	Nahrungsergänzungsmittel
NFP	Natürliche Familienplanung
NIPT	Nicht-invasiver Pränataltest
NMT	Nicht-Mens-Tag (Tag, an dem die Periode eigentlich erwartet ist und hoffentlich nicht eintritt)
OAT	Oligo-Astheno-Teratozoospermie
OHSS	Ovarielles Überstimulationssyndrom
PCOS	Polyzystisches Ovarialsyndrom
PDA	Periduralanästhesie
POF/POI	Premature Ovarian Failure/Insufficiency (vorzeitiger Beginn der Wechseljahre)
SG	Spermiogramm
SST	Schwangerschaftstest
SSW	Schwangerschaftswoche
TESE	Testicular Sperm Extraction (testikuläre Spermatozoenextraktion)
TF	Transfer
ULS	Unterleibsschmerzen
US	Ultraschall
ÜZ	»Übungszyklus« – der Zyklus, seit dem ihr versucht, schwanger zu werden
vET	Voraussichtlicher Entbindungstermin
ZH	Zyklushälfte (1. ZH/2. ZH)
ZS	Zervixschleim (wichtig bei NFP)

Stichwortverzeichnis

Danke ...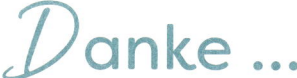

... an alle, die mich auf meinem Weg begleitet haben. Ob im realen Leben oder online in Foren oder auf Social Media – durch euch habe ich Kraft gefunden und mich immer mehr getraut, offen über meine eigene Geschichte zu sprechen. Dank euch war ich nie alleine in schweren Tagen!

Ganz besonders bedanken möchte ich mich bei meinem Mann Markus: Du warst (und bist!) in all dieser Zeit mein Fels in der Brandung gewesen. Du hast mir Mut gemacht, wenn ich keinen mehr hatte. Du warst an meiner Seite und hast mich gestützt, wenn ich selbst nicht mehr weiterwusste. Und du bist der allerbeste Papa, den Luisa sich wünschen könnte!

Als nächstes möchte ich mich bei meinen Eltern Norbert und Heide bedanken: Ihr habt mich immer unterstützt und mich nie daran zweifeln lassen, dass ihr mich genau so liebt, wie ich bin! Ihr habt mit mir gelitten und gehofft und seid jetzt wundervolle Großeltern!

Vielleicht nicht so üblich, aber ganz wichtig ist es mir, mich bei meinen behandelnden Ärzt:innen und dem Team meiner Kinderwunschklinik zu bedanken: Dank eurer Hilfe und Unterstützung bin ich nun Mutter einer wundervollen Tochter. Ganz besonders gilt dieser Dank natürlich »meiner« behandelnden Ärztin – nur durch ihre Offenheit und ihr Engagement durfte ich dieses Wunder nun erleben. Und auch meiner Gynäkologin möchte ich ausdrücklich für die mitfühlende und engagierte Betreuung meiner Schwangerschaften danken – das hat mir sehr geholfen, mit meiner Situation umzugehen!

Mein Dank gilt außerdem Sabrina Haja: Ohne dich wäre ich den Schritt zu diesem Buch vermutlich nie gegangen! Und Annegret Augustin – denn ohne dich wäre dieses Buch nie die Hilfe für die KiWu-Community geworden, die es nun hoffentlich ist. Außerdem danke ich dem gesamten Team des Kösel-Verlages für die Unterstützung und Geduld mir und diesem Projekt!

Sarah

Literaturverweise

1   Frank-Hermann, P. et al., Zyklusverhalten nach Absetzen von oralen Kontrazeptiva, J Reproduktionsmed. Endokrinol., pp. 54–57, 2006.

2   Almog, B. et al., Age-related normograms of serum antimüllerian hormone levels in a population of infertile women: a multicenter study, Fertil Steril., 2011.
     Fong, S. Lie et al., Serum Anti-Müllerian Hormone Levels in Healthy Females: A Nomogram Ranging from Infancy to Adulthood, J Clin Endocrinol Metab., 2012.

3   Ludwikowski, B., S2k Leitlinie 006/022 Hodenhochstand – Maldescensus Testis, AMWF Online, 2006.
     Nieschlag, E. et al., Andrologie. Grundlagen und Klinik der reproduktiven Gesundheit des Mannes, Springer, 2009.

4   Mathers, M. J. et al., Hodenhochstand: Diagnostik, Therapie und langfristige Konsequenzen, Dtsch Arztebl Int, 2009.

5   Yong, P. J. et al., Endometriosis and Ectopic Pregnancy: A Meta-analysis, J Minim Invasive Gynecol, 2020.

6   Ziwig Endotest® (von Eluthia), online verfügbar unter: www.eluthia.com/endotest/ (Zugriff am 1. Januar 2023).

7   Corachán, A. et al., Novel therapeutic targets to improve IVF outcomes in endometriosis patients: a review and future prospects, Hum Reprod Update, 2021.
     Sharara, F. I.et al., A narrative review of platelet-rich plasma (PRP) in reproductive medicine, J Assist Reprod Genet., 2021.

8   Min, Y. et al., The exploration of Hashimoto's Thyroiditis related miscarriage for better treatment modalities, Int J Med Sci, 2020.

9   Dewan, S. et al., Y-chromosome microdeletions and recurrent pregnancy loss, Fertil Steril., 2006.

10   Quenby, S. et al., Miscarriage matters: the epidemiological, physical, psychological, and economic costs of early pregnancy loss, Lancet, 2021.

11   Farren, J. et al., Posttraumatic stress, anxiety and depression following miscarriage and ectopic pregnancy: a multicenter, prospective, cohort study, Am J Obstet Gynecol, 2020.

12   Schliep, K. et al., Trying to Conceive After an Early Pregnancy Loss: An Assessment on How Long Couples Should Wait, Obstet Gynecol., 2016.
     Sundermann, A. et al., Interpregnancy Interval After Pregnancy Loss and Risk of Repeat Miscarriage, Obstet Gynecol., 2017.

13   Dool, G. v. d. et al., The FERTI·LILY Conception Cup Increases the Chance of Conceiving, Journal of Pregnancy and Newborncare, 2021.

14   Mokhtari, V. et al, A Review on Various Uses of N-Acetyl Cysteine, Cell J, 2017.

15 Mowat, A. et al., The effects of vaginal lubricants on sperm function: an in vitro analysis, J Assist Reprod Genet., 2014.

16 He, Y. et al., Influence of metabolic syndrome on female fertility and in vitro fertilization outcomes in PCOS women, Am J Obstet Gynecol, 2019.

17 Gaskins, A. J./Chavarro, J. E., Diet and fertility: a review, Am J Obstet Gynecol, 2018. Karayiannis, D. et al., Adherence to the Mediterranean diet and IVF success rate among non-obese women attempting fertility, Hum Reprod., 2018.

18 Gaskins, A. J./Chavarro, J. E., Diet and fertility: a review, Am J Obstet Gynecol, 2018.

19 Dt. Gesell. f. Ernährung e.V., Einheitliche Handlungsempfehlungen für die Schwangerschaft, www.dge.de/ernaehrungspraxis/bevoelkerungsgruppen/schwangere-stillende/handlungsempfehlungen-zur-ernaehrung-in-der-schwangerschaft/ (Zugriff am 1. November 2022).

20 Lerchbaum, E./Obermayer-Pietsch, B., Vitamin D and fertility: a systematic review, Eur J Endocrinol, 2012.
Moridi, I. et al., The Association between Vitamin D and Anti-Müllerian Hormone: A Systematic Review and Meta-Analysis, Nutrients, 2020.

21 Zhang, J. et al., Effects of vitamin D on thyroid autoimmunity markers in Hashimoto's thyroiditis: systematic review and meta-analysis, J Int Med Res, 2021.

22 Ma, L. et al., Coenzyme Q10 supplementation of human oocyte in vitro maturation reduces postmeiotic aneuploidies, Fertil Steril., 2020.
Xu, Y. et al., Pretreatment with coenzyme Q10 improves ovarian response and embryo quality in low-prognosis young women with decreased ovarian reserve: a randomized controlled trial, Reprod Biol Endocrinol, 2018.

23 Hu, Y. et al., Effect of selenium on thyroid autoimmunity and regulatory T cells in patients with Hashimoto's thyroiditis: A prospective randomized-controlled trial, Clin Transl Sci, 2021.

24 Nieschlag, E. et al., WHO-Laborhandbuch zur Untersuchung und Aufarbeitung des menschlichen Ejakulates, Springer, 2010.

25 Cozzolino, M. et al., Corifollitropin alfa for ovarian stimulation in in vitro fertilization: a systematic review and meta-analysis of randomized controlled trials, Fertil Steril., 2019.

26 Deutsches IVF-Register, DIR Jahrbuch 2020 Sonderausgabe für Paare, Oktober 2021, www.deutsches-ivf-register.de/perch/resources/dir-jahrbuch-2020-sonderausgabe-fuer-paare.pdf.

27 Deutsches IVF-Register, DIR Jahrbuch 2020, Journal für Reproduktionsmedizin und Endokrinologie, 2021.

28 Ebd.

29 Polat, M. et al., Double or dual stimulation in poor ovarian responders: where do we stand?, Ther Adv Reprod Health, 2021.

30 Glujovsky, D. et al., Cleavage-stage versus blastocyst-stage embryo transfer in assisted reproductive technology, Cochrane Database Syst Rev, 2022.

31 Deutsches IVF-Register, DIR Jahrbuch 2020 Sonderausgabe für Paare, Oktober 2021, www.deutsches-ivf-register.de/perch/resources/dir-jahrbuch-2020-sonderausgabe-fuer-paare.pdf.
Deutsches IVF-Register, DIR Jahrbuch 2020, Journal für Reproduktionsmedizin und Endokrinologie, 2021.

32 Haas, J. et al., Co-administration of GnRH-agonist and hCG for final oocyte maturation (double trigger) in patients with low number of oocytes retrieved per number of preovulatory follicles-a preliminary report, J Ovarian Res., 2014.

Noushin, A. M. et al., Genuine Empty Follicle Syndrome: Role of Double Trigger and Delayed Oocyte Retrieval (DTDO), J Hum Reprod Sci., 2021.

33 Sloth, A. et al., Effect of dual trigger on reproductive outcome in low responders: a systematic PRISMA review and meta-analysis, Gynecol Endocrinol, 2022.

34 González, V. G. et al., Dual trigger vs. Conventional trigger outcomes in In Vitro Fertilization. Systematic review and meta-analysis, JBRA Assist Reprod, 2022.

35 Zhou, C. et al., Ovulation triggering with hCG alone, GnRH agonist alone or in combination? A randomized controlled trial in advanced-age women undergoing IVF/ICSI cycles, Hum Reprod, 2022.

36 Zhu, H. et al., Dual Trigger for Final Follicular Maturation Improves Cumulative Live-Birth Rate in Ovarian Stimulation for Freeze-All In Vitro Fertilization/Intracytoplasmic Sperm Injection Cycles, Front Endocrinol (Lausanne), 2021.

Hu, K.-L. et al., GnRH agonist and hCG (dual trigger) versus hCG trigger for follicular maturation: a systematic review and meta-analysis of randomized trials, Reprod Biol Endocrinol., 2021.

Vyrides, A. A. et al., Dual Trigger with Gonadotropin Releasing Hormone Agonist and Human Chorionic Gonadotropin of Fresh Autologous Cycles in High Responders: A Systematic Review, J Reprod Infertil, 2022.

37 Martini, A. E. et al., Follicle flushing does not improve live birth and increases procedure time: a systematic review and meta-analysis of randomized controlled trials, Fertil Steril., 2021.

Georgiou, E. X. et al., Follicular flushing during oocyte retrieval in assisted reproductive techniques, Cochrane Database Syst Rev, 2018.

38 Deutsches IVF-Register, DIR Jahrbuch 2020, Journal für Reproduktionsmedizin und Endokrinologie, 2021.

39 Ebd.

40 Murugesu, S. et al., Does the use of calcium ionophore during artificial oocyte activation demonstrate an effect on pregnancy rate? A meta-analysis, Fertil Steril., 2017.

Lv, M. et al., Artificial oocyte activation to improve reproductive outcomes in couples with various causes of infertility: a retrospective cohort study, Reprod Biomed Online, 2020.

41 Ebner, T. et al., Treatment with Ca2+ ionophore improves embryo development and outcome in cases with previous developmental problems: a prospective multicenter study, Hum Reprod, 2015.

42 Deutsches IVF-Register, DIR Jahrbuch 2020, Journal für Reproduktionsmedizin und Endokrinologie, 2021.

43 Glujovsky, D. et al., Cleavage-stage versus blastocyst-stage embryo transfer in assisted reproductive technology, Cochrane Database Syst Rev, 2022.

44 Vos, A. D. et al., Cumulative live birth rates after fresh and vitrified cleavage-stage versus blastocyst-stage embryo transfer in the first treatment cycle, Hum Reprod, 2016.

45 Cameron, N. J. et al., Cumulative live birth rates following blastocyst- versus cleavage-stage embryo transfer in the first complete cycle of IVF: a population-based retrospective cohort study, Hum Reprod, 2020.

46 Neuhausser, W. M. et al., Non-inferiority of cleavage-stage versus blastocyst-stage embryo transfer in poor prognosis IVF patients (PRECiSE trial): study protocol for a randomized controlled trial, Reprod. Health, 2020.

47 Armstrong, S. et al., Time-lapse systems for embryo incubation and assessment in assisted reproduction, Cochrane Database Syst Rev, 2019.

Pribenszky, C. et al., Time-lapse culture with morphokinetic embryo selection improves pregnancy and live birth chances and reduces early pregnancy loss: a meta-analysis, Reprod Biomed Online, 2017.

48 Rose, R. D. et al., The BlastGen study: a randomized controlled trial of blastocyst media supplemented with granulocyte-macrophage colony-stimulating factor, Reprod Biomed Online, 2020.
Tevkin, S. et al., The frequency of clinical pregnancy and implantation rate after cultivation of embryos in a medium with granulocyte macrophage colony-stimulating factor (GM-CSF) in patients with preceding failed attempts of ART, Gynecol Endocrinol, 2014.
Ziebe, S. et al., A randomized clinical trial to evaluate the effect of granulocyte-macrophage colony-stimulating factor (GM-CSF) in embryo culture medium for in vitro fertilization, Fertil Steril., 2013.

49 Armstrong, S. et al., GM-CSF (granulocyte macrophage colony-stimulating factor) supplementation in culture media for women undergoing assisted reproduction. Cochrane Database Syst Rev.

50 Deutsches IVF-Register, DIR Jahrbuch 2020, Journal für Reproduktionsmedizin und Endokrinologie, 2021.

51 Racca, A. et al., Is a freeze-all policy the optimal solution to circumvent the effect of late follicular elevated progesterone? A multicentric matched-control retrospective study analysing cumulative live birth rate in 942 non-elective freeze-all cycles, Hum Reprod., 2021.

52 Le, T. M. C. et al., Fresh versus elective frozen embryo transfer: Cumulative live birth rates of 7,236 IVF cycles, JBRA Assist Reprod, 2022.

53 Maheshwari, A. et al., Transfer of thawed frozen embryo versus fresh embryo to improve the healthy baby rate in women undergoing IVF: the E-Freeze RCT, Health Technol Assess, 2022.

54 Becker, S. et al.: Discrimination in Hiring Based on Potential and Realized Fertility: Evidence from a Large-Scale Field Experiment, Labour Economics, 2019.

55 Weitere Informationen unter: https://proparentsinitiative.de/.

56 Unter: www.antidiskriminierungsstelle.de/SharedDocs/aktuelle-faelle/DE/Geschlecht/Geschlecht_inhalt_Kinderwunsch.html.

57 Genaueres unter: https://familienportal.de/familienportal/familienleistungen/mutterschutz/was-ist-der-kuendigungsschutz--125146 (Zugriff am 28. Dezember 2022).

58 Broschüre »Ein Kind adoptieren – Rechtliche Informationen und Hinweise«, PDF zum Download unter www.bmfsfj.de.

59 Alle Infos dazu unter: https://familienportal.de/familienportal/lebenslagen/kinderwunsch-adoption/adoption (Zugriff am 3. November 2022).

60 Alle Infos dazu bei der Bundeszentralstelle für Auslandsadoption, die beim Bundesamt für Justiz angesiedelt ist, unter: www.bundesjustizamt.de/DE/Themen/Familieninternational/Adoption/Adoption_node.html.

61 La Marca, A. et al., Development of a nomogram based on markers of ovarian reserve for the individualisation of the follicle-stimulating hormone starting dose in in vitro fertilisation cycles, BJOG, 2012.

62 Perlman, B. E. et al., Increased male live-birth rates after blastocyst-stage frozen-thawed embryo transfers compared with cleavage-stage frozen-thawed embryo transfers: a SART registry study, F S Rep., 2021.

63 Holt-Kentwell, A. et al., Evaluating interventions and adjuncts to optimize pregnancy outcomes in subfertile women: an overview review, Hum Reprod Update, 2022.

Heymann, D. et al., Hyaluronic acid in embryo transfer media for assisted reproductive technologies, Cochrane Database Syst Rev, 2020.

64   Atkinson, B./Woodland, E., Embryo Glue: The Use of Hyaluronan in Embryo Transfer Media, Semin Reprod Med, 2021.
Zbořilová, B. et al., Does EmbryoGlue transfer medium affect embryo transfer success rate?, Ceska Gynekol, 2018.

65   Metwally, M. et al., Endometrial scratch to increase live birth rates in women undergoing first-time in vitro fertilisation: RCT and systematic review, Health Technol Assess, 2022.
Hoogenhuijze, N. E. v. et al., Endometrial scratching prior to IVF; does it help and for whom? A systematic review and meta-analysis, Hum Reprod Open, 2019.

66   Wang, X. et al., An Overview of Systematic Reviews of Acupuncture for Infertile Women Undergoing in vitro Fertilization and Embryo Transfer, Front Public Health, 2021.

67   Smith, C. A. et al., Effect of Acupuncture vs Sham Acupuncture on Live Births Among Women Undergoing In Vitro Fertilization: A Randomized Clinical Trial, JAMA, 2018.
Coyle, M. E. et al., Acupuncture versus placebo acupuncture for in vitro fertilisation: a systematic review and meta-analysis, Acupunct Med, 2021.
Smith, C. A. et al., Acupuncture performed around the time of embryo transfer: a systematic review and meta-analysis, Reprod Biomed Online, 2019.

68   Hikisz, P./Bernasinska-Slomczewska J., Beneficial Properties of Bromelain, Nutrients, 2021.

69   Kiefer, A., Expecting Science: Lies, Damned Lies, and Miscarriage Statistics, 26 August 2015, https://expectingscience.com/2015/08/26/lies-damned-lies-and-miscarriage-statistics/ (Zugriff am 9. November 2022).

70   Póvoa, A. et al., Can early β-human chorionic gonadotropin predict birth of singletons and twins after in vitro fertilization?, J Matern Fetal Neonatal Med, 2018.

71   Kiefer, A., Expecting Science: Lies, Damned Lies, and Miscarriage Statistics, 26 August 2015, https://expectingscience.com/2015/08/26/lies-damned-lies-and-miscarriage-statistics/.

72   Wolff, M. v., The role of Natural Cycle IVF in assisted reproduction, Best Practice & Research Clinical Endocrinology & Metabolism, 2019.
Luke, B. et al., The risks of birth defects and childhood cancer with conception by assisted reproductive technology, Hum Reprod., 2022.
Luke, B. et al., The risk of birth defects with conception by ART, Hum Reprod., 2021.

73   Berntsen, S. et al., The health of children conceived by ART: 'the chicken or the egg?', Hum Reprod Update, 2019.

74   Catford, S. R. et al., Long-term follow-up of ICSI-conceived offspring compared with spontaneously conceived offspring: a systematic review of health outcomes beyond the neonatal period, Andrology, 2018.

75   Kryokonservierte Embryonen könnten höheres Krebsrisiko verursachen, Ärzteblatt, 6 September 2022.

76   Sargisian, N. et al., Cancer in children born after frozen-thawed embryo transfer: A cohort study, PLoS Med, 2022.

77   Remes, H. et al., The Well-Being of Adolescents Conceived Through Medically Assisted Reproduction: A Population-Level and Within-Family Analysis, Eur J Popul, 2022.

78 Pandey, S. et al., Obstetric and perinatal outcomes in singleton pregnancies resulting from IVF/ICSI: a systematic review and meta-analysis, Hum Reprod Update, 2012.

79 Hart, R. J./Wijs, L. A., The longer-term effects of IVF on offspring from childhood to adolescence, Front Reprod Health., 2022.

80 Pandey, S. et al., Obstetric and perinatal outcomes in singleton pregnancies resulting from IVF/ICSI: a systematic review and meta-analysis, Hum Reprod Update, 2012.

81 Vannuccini, S. et al., Peripartum and postpartum outcomes in uncomplicated term pregnancy following ART: a retrospective cohort study from two Italian obstetric units, Hum Reprod Open, 2018.

82 Bundesministerium für Familie, Senioren, Frauen und Kinder. Ungewollte Kinderlosigkeit 2020, 2021.

83 Beebeejaun, Y. et al., Risk of breast cancer in women treated with ovarian stimulation drugs for infertility: a systematic review and meta-analysis, Fertil Steril., 2021.

84 Siristatidis, C. et al., Controlled ovarian hyperstimulation for IVF: impact on ovarian, endometrial and cervical cancer – a systematic review and meta-analysis, Hum Reprod Update, 2013.

85 Rizzuto, I. et al., Risk of ovarian cancer in women treated with ovarian stimulating drugs for infertility, Cochrane Database Syst Rev, 2019.

86 Elder, K. et al., Impact of gonadotrophin stimulation for assisted reproductive technology on ovarian ageing and menopause, Reprod Biomed Online, 2008.

87 Ludwig, A. K. et al., Spontaneous pregnancy after successful ICSI, Reproductive BioMedicine Online, 2008.

88 Diedrich, K. et al., Reproduktionsmedizin, Berlin: Springer, 2018.

89 Statista Research Department, Statista, 15. Februar 2022. https://de.statista.com/statistik/daten/studie/155823/umfrage/gkv-pkv-mitglieder-und-versicherten-zahl-im-vergleich/ (Zugriff am 31. März 2022).

90 Bundesministerium für Familie, Senioren, Frauen und Jugend, Informationsportal Kinderwunsch, www.informationsportal-kinderwunsch.de/kiwu/finanzielle-foerderung/finanzielle-unterstuetzung (Zugriff am 3. November 2022).

91 Deutsches IVF-Register, DIR Jahrbuch 2020, Journal für Reproduktionsmedizin und Endokrinologie, 2021.

92 Stiftung Warentest, Künstliche Befruchtung. Wie Sie Zuschüsse zur Kinderwunschbehandlung erhalten, www.test.de/Kuenstliche-Befruchtung-Die-Kinderwunschbehandlung-optimal-finanzieren-5592906-0/ (Zugriff am 31. März 2022).